U0251448

临床营养管理实用手册

改訂6版　臨床栄養ディクショナリー：
日本人の食事摂取基準(2020年版)対応

主编　伊藤孝仁

编著　山本绿
佐佐木公子
大池教子

著者　骑马沙苗
武田瞳
田中俊治
乌山明子
中元伊知郎
山地聪子

译者　孙昌义
沈红艺

审校　阮　洁

上海科学技术出版社

图书在版编目（CIP）数据

临床营养管理实用手册 / （日）伊藤孝仁主编 ； 孙昌义，沈红艺译. -- 上海 : 上海科学技术出版社，2023.7
ISBN 978-7-5478-6186-8

Ⅰ. ①临… Ⅱ. ①伊… ②孙… ③沈… Ⅲ. ①临床营养-手册 Ⅳ. ①R459.3-62

中国国家版本馆CIP数据核字(2023)第084848号

临床营养管理实用手册

改訂6版 臨床栄養ディクショナリー：日本人の食事摂取基準(2020年版)対応

主编 伊藤孝仁
编著 山本绿 佐佐木公子 大池教子
著者 骑马沙苗 武田瞳 田中俊治
鸟山明子 中元伊知郎 山地聪子
译者 孙昌义 沈红艺

上海世纪出版(集团)有限公司
上海科学技术出版社 出版、发行
(上海市闵行区号景路159弄A座9F－10F)
邮政编码 201101 www.sstp.cn
上海光扬印务有限公司印刷
开本 787×1092 1/36 印张 15.5
字数 250千字
2023年7月第1版 2023年7月第1次印刷
ISBN 978－7－5478－6186－8/R・2765
定价：98.00元

内容提要

本书主要介绍了疾病与营养疗法、营养补充方法、不同年龄段的营养疗法、营养素和重要营养成分以及代谢五部分内容,既覆盖了临床上各类常见病的营养治疗方法和常用的营养补充方法等具有实践意义的临床营养知识,也包含了一些与临床密切相关的基础理论知识。

本书按照概念、营养标准、治疗原则、治疗方法、并发症、预防措施等相对固定的体例模式,着重介绍了不同疾病和不同年龄阶段的营养管理方法。其中,每一类疾病的治疗方法中均列举了食物种类和膳食名称,既便于临床实践操作,又方便向患者及其家属进行营养宣教。

本书理论与实务并举,可供营养师、医师、护士等医务人员参考阅读。

译者前言

长期以来，临床营养学在日本的发展都处于世界的前沿，作为世界上国民最长寿的国家，健康的饮食习惯和先进的医疗水平在其中发挥着重要的作用。而临床营养学作为饮食与医疗的结合，日本的学科发展更是值得我们学习和研究。虽然中日饮食文化有所差异，但同样作为东方饮食模式的代表，在食材选择和食物搭配方面，两国之间有着许多共同之处。因此，在面对同样一个疾病时，日本的营养治疗标准和治疗原则对于国人也极具适用性。

本书在日本畅销多年，自2002年首次发行出版以来，先后经历过6次修订，一方面是随着居民膳食指南的修改而作出调整，不断更新营养学和医学的进展；另一方面是顺应临床营养一线发展的需求而不断优化，为临床营养治疗提供更加科学、实用的方案与思路。本书的日文书名直译成中文，其实应称作"临床营养词典"，源于其内容几乎覆盖了临床上与营养相关的各类疾病的营养管理方案，是临床营养师、临床医师和临床护士等医务人员随时可以查阅的工具书。

在翻译过程中，对于一些专有名词，译者用国内的食物名称、营养学专业词汇和医学术语等进行一对一翻译，但不可避免地会遇到无法对应的情况。对于找不到对应词汇的情况，为了尽可能原汁原味地表达原作，译者尝试保留日文原词，并对其作了词义解释，便于国内读者更好地了解作者原意。

由于译者水平所限，书中难免出现一些错误或不足，我们真诚地希望广大读者提出宝贵意见。

译者

2023 年 1 月

主编前言

本书力图在内容上将具有实践意义的营养知识进行简洁明了地总结，形式上选择了方便随身携带的尺寸大小，便于活跃在临床一线的管理营养师等医务人员以及临床实习的学生随时使用。

本次修订，对营养标准、营养指南、检查值数值进行了调整，并新增了非酒精性脂肪性肝炎（NASH）、非酒精性脂肪性肝病（NAFLD）、酒精性肝炎、肺癌营养管理、癌症缓和期营养管理、低营养、慢性阻塞性肺炎、进食障碍（神经性暴食症、神经性食欲不振）、进食吞咽障碍、难消化性糖类、乳酸菌、双歧杆菌、乳铁蛋白等内容，增设专栏介绍生酮饮食、限制碳水化合物、尿酸转运蛋白（ABCG2）、发育期进食吞咽障碍儿童（成人）的《吞咽调整饮食分类（2018）》、益生菌与益生元。另外，也编入了《日本人饮食摄入标准（2020 版）》的相关内容。

随着微创外科治疗方法的发展和新型抗癌药物的开发等医疗技术的进步，以及因寿命的延长和出生人口的减少导致就诊患者年龄层迅速老龄化，加上同时患有癌症、心脏病、肾病、糖尿病等内科疾病和肌肉关节障碍、麻痹等运动器官疾病的人数不断增加，使用 EBM（evidence-based medicine）标准的各类诊疗指南几年内大幅修改，从事营养管理的工作人员必须以较少的人数来应对所有的医学科目。为此,我们需要掌握多领域的知识并不断更新。

在日常工作中,只有具备一定的技巧和智慧,才能快速获取需要的信息,即便是在网络极度发达的时代,类似本书的纸质书也是获取信息的重要途径。请随意涂写,希望此书可以成为巨大的武器,为大家的诊疗作出贡献。

我们将持续不断地修订,并将始终致力于为大家提供有帮助的书。如有不当之处,烦请指正,我们将不胜感激。

医疗法人悠生片桐纪念诊所院长
伊藤孝仁
2020 年 1 月

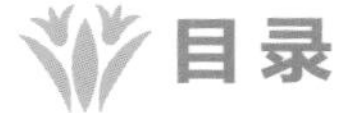

目录

第一篇 疾病与营养疗法

第二篇　营养补充方法

第三篇 不同年龄段的营养疗法

第五篇 代谢

附录

Part 1

第一篇　疾病与营养疗法

- 第一章　消化系统疾病
- 第二章　癌症
- 第三章　内分泌和代谢疾病
- 第四章　循环系统疾病
- 第五章　泌尿系统疾病
- 第六章　血液疾病
- 第七章　其他疾病

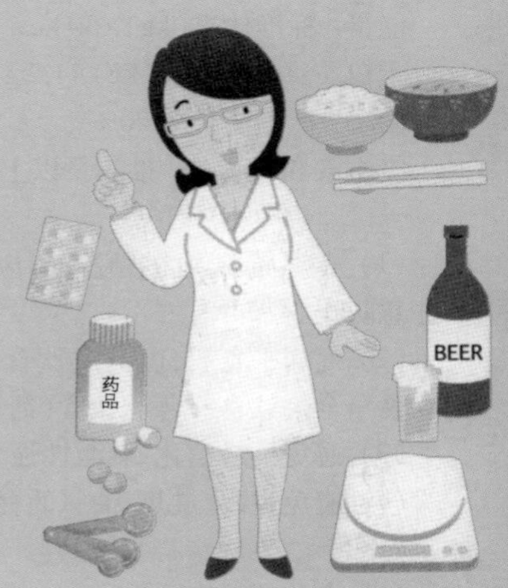

第一章　消化系统疾病

一、急性胃炎

关于急性胃炎

胃黏膜局部出现炎症,表现出发红、浮肿、糜烂、出血等症状,也可称为急性胃黏膜病变。发病急、过程短,病因相对比较明确。常见原因有:药物、应激、暴饮暴食、饮酒、吃过冷或过热的食物、细菌感染等。

每日营养标准

有疼痛、呕吐的情况下,要注意水分的补充(尿量+不感蒸发量+异常流失量)。

【禁食期】

总输液量:每千克体重×40~50 mL。

【恢复期】

能量:标准体重(kg)×30 kcal。

蛋白质:标准体重(kg)×1.2 g。

脂质:占总能量的20%。

维生素和矿物质:推荐量以上。

★营养治疗原则

(1) 有疼痛、呕吐的情况时,应禁食,让胃充分休息。需注意防止脱水。

(2) 疼痛平息后,由流质饮食→三分粥饮食→五分粥饮食→全粥饮食→普通饮食(简称普食)逐渐过渡。

(3) 避免不易消化、刺激性强、脂肪含量高的食物。

(4) 避免过冷、过热、油腻的食物。

★营养治疗的方法和膳食举例

(1) 水分的补充。

可选择凉开水、淡茶、大麦茶、米汤、葛粉汤等。不足的部分，选择末梢静脉输液补充。

呕吐比较严重的情况下，静脉输注生理盐水、林格溶液。

（2）饮食的过渡。

流质饮食：米汤、蔬菜汤、清淡的肉汤、葛粉汤、果汁。

三分粥饮食：玉子豆腐、豆腐、温牛奶、酸奶、鱼饼、过筛蔬菜泥、过筛土豆泥。

五分粥饮食：吐司面包、乌冬面（软面）类主食。白身鱼[1]（蒸、煮）、鸡蛋羹、蔬菜或芋薯类（煮软）。

全粥饮食：白身鱼（蒸、煮、烤）、鸡脯肉、红肉肉末、炖蔬菜或芋薯类、日式鸡蛋卷。

全粥饮食之后，可以过渡到普通饮食。

（3）胃黏膜的保护十分重要。

避免摄入的食物举例如下。

主食：硬米饭、糙米饭、炒饭、炒面。

鱼介类：脂肪多的鱼、小刺多的鱼、章鱼、乌贼鱼、贝壳类（牡蛎除外）。

肉类：脂肪多的肉、筋多的肉、咸肉、香肠。

食物提取物：从筋膜较多的碎肉中提取的浓缩汤汁。

蔬菜类：牛蒡、竹笋、芹菜等纤维比较硬的蔬菜，腌制菜。

海藻类：全部。

菌菇类：全部。

水果类：柑橘类、柿子、猕猴桃。

豆类：煮得比较硬的豆类。

香辛料：咖喱粉、十三香。

饮料：酒精饮料、碳酸饮料、咖啡、红茶。

点心类：甜甜圈、巧克力、雪米饼。

使用烹调油的食品：煎炸食物、烹炒食物。

并发症

急性胃炎反复发作可能转变成慢性胃炎。

预防

(1) 避免暴饮暴食,规范就餐时间,充分咀嚼。
(2) 避免过多摄入香辛料(如:3 倍咖喱等)。
(3) 当服用的药物引起胃部不适时应及时就医。

营养评估

从发病到治愈时间较短,营养状况影响不大。但是,食欲不振、腹泻、呕吐等容易引起脱水、电解质异常,所以要对水、电解质代谢平衡、体重变化等进行评估。

注释

[1] 白身鱼:鱼肉为白色,和红色的鱼肉相比,肉质较松软,脂肪较少,热量较低,味道较淡。

二、慢性胃炎

关于慢性胃炎

病理学上,胃被诊断出有慢性炎症。分为低酸性胃炎(胃液分泌低下的高龄型)和高酸性胃炎(胃液分泌多的年轻型)。通过检查胃酸、胃蛋白酶,准确地了解病情,然后实施营养疗法。萎缩性胃炎是慢性胃炎的最终结果,这和幽门螺杆菌感染有关。

低酸性胃炎和高酸性胃炎的共同注意点

(1) 三餐之外不加餐,不吃夜宵。
(2) 吃饭时细嚼慢咽。

（3）不喝酒精饮料、碳酸饮料、咖啡等。

（4）避免吃得太饱，选择营养价值高、易消化的食物。

（5）饭后保持安静（不剧烈运动）。

（6）避免过冷过热的食物。

每日营养标准（低胃酸性胃炎）

能量：标准体重（kg）×35 kcal。

蛋白质：标准体重（kg）×1.2 g。

脂质：占总能量的 20%。

维生素和矿物质：推荐量以上。

★营养治疗原则

由于胃液分泌减少，容易引起食欲不振、消化不良等营养问题。

（1）选择容易消化的食物，特别是含有蛋白质的食物，尽可能加工至容易消化的状态。

（2）为了促进胃液的分泌，可增加食物的酸味，适当使用一些香辛料。

（3）避免硬的或纤维多的食物。另外，由于油脂在胃内停留时间较长，所以需要控制油脂的摄入。

（4）少食多餐，每日 5~6 餐。

★营养治疗的方法和膳食举例

（1）容易消化的食物及膳食举例。

主食：软饭、粥（熬得时间长一些）、吐司面包、乌冬软面[1]。

鱼介类：白身鱼（蒸、煮）、鱼饼、牡蛎。

肉类：肥肉较少的肉丸子（炖煮）。

大豆制品：炖豆腐（包括冻豆腐）。

蛋类：溏心蛋、日式蛋卷、西式蛋饼、蒸鸡蛋羹。

乳制品：温牛奶、酸奶、芝士。

蔬菜和薯类：熟拌嫩蔬菜（焯水）、炖什蔬（南瓜、土豆、胡萝卜等)、卷心菜包肉卷、奶油蔬菜汤、清炒卷心菜、清炒胡萝卜、萝卜泥、蔬菜味噌汤。

油脂类:黄油、生奶油、蛋黄酱。

(2) 避免摄入的食物举例:参照急性胃炎(3)(⇒P3)。

(3) 加餐可以选择糖水水果、布丁、饼干、清蛋糕等作为营养补充。

并发症

随着萎缩性胃炎不断加重,胃液分泌减少,胃酸不再分泌的概率变高,容易转变成胃癌。

预防

(1) 为了防止胃腺体减少或消失,需要保护胃黏膜。

(2) 不吃生的食物,避免酒精饮料、香烟、咖啡等引起的慢性刺激。

(3) 连续服用某些药物、应激状态、自身免疫反应(反复吃同样的食物)等都会引起慢性胃炎,需要注意。

营养评估

食欲不振会导致食物摄入量减少,需要注意饮酒、进餐时间等饮食习惯。对营养素摄入量、体重变化、体重指数(BMI)、去脂体重、上臂围(AMC)、人血清白蛋白(Alb)、血红蛋白(Hb)、电解质的变化进行评估。

每日营养标准(高胃酸性胃炎)

能量:标准体重(kg)×35 kcal。

蛋白质:标准体重(kg)×1.2 g。

脂肪:占总能量的20%。

维生素和矿物质：推荐量以上。

★营养治疗原则

避免采用会促进胃液分泌的食物和烹调方式。

（1）摄取容易消化的蛋白质。

（2）限制摄入盐分含量高的食物，避免使用香辛料和酸味调味剂。

（3）由于碳水化合物不会促进胃酸的分泌，可以选择容易消化的食物。

★营养治疗的方法和膳食举例

（1）溏心蛋、蒸鸡蛋羹、白身鱼、脂肪少的肉末、豆腐、冻豆腐。

（2）避免食用腌渍食物、佃煮[2]、加工食品、香辛料（咖喱粉、七味唐辛子[3]、芥末）、醋、柑橘类（橘子、柠檬）。

（3）可以吃大米（米饭、粥）、切片面包、乌冬面。

并发症

精神压力大时容易引起胃溃疡。

预防

（1）避免暴饮暴食。

（2）避免口味过重的食物。

（3）按时规律饮食，保证一日三餐。

营养评估

参照低胃酸性胃炎相关内容（⇒P6）。

注释

［1］ 乌冬软面：煮得很软的乌冬面，类似中式烂糊面。

［2］ 佃煮：用酱油和糖将小鱼、蛤蜊、海带等煮成的食

物，甜咸味浓厚，可长期保存。

[3] 七味唐辛子：以辣椒粉为主，加入了多种香辛料的日式调味料。

三、胃溃疡与十二指肠溃疡

关于胃溃疡与十二指肠溃疡

胃溃疡和十二指肠溃疡统称为消化性溃疡。由于胃液中的盐酸和胃蛋白酶的消化作用，造成局限性的黏膜下层组织损伤。发病机制是攻击因子和防御因子的失衡。最近，幽门螺杆菌（HP）感染、阿司匹林服用关联等问题也备受关注。

每日营养标准

能量：标准体重（kg）×（35~40）kcal。

蛋白质：标准体重（kg）×（1.2~1.5）g。

脂质：占总能量的20%。

维生素和矿物质：推荐量以上。

★营养治疗原则

(1) 选择高蛋白质饮食用以修复溃疡。

(2) 由于脂质能够抑制胃酸的分泌，可以适量摄取一些优质的脂肪；但是脂肪在胃内停留时间较长，所以应当注意摄入量不宜太多。

(3) 碳水化合物不会使胃蠕动和胃酸分泌亢进，非常适合食用。

(4) 控制多纤维蔬菜、贝类等不易消化食物的食用。

(5) 充分咀嚼、规律饮食。

(6) 避免摄入酒精饮料、咖啡、红茶（含咖啡因）、碳酸饮料、香辛料等。

(7) 避免过冷、过热的食物。

（8）有吐血情况发生时，在止血前及止血处理后禁食，待确认不再出血后再给予饮食，并从流质饮食开始。

★营养治疗的方法和膳食举例

（1）可选用鸡蛋（玉子豆腐、水煮蛋、蒸蛋羹、日式蛋卷）、乳制品（奶油烤菜、奶油炖菜、布丁）、鱼（炖煮白身鱼或白身鱼刺身、酱汁蒸鱼、鱼饼）、脂肪少的肉（煮肉末或肉丸、涮肉片、鸡胸肉）、大豆制品（凉拌豆腐、红烧豆腐、炖豆腐、碎纳豆、软煮黄豆）。

（2）油脂类可选用黄油、蛋黄酱等容易消化的食物。

（3）主食可以选择白米饭、切片面包、乌冬面等食物，避免糙米饭、红豆糯米饭、硬面条等。

（4）控制竹笋、牛蒡、莲藕、海藻、香菇、乌贼、章鱼、贝壳类（牡蛎除外）、硬豆类的食用。

（5）为了防止饮食不规律，最好固定饮食时间。充分咀嚼以减轻胃的负担。每日吃早餐，晚餐七分饱。保证每餐都要有主食（米饭、面包）+主菜（鸡蛋、豆腐）+副菜（蔬菜烧软），可以选择牛奶当作加餐。

并发症

随着医学的发展，大约 80% 的患者可以在 2 个月内治愈，但是如果平时不注意而反复发作的话，将变得很难治疗。

预防

（1）避免过多压力。

（2）由于吸烟者的治愈率较低，所以要控制抽烟。

（3）注意饮食规律和营养均衡。

（4）细嚼慢咽，避免暴饮暴食。

（5）饮酒和饮料要适量。

（6）根除幽门螺杆菌（检查出幽门螺杆菌感染的情况下）。

营养评估

食欲不振会引起食物摄入量减少，消化吸收功能减弱，需要对营养素摄入量、体重变化、体重指数（BMI）、去脂体重、上臂围（AMC）、人血清白蛋白（Alb）、血红蛋白（Hb）、三酰甘油（TG）、总胆固醇（TC）等血脂各项指标进行评估。

四、食物中毒

关于食物中毒

引起食物中毒的物质大致包括：细菌、化学物质、自然毒和病毒。

分类

【细菌性食物中毒（包括病毒性食物中毒）】

细菌性食物中毒分成感染型食物中毒（病原菌在肠道内增殖引发病症）、毒素型食物中毒（病原菌在食物中增殖并产生毒素，通过进食食物引发病症）。根据2018年日本厚生劳动省的食物中毒统计数据，从患病人数上看，诺如病毒占49.0%、产气荚膜梭菌占13.4%，空肠弯曲杆菌/大肠弯曲杆菌占11.5%，沙门菌属占3.7%。

（1）感染型：肠炎弧菌属、沙门菌属、弯曲杆菌、病原大肠菌（毒素源性大肠菌、组织侵入性大肠菌、病原性大肠菌、肠道出血性大肠菌等）、产气荚膜杆菌、耶尔森菌、非O1群霍乱弧菌（NAG弧菌属），腹泻型蜡质芽孢杆菌、邻单胞菌。

（2）毒素型：金黄色葡萄球菌、肉毒梭菌、呕吐型蜡质芽孢杆菌。

（3）病毒性：矮缩病毒，甲型肝炎病毒。

【化学物质及自然毒引起的食物中毒】

在以往的相关报道中，有害重金属、有毒色素等化学物质引发的食物中毒较为多见。现在，由于在农药和食品添加剂方面比较重视，此类中毒事件极少发生。而以含有动物性自然毒的河豚和含有植物性自然毒的蘑菇为代表的食物中毒多见。

营养治疗原则

细菌性食物中毒是因摄入了细菌或细菌产生的毒素而引发的急性胃肠炎，主要症状为发热、呕吐、腹泻、腹痛等。饮食应采取由禁食(1 日～数日)→流质饮食→三分粥饮食→五分粥饮食→全粥饮食逐渐过渡的方式。

（1）当腹泻引起脱水和电解质异常时，应通过输液补足。若能经口进食，可饮用含有钠、钾等电解质的运动型饮料。

（2）为了保证肠道的休息，应控制刺激性食物的摄入。限制摄入碳酸饮料、浓缩肉汤、香辛料等。由于分解乳糖的酶在肠道内的恢复需要一定时间，所以一开始要控制牛奶的摄入。

（3）根据病情，可选择含有水溶性膳食纤维、双歧杆菌或乳酸菌的饮料。在肠炎弧菌中毒、金黄色葡萄球菌中毒、肉毒梭菌中毒(抗毒素血清疗法是必要的)、产气荚膜杆菌中毒、蜡质芽孢杆菌中毒和病毒性中毒时，通常不需要使用抗菌药。

营养治疗的方法和膳食举例

参照急性腹泻相关章节(⇒P19)。

专栏　大型餐饮机构预防食物中毒的卫生管理操作手册要点

为了预防大型餐饮机构发生食物中毒而制定的《大型餐饮机构卫生管理操作手册》是基于HACCP（危害分析的临界控制点）系统的概念，主要有以下几点。

(1) 加强对原料选购和清洗切配的管理。

(2) 针对需加热处理的食品，加热要充分直至中心部热透，才能达到杀菌效果（当食物中心部温度达到75℃时，持续加热1 min以上，为防止诺如病毒污染，当食物中心温度达到85℃时，再持续加热1 min以上）。

(3) 彻底防范餐饮从业人员以及餐具对食品的二次污染。

(4) 为了防止细菌的增殖，对原料以及加工中和加工后的食品温度进行严格的规范管理。

营养评估

从发病到治愈时间较短，营养状况影响不大。但是，食欲不振、腹泻、呕吐等容易引起脱水、电解质异常，所以要对水、电解质代谢平衡、体重变化等进行评估。

五、克罗恩病

关于克罗恩病

好发于回肠末端，亦可在消化道任何部位发生的慢性炎症性肉芽肿性疾病。病因尚不清楚，近年来的研究认为致病机制可能是肠道内的抗原侵入，引起免疫细胞的异常反应。大肠型有腹痛、腹泻、便血、痔瘘的表现，小肠型除了有上述表现外，还有体重降低、低蛋白血症、发热的症状。克罗恩病好发于青年期。

每日营养标准

能量：标准体重（kg）×30 kcal以上。

蛋白质：标准体重(kg)×1.5 g。

脂质：10~30 g。

★营养治疗原则

（1）急性期(复发期)采取全肠外营养(TPN)法，由于长期的中心静脉营养会引起肠黏膜的萎缩，所以一旦病变部位有所改善，应逐渐过渡到肠内营养。要素膳(ED)可以提供全部的能量，但由于其渗透压较高，初次使用时应稀释至0.5 kcal/mL。由于要素膳中脂肪含量较少，需与脂肪乳剂并用(10%~20%脂肪乳剂200~500 mL，每周1~2次，静脉滴注)。

（2）缓解期，以前的常规克罗恩病饮食(CD饮食，即少渣低脂限乳糖饮食)加上药物治疗，引起复发的可能性高达80%~90%。现在，使用院外要素型肠内营养(HEEN)，可以预防疾病复发，维持日常的社会生活和家庭生活，提高生命质量。HEEN使用肠内营养剂或消化态营养剂与克罗恩病饮食组合使用，有助于病情的恢复。

（3）CD饮食的原则。

高能量、高蛋白质饮食。

虽然应以低脂少渣饮食为本，但需注意避免脂肪缺乏。

增加水溶性膳食纤维的摄入。益生菌可改善肠内环境，在代谢膳食纤维时还可产生短链脂肪酸。

蛋白质来源选择植物性食品或鱼介类。

多摄入铁、锌、硒等微量元素。

禁止饮用含酒精饮料。

★营养治疗的方法和膳食举例

（1）全肠外营养中脂肪含量较少，需要和10%~20%脂肪乳剂并用。氨基酸肠外制剂的热氮比(NPC：N)应设置为120~150。复合维生素制剂和微量元素制剂的补充必不可少。

（2）针对克罗恩病的院外成分肠内营养(图 1－1－1)。

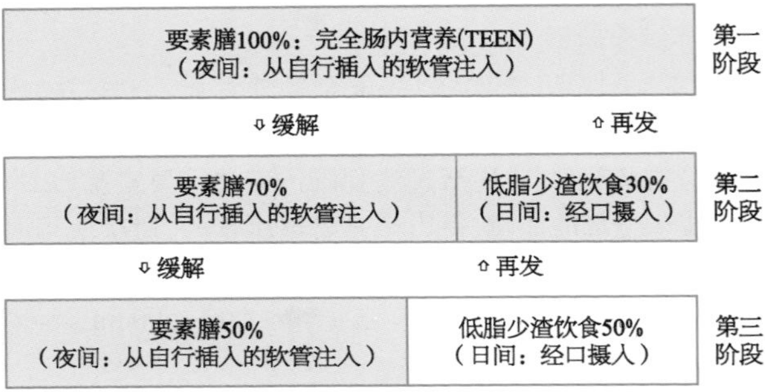

阶段		
第一阶段	要素膳100%：完全肠内营养(TEEN)（夜间：从自行插入的软管注入）	
	⇩缓解	⇧再发
第二阶段	要素膳70%（夜间：从自行插入的软管注入）	低脂少渣饮食30%（日间：经口摄入）
	⇩缓解	⇧再发
第三阶段	要素膳50%（夜间：从自行插入的软管注入）	低脂少渣饮食50%（日间：经口摄入）

图 1－1－1 针对克罗恩病的院外成分肠内营养

要素膳从鼻胃管注入。鼻胃管末端置于十二指肠或空肠。

将 80 g ELENTAL® 要素膳用冷水或微温水（按 1 kcal/mL 的能量密度）冲调溶解成能量为 300 kcal 的液体。

滴注速度：60 mL/h，24 h 滴注。

持续滴注：腹泻、腹痛（＋）的情况下，滴注速度为 40 mL/h。

腹泻、腹痛（－）的情况下，滴注速度为 80～100 mL/h。

（3）CD 饮食的关键点。

蛋白质应以富含 n－3 不饱和脂肪酸（具有抗炎作用）的鱼类为主，在注意控制脂肪量（10～30 g/d）摄入的同时，食谱中也可少量逐步加入鸡蛋、大豆制品和肉类。

膳食纤维应限制非水溶性膳食纤维含量多的食物，鼓励摄入水溶性膳食纤维含量多的食物，如：水果罐头、糖煮水果、果酱、山药、芋艿等。

由于炎性肠病会使体内分解乳糖的乳糖酶数量减少，在喝牛奶时容易引起腹泻，所以牛奶和奶制品的摄入要视反应情况适当调整。

用食物排除疗法防止病情恶化，详细记录饮食内容并观察记录身体状况（腹部症状等）。

根据病情，从流质饮食→三分粥饮食→五分粥饮食→全粥食→软饭逐渐过渡，营养摄入不足时，应补充要素膳或消化态营养剂。

流质饮食：米汤、葛粉汤、味噌汤、清淡的肉汤、果汁、红茶、运动饮料、番茄汁、蔬菜汁、脱脂奶、苹果泥、水果慕斯、果冻。

三分粥饮食：在流质饮食的基础上，添加面包、乌冬面、年糕、白身鱼、豆腐、面条、萝卜泥、胡萝卜泥、薯类泥、半个鸡蛋。

五分粥饮食：在三分粥饮食的基础上，选择青背鱼、一个鸡蛋、不超过 3 g 的油脂(1 小勺)。

全粥饮食：在五分粥饮食的基础上，添加酸奶、芝士、鸡脯肉、薯类泥、不超过 5 g 的油脂。

软饭：在全粥饮食的基础上，添加肉类及其制品、碎菜末、不超过 8 g 的油脂。

预防

（1）控制方便食品、甜的零食，特别是膨化休闲零食。

（2）控制用油多的食品，特别是脂肪含量高的肉类（日本传统饮食较好）。

（3）规范饮食习惯。

（4）多吃蔬菜和鱼类。

（5）不要有太大精神压力。

营养评估

腹泻、消化道出血、肠道病变，容易使蛋白质从肠黏膜漏出，导致营养丢失，炎症、发热容易引起代谢亢进，妨碍营养吸收,所以要对患者的营养素摄入量、体重变化、体脂率、三头肌皮下脂肪厚度(TSF)、血清总蛋白(TP)、人血清白蛋白(Alb)、快速转化蛋白质(RTP)、C 反应蛋白(CRP)、血红蛋白(Hb)、红细胞比容(Ht)和血脂等进行评估。

六、溃疡性结肠炎

关于溃疡性结肠炎

溃疡性结肠炎是指肠壁黏膜和黏膜下层受到不明原因的侵袭,引起的慢性非特异性炎症性疾病。其发病过程较长,容易反复,常伴有持续性便血、腹泻、腹痛。若症状长期存在,容易引起体重下降、贫血、身体衰弱等问题。

治疗时,首先要保证肠道的安静,重症时禁食,缓解期的饮食疗法非常重要。药物疗法主要使用异位肾上腺皮质类固醇剂和柳氮磺吡啶(5 - ASA 制剂),重症时需与免疫调节药物并用。

每日营养标准

【活动期】

能量:选择全肠外营养,每日 30~40 kcal/kg。

氨基酸:每日 1.5 g/kg。

脂肪:使用脂肪乳剂补足能量,保证必需脂肪酸的供给。

碳水化合物:占总能量的 50%~65%。

维生素:与微量营养素制剂并用。

【缓解期】

能量:标准体重×(30~35)kcal。

蛋白质:标准体重×1.5 g。

脂质:占总能量的 20%~25%。

若复发,则重新使用全肠外营养。

★营养治疗原则

重症(复发)时,禁食并执行全肠外营养。虽然缓解期(每日排便1~2次,贫血和发热得到改善,未见白细胞增加)可恢复经口进食,但在活动期向缓解期过渡时,选用周围静脉营养。为了保证大肠的安静,最好选择低脂少渣饮食,按照流质饮食→软食→易消化饮食逐渐过渡。参照克罗恩病饮食。

缓解期的原则

(1) 保证饮食营养均衡。

(2) 益生菌和益生元具有一定的抗炎作用(专栏⇒P426)。

少渣饮食不限制食物纤维,尤其不限制水溶性膳食纤维,同时注意烹调方法(蔬菜煮软后过筛)。

(3) 限制脂肪摄入。控制饱和脂肪酸摄入,选择n-3系不饱和脂肪酸。即,控制摄入动物性脂肪较多的肉类,选择含有n-3系不饱和脂肪酸的鱼类。

(4) 由于乳糖分解酶活性下降时有发生,复发时禁食含有乳糖的牛奶及其制品。缓解期,根据病情可以食用一些脱脂牛奶、酸奶等。

(5) 避免刺激性食物(碳酸饮料、酒精、咖喱粉、咖啡、红茶、芥末等)。

(6) 避免食用发酵性强、容易产气的食物(豆类、栗子、红薯、蜂蜜、砂糖、麦芽糖等)。

(7) 选择容易消化吸收的食物及烹调方式以减轻肠道的负担。

(8) 每日4~5餐,细嚼慢咽。

预防

致病原因有多种,如免疫力低下、感染、过敏、自主神经功能失调等。建议减轻精神压力,不要反复吃同样的食物。

营养评估

可能会出现腹泻、发热、体重减轻、呕吐、贫血等营养障碍,所以需对营养素的摄入量、体重变化、体重指数(BMI)、去脂体重、上臂围(AMC)、人血清白蛋白(Alb)、血红蛋白(Hb)、铁、维生素 B_{12}、叶酸、锌等进行评估。由于柳氮磺胺吡啶会抑制叶酸的吸收,所以需要对平均红细胞体积(MCV)进行评估。

七、急性腹泻

关于急性腹泻

状态为粪便中的水分增多且变软。常见原因包括食物中毒等细菌、病毒引起的感染性因素、因睡觉着凉、单纯性进食过多、精神压力过大、服用抗过敏药物等引起的非感染性因素。

每日营养标准

由于急性腹泻起病急剧,需要注意水和电解质的管理,防止发生脱水。根据症状,决定是否需要实施周围静脉营养。

禁食期的总输液量:每千克体重×(40~50)mL。

★营养治疗原则

(1)注意肠道保暖和休息。

(2)根据症状选择从禁食→流质饮食→粥类饮食逐渐过渡。

(3)避免刺激性强的食物和使肠蠕动亢进的食物。

(4)腹泻频繁时,选择输液补充水分和电解质。

★营养治疗的方法和膳食举例

（1）水分和电解质的补充非常重要。

（2）饮食从补充水分开始，可以选择白开水、淡茶、运动饮料等。

谷类：米汤、葛粉汤、粥、面筋、乌冬面。

薯类：三分粥饮食时，可加入过筛的土豆泥。

七分粥饮食时，可加入煮软的土豆、芋艿。

水果类：避免生食。

蛋类：玉子豆腐、蒸蛋羹、蛋花汤、水煮蛋(嫩)。

肉或鱼介类：选用脂肪少的食材(蒸、煮)。

乳制品：酸奶(不选牛奶的目的是防止乳糖不耐受)。

蔬菜类：流质饮食时，选择蔬菜汤。

三分粥饮食时，选择纤维少的蔬菜过筛或切碎。

五分粥饮食时，选择纤维少的蔬菜煮软。

油脂类：避免油脂(可以从少量的黄油开始)。

嗜好品：淡茶。

（3）避免咖啡、酒精饮料、碳酸饮料等。

（4）严重腹泻导致脱水时，考虑是否存在水、电解质异常并静脉输液。

预防

（1）注意饮食卫生。

（2）检查食物里是否有致敏成分。

（3）不要食用生冷食物。

（4）细嚼慢咽，不暴饮暴食。

专栏 细菌感染性肠胃炎

细菌感染性胃肠炎，是由诺如病毒、轮状病毒、腺病毒等病毒感染引起的流行性呕吐腹泻症，常见腹泻、呕吐、恶心、腹痛、发热等症状。轮状病毒和腺病毒多发于婴幼儿，病毒从口腔侵入。轮状病毒会出现白色大便;诺如病毒的感染路径很多,经口感染(受污染的牡蛎等贝类只要2个就可导致食物中毒)、接触感染(人手接触到排泄物或呕吐物引起的感染)、飞沫感染、空气感染等,尤其多发于冬季。对此没有特别的治疗方法,可采取减轻症状的对症疗法,对婴幼儿和老年患者需注意是否出现脱水症状等变化。为了有效预防感染,便后、烹饪及饭前都要洗手,尤其是处理排泄物和呕吐物时一定要用肥皂、流水认真洗净双手。清洗感染者使用过的餐具、衣物时,建议用次氯酸钠(有效氯的浓度约为200 ppm)进行消毒。

营养评估

急性腹泻容易出现脱水和电解质异常,进而妨碍营养吸收,所以需对电解质平衡、水分平衡和体重变化等进行评估。

八、慢性腹泻

关于慢性腹泻

一般情况下,腹泻症状持续3周以上称为慢性腹泻。

每日营养标准

能量:标准体重(kg)×35 kcal。

蛋白质:标准体重(kg)×(1.0~1.2)g。

脂质:占总能量的20%以下。

维生素和矿物质:推荐量以上。

水分:2 200~2 700 mL(包括饮食中的水分)。腹泻次数较多时,增加饮水量。

★营养治疗原则

(1)根据致病原因,实施相应的营养疗法。

(2) 为防止因长期饮食限制而引起的营养不良,需要适当补充营养。

(3) 糖类容易消化吸收,所以非常适合。

(4) 蛋白质摄取过剩容易引起细菌介导的腐败性腹泻,所以应选择容易消化的优质蛋白质。

(5) 避免选择脂肪和膳食纤维较多的食物、刺激性食物、容易在肠内发酵的食物和酒精饮料。

(6) 含有水溶性膳食纤维、双歧杆菌和乳酸菌的饮料有利于大便性状的改善。

★营养治疗的方法和膳食举例

(1) 白米(粥、软饭)、吐司面包、乌冬面、通心粉。

(2) 鸡蛋(嫩的水煮蛋、蒸蛋羹、玉子豆腐)、脂肪少的鱼(蒸、煮)、脂肪少的肉(煮肉丸、煮肉末)、豆腐。

(3) 避免食用的食物举例。

纤维、残渣多的食物:牛蒡、蜂斗菜、莲藕、红薯、芋艿、海藻类、魔芋、荞麦面、燕麦片。

刺激性强的食物:酒或含酒精的饮料、碳酸饮料、生的水果(特别是柑橘类)、芥末、辣椒、胡椒、咖喱粉、醋拌菜、砂糖、咸味重的食物。

容易在肠内发酵的食物:豆类、栗子、水果、红薯、食糖(蜂蜜、砂糖、麦芽糖)。

脂质多的食物:培根、脂肪多的肉类、鳗鱼。

烹调用油较多的食物:天妇罗、炸鱼、炸鸡块、糖醋里脊。

(4) 可以饮用含水溶性膳食纤维(果胶)、低聚糖、双歧杆菌的饮料等。

并发症

长期的饮食限制,容易导致营养不良。

预防

（1）注意饮食卫生。

（2）检查是否有导致过敏的食物。

（3）不要食用生冷食物。

（4）细嚼慢咽，不吃太饱。

（5）饮食选择不局限于软嫩的食物，只要注意烹调方法、食用量、进食速度，食物的选择范围就能扩大很多。

（6）对于食物很快进入小肠的胃切除患者和咀嚼能力低下的老年人，应减少每餐的食量，增加每日的餐次。

（7）不暴饮暴食。

营养评估

因为脱水、电解质异常等情况会影响营养吸收，因而要对电解质平衡、水分平衡、体重变化、血清尿素氮与肌酐的比值、C 反应蛋白（CRP）和营养素的摄取量等进行评估。

九、便秘

关于便秘

指排便次数减少，或者排便量减少，便后残存不快感的统称为便秘。致病原因涉及多个方面，如：到达直肠的粪便量减少，排便反射障碍，小肠、大肠或肛门通过障碍，胃肠道疾病，药物作用，神经系统障碍，内分泌代谢疾病，卧床等引起肠蠕动障碍，以及生活环境的变化引起的精神压力等。

每日营养标准

能量：肥胖患者按标准体重×（25～30）kcal。

如果体重指数(BMI⇒P85)为 21~23 kg/m^2,则按标准体重(kg)×35 kcal。

蛋白质:如果肾功能正常,则按标准体重(kg)×1.2 g。

脂质:占总能量的 20%~30%。

维生素和矿物质:推荐量(参见附录)以上。

膳食纤维:男性 20 g,女性 18 g。

★营养治疗原则

(1) 一日三餐规律饮食。

(2) 足量饮水。

(3) 不节食,避免过度减肥。

(4) 膳食纤维和低聚糖可以促进肠内有益菌的生长,调整肠道内环境。

(5) 补充牛初乳(益生菌和益生元组合可改善便秘)(专栏⇒P426)。

(6) 油脂适量。

★营养治疗的方法和膳食举例

(1) 规律饮食,规律排便。特别是一定要吃早餐。食物进入胃里,会刺激肠道蠕动(胃结肠反射),继而使排便顺畅完成(排便反射)。

(2) 足量饮水,有利顺畅排便。

若无其他病症需要限制水分摄入的话,每日饮水 1 500 mL 以上。

早晨起床后,喝 1 杯冷水或凉牛奶。

(3) 不合理的节食,食物摄入量减少,容易引起便秘。

(4) 膳食纤维虽然不是越多越好,但需保证足量摄入。

每餐都要吃些富含膳食纤维的蔬菜、菌菇、豆类和薯类。

煮熟的蔬菜要比生的蔬菜更容易多摄入。

与小麦相比，建议多吃米和豆类（包括豆腐渣）。

摄入有促进排便效果的低聚糖（乳化低聚糖、低聚半乳糖、大豆低聚糖等）。

（5）益生菌和益生元的合剂调整肠道内环境的作用更强。

（6）油脂是肠道的润滑油，有利于通便，可适量使用。

并发症

动物性脂肪和蛋白质在消化分解时产生的致癌物质在肠道内停滞无法排泄，是引起大肠癌或直肠癌的主要原因。

预防

（1）改变西方饮食模式，养成良好的排便习惯。

（2）认真吃早饭，吃饭时间要规律，注意饮食的质和量。

（3）每餐都要有深色蔬菜和膳食纤维丰富的食物。

营养评估

便秘虽然不会导致营养状态的恶化，但是水分或食物摄入不足会引起便秘，所以需要对体重变化和营养摄入量进行评估。

十、急性肝炎

关于急性肝炎

具有肝毒性的物质（药、酒精、防腐剂等）可引起急性肝炎，但一般是由肝炎病毒感染初期引起肝细胞破坏，身体的免疫防御系统被激活，并表现出不同的症状。一旦发展成危重症，病死率较高。

每日营养标准

【急性期】

能量：标准体重(kg)×25 kcal。

蛋白质：标准体重(kg)×(0.8~1.0) g。

脂质：占总能量的20%。

碳水化合物：占总能量的60%~70%。

【恢复期】

能量：标准体重(kg)×(30~35) kcal(肥胖患者需限制)。

蛋白质：标准体重(kg)×(1.0~1.5) g(高蛋白质)。

脂质：占总能量的20%~25%。

碳水化合物：占总能量的50%~60%。

维生素和矿物质：积极摄取。

★营养治疗原则

【急性期】

（1）食欲不振、恶心等症状明显，饮食从流质开始，按照三分粥食→五分粥食→全粥食→软食的顺序循序渐进。经口摄入不足时，选择肠外营养补充。

（2）黄疸期要限制脂肪摄入。

【恢复期】

（1）由于恢复期容易肥胖，能量摄入应适量。

（2）为了修复受损的肝脏，需足量摄入优质蛋白质。

（3）选择容易消化吸收的脂肪，适量摄入必需脂肪酸。

（4）肝损伤引起维生素和矿物质的需要量增加，需充分摄入。

（5）禁酒。

★营养治疗的方法和膳食举例

【急性期】

（1）流质：米汤、葛粉汤、蔬菜芋薯汤、蔬菜芋薯浓汤(不放黄油)、无酸味的果汁。

(2) 三分粥食:在流质基础上,增加味噌汤、炖豆腐、过筛蔬菜泥或芋薯泥。

(3) 五分粥食:在三分粥的基础上,增加脱脂牛奶、脂肪含量少的白色鱼肉、蒸煮至软烂的蔬菜或芋薯、酸味少的罐头水果。

(4) 全粥食:在五分粥的基础上,增加脂肪含量少的肉类、低脂牛奶、酸味少的水果。

【恢复期】

(1) 适量摄入主食,可参照软食相关章节(⇒P190),避免食用拉面、糙米等。

(2) 选择鸡蛋、牛奶、芝士、酸奶、豆腐、冻豆腐、豆腐皮、煮黄豆、纳豆、白色鱼肉、鱼肉加工制品(鱼饼、鱼丸等)、脂肪少的肉。

(3) 选择易消化的乳化脂肪(黄油、蛋黄酱)、必需脂肪酸较多的植物油等,注意用量,避免油炸。

(4) 将蔬菜 350 g(其中黄绿深色蔬菜 120 g)、水果 200 g、芋薯类 100 g 分配到早、中、晚三餐,可以保证维生素和矿物质的充分摄入,同时还能起到预防便秘的作用。

并发症(丙型肝炎伴急性肝炎)

丙型肝炎伴急性肝炎时容易发展成慢性肝炎,注意防止向肝硬化和肝癌演变。

预防

不喝生水,不吃生的食物。酒精会加速肝病恶化,需禁酒。

异常检查项目

血清胆红素(TB)、谷草转氨酶(AST)、谷丙转氨酶

(ALT)、乳酸脱氢酶(LDH)、碱性磷酸酶(ALP)、亮氨酸氨基转肽酶(LAP)等升高,ALT>AST。不同类型的肝炎会出现不同的抗体,甲型肝炎和丙型肝炎会出现 HAV、HCV 病毒抗体,乙型肝炎出现 HBs 抗原和抗体。

营养评估

与病程相适应的营养补充非常重要,因而需要对营养素摄入量、体重变化、体重指数(BMI)、去脂体重、上臂围(AMC)、上臂三头肌皮下脂肪厚度(TSF)、人血清白蛋白(Alb)、血红蛋白(Hb)、三酰甘油(TG)、总胆固醇(TC)等血脂各项指标进行评估。

十一、慢性肝炎

关于慢性肝炎

肝炎持续 6 个月以上,病毒感染也处于持续状态。引起慢性肝炎的病毒通常是乙型肝炎病毒和丙型肝炎病毒。另外,药物性肝炎、自身免疫性肝炎、酒精性肝炎和非酒精性脂肪性肝炎等也会引发慢性肝炎。

每日营养标准

能量:标准体重(kg)×(30~35)kcal(肥胖患者按 20~25 kcal)。

蛋白质:标准体重(kg)×(1.0~1.5)g。

脂质:占总能量的 20%~25%。

维生素和矿物质:充分摄取。

铁:7 mg 以下。

★营养治疗原则

(1)能量摄取要适量,避免因过量而导致肥胖。

(2)每餐摄取足够的优质蛋白质,特别是富含 n－3

脂肪酸的鱼类,以修复损伤的肝脏。

（3）摄取适量必需脂肪酸,选择容易消化吸收的脂肪。

（4）肝损伤后,维生素和矿物质的需要量会增加,所以要摄入充足的维生素和矿物质。

（5）防止便秘。

（6）限制饮酒,特别是肝功能不稳定时要禁酒。

（7）可以适量使用一些香辛料以增进食欲。

（8）尽量避免食用含着色剂、防腐剂和人工甜味剂的食物。

（9）规律饮食,营养均衡。

（10）为了防止过多的铁在肝脏沉积而影响肝损伤的修复,可实施放血疗法（丙型肝炎患者）或低铁饮食。针对丙型肝炎病情恶化程度与铁在肝内的沉积呈正相关的患者,应实施限铁饮食和放血疗法（每月放血 1 次,每次 400 mL,以使血红蛋白和铁蛋白符合相关标准）。

★营养治疗的方法和膳食举例

（1）主食摄入要适量,可参照软食相关章节（⇒P190）,避免食用拉面、糙米等。

（2）选择鸡蛋、牛奶、芝士、酸奶、豆腐、冻豆腐、豆腐皮、煮黄豆、纳豆、鱼（富含 n－3 脂肪酸）、鱼肉加工制品（鱼饼、鱼竹轮）、脂肪少的肉类（鸡脯肉、去皮鸡肉、牛瘦肉和猪瘦肉）。

（3）选择容易消化的乳化脂肪（黄油、蛋黄酱）、富含必需脂肪酸的植物油等,注意用量,避免油炸。

（4）将每日蔬菜 350 g（其中黄绿深色蔬菜 120 g）、水果 200 g、芋薯类 100 g,分配到早、中、晚三餐,可以保证维生素和矿物质的充分摄入,同时还能起到预防便秘的作用。

(5) 适当使用芥末、生姜、胡椒粉等香辛料以增进食欲。

(6) 每餐要有主食(米饭、切片面包、面条)、主菜(鸡蛋、鱼、肉、豆制品)和副菜(蔬菜、薯类、海藻、菌菇),加餐选择水果或奶制品。

(7) 控制含铁量高的食物的摄入,如:动物肝脏(猪肝)、贝类(蚬子、蛤蜊等)、小鱼(小沙丁鱼、小干白鱼)、健康食品(小球藻、姜黄、青汁等)。

并发症

有可能发展成肝硬化。

预防

(1) 禁酒。

(2) 体重的增加容易引起脂肪肝,所以要注意控制体重。

(3) 药物容易引起肝损伤,长期服药需要定期检查肝功能。

异常检查项目

血清 AST、ALT、硫酸亚铁浑浊实验(ZTT)、γ 球蛋白、铁蛋白指标升高,总胆固醇低下,和急性期相比,AST 和 ALT 水平较低。

营养评估

持续长期的炎症会使身体产生倦怠感、食欲不振,需要对营养素的摄入量、体重变化、体重指数(BMI)、去脂体重、上臂围(AMC)、上臂三头肌皮下脂肪厚度(TSF)、人血清白蛋白(Alb)、血清总蛋白(TP)、血红蛋白(Hb)、三酰甘油(TG)、总胆固醇(TC)等血脂各项指标进行评估。

十二、肝硬化

关于肝硬化

肝细胞坏死、变性、发炎，肝脏纤维化引起的肝实质细胞减少。可见因肝细胞功能减退和门静脉高压而显现的各种症状或综合征。根据是否存在肝功能不全的症状，可分为有明显症状（食管静脉瘤破裂、出血倾向、腹水、黄疸、水肿、肝性脑病等）的失代偿性肝硬化和无明显症状的代偿性肝硬化两种。

由于肝功能不全和门脉侧支循环形成，导致血氨升高，引起肝性昏迷，伴有黄疸、腹水。

肝硬化存在氨基酸代谢异常——支链氨基酸（BCAA）减少，芳香族氨基酸（AAA）增加，BCAA/AAA 值降低。BCAA/AAA 正常值为 1.5 以上，肝性脑病时 BCAA/AAA 值会低于 0.8。

每日营养标准

能量：标准体重（kg）×（25～35）kcal。

标准体重×25 kcal（糖耐量异常时）。

蛋白质：标准体重（kg）×（1.0～1.5）g+BCAA 颗粒（无蛋白质不耐时）。

标准体重（kg）×（0.5～0.7）g。增加肝功能不全专用肠内营养制剂（有蛋白质不耐时）。

脂质：占总能量的 20%～25%。

食盐：6 g。腹水、水肿（包括既往史）时，5 g 以下。

铁：血清铁蛋白值在标准值以上时，7 mg 以下。

其他：锌、维生素、膳食纤维适量。

一日四餐，除三餐外，睡前摄入 200 kcal 的食物。

★营养治疗原则

（1）会出现食欲不振的情况，应尽可能地保证足量进食以防能量摄入不足。

（2）食物来源的蛋白质受到限制，推荐富含支链氨基酸的食物。无高氨血症时，推荐高蛋白质饮食。

（3）补充支链氨基酸制剂以提高 F 值[1]。

（4）由于脂质吸收率下降，应避免高脂饮食。

（5）预防便秘，以防便秘引发高氨血症。

（6）可以补充些乳果糖（ラクチュロース）。

（7）如有食管静脉瘤，选择容易消化的食物。

（8）出现腹水或浮肿时，限制食盐摄入。

（9）睡前添加 200 kcal 的睡前小食，并计入一天的总能量。由于肝细胞减少会引起糖原储存减少，进而导致蛋白质异化作用增强，所以需要增加餐次（4～6 次），或添加睡前小食。

（10）当血液中的锌浓度指标低下时，应额外补锌。

（11）当血清中的铁蛋白超标时，应控制铁的摄入。

★营养治疗的方法和膳食举例

（1）谷物类主食能保证能量的充分摄入，主食可参照软食（⇒P190）。活用粉饴[2]（用以补充能量）。

（2）选择含支链氨基酸（亮氨酸、异亮氨酸、缬氨酸）较多的食物（冻豆腐、纳豆、豆腐、柴鱼花、鲹鱼、三文鱼、金枪鱼的深色部分、鸡肉、牛肉、鸡蛋、芝士、脱脂牛奶、牛奶）。

（3）氨基酸疗法。

例 1：低蛋白质饮食（蛋白质 40 g，能量 1 000 kcal），另加氨基酸制剂 AMINOLEBANEN® 3 包（蛋白质 40.5 g，能量 630 kcal）。

例 2：使用 LIVACT® 颗粒（4.74 g/包）3 包（支链氨基酸含量 12 g）时，若无法保证饮食，药效则不佳。

（4）适量摄取容易消化的乳化脂肪（黄油、蛋黄酱等）、必需脂肪酸较多的植物油等。n－3脂肪酸会延缓肝损伤的恶化，建议食用些富含DHA和EPA的鱼类，但不要生食，以防弧菌重症感染。

（5）每日将蔬菜350 g以上、水果200 g、芋薯类100 g以及海藻和菌菇分配到早、中、晚三餐食用，可以保证维生素和矿物质的充分摄入，同时还能起到预防便秘的作用。

（6）选择容易消化的食品，可参照软食（⇒P190）。

（7）由于存在食欲不振的情况，若极端减少食盐用量，更加影响食欲，形成恶性循环。因此，需要个性化地灵活控制食盐的用量。

（8）补充相当于200 kcal的夜宵（饭团、煮面条、蒸蛋+半根香蕉、牛奶、酸奶等）或肠内营养剂（1罐Hepas[3]）。

（9）给予含锌的胃溃疡药物——聚普瑞锌（PROMAC® 颗粒150 mg）。

（10）控制含铁量高的食品，可参照慢性肝炎（10）（⇒P28）。

氨基酸制剂的成分

【AMINOLEBANEN® 1次1包（50 g）】（医药品）

（1）能量210 kcal，蛋白质13.5 g，渗透压约2.0（用1包50 g配成180 mL的悬浊液），F值为38。

（2）能量构成比：糖类59%，蛋白质26%，脂质15%。五大营养素全部调配在一起。饮用时，可以使用调味料（如咖啡、苹果、菠萝味）。

【LIVACT® 1次1包（4.74 g）】（医药品）

（1）1包中含4 g支链氨基酸，其中，L－异亮氨酸952 mg，L－亮氨酸1 904 mg，L－缬氨酸1 144 mg，总能量

16 kcal。

（2）作为纯支链氨基酸制剂，LIVACT®的分量少，很容易服用。因此，饮食方面，需保证能量在 1 000 kcal 以上，蛋白质在 40 g 以上，同时摄入充足的维生素和矿物质。

【Hepas（125 g）】（高营养流食）

能量 200 kcal，含酪蛋白 5 g，F 值为 12，支链氨基酸（BCAA）3 500 mg，non protein kcal/N167，EPA100 mg，DHA65 mg，膳食纤维，锌，抗氧化维生素、肉毒碱、低聚糖的合剂。

并发症

肝功能不全会引起死亡。合适的营养疗法可以帮助肝脏的代偿。

预防

由于患者会出现食欲低下现象，而食物摄入少会引起恶性循环，所以，摄入粥食、蔬菜等食物的同时，补充氨基酸制剂，可望延长生存时间。

异常检查项目

总血清胆红素（TB）、AST、ALT、碱性磷酸酶（ALP）轻度升高；人血清白蛋白（Alb）、胆碱酯酶（ChE）、总胆固醇（TC）下降；γ 球蛋白、麝香草酚浊度试验（TTT）、硫酸锌浊度试验（ZTT）增加；白细胞计数（WBC）、血小板计数（PLT）减少；凝血酶原时间（PT）减少；支链氨基酸减少；芳香族氨基酸增加；F 值下降；血氨（NH_3）升高。

营养评估

随着肝细胞的坏死和纤维化，血流量会变少、血流路径发生变化，氨基酸失衡、F值降低，导致低营养的发生。所以需要对营养素摄入量、体重变化、体重指数(BMI)、去脂体重、上臂围(AMC)、上臂三头肌皮下脂肪厚度(TSF)、人血清白蛋白(Alb)、转化蛋白质(RTP)、血红蛋白(Hb)、三酰甘油(TG)、总胆固醇(TC)、胆碱酯酶(ChE)、糖代谢等进行评估。

注释

[1] F值：支链氨基酸与芳香族氨基酸摩尔数之比，Fischerratio。

[2] 粉饴：将淀粉分解后粉末化，以麦芽糊精为主要成分的纯糖质原料，不含蛋白质和矿物质等其他成分，与淀粉相比更容易快速为身体吸收，是高效的能量补充制品。

[3] Hepas：日本市售的一种营养补充饮料。

十三、非酒精性脂肪性肝炎与非酒精性脂肪性肝病

关于非酒精性脂肪性肝炎与非酒精性脂肪性肝病

脂肪肝分为因酒精摄入过量引起的酒精性脂肪肝和因摄入酒精之外的生活习惯引起的非酒精性脂肪肝。非酒精性脂肪性肝炎(NASH)是由非酒精性脂肪肝发展恶变形成的。非酒精性因素引起的“从脂肪肝发展成脂肪肝炎、肝硬化等一系列的肝病”被称为非酒精性脂肪性肝病(NAFLD)，NAFLD中有20%~30%是NASH。

每日营养标准

能量：标准体重(kg)×(25~35)kcal。

[肥胖患者按标准体重(kg)×(20~25)kcal]

蛋白质：标准体重(kg)×(1.0~1.5)g。

脂质：占总能量的20%以下。

维生素和矿物质：推荐量以上。

★营养治疗原则

（1）限制能量摄入，避免肥胖。

（2）控制糖类、果糖的摄入，避免过量摄入引发饮食性高血糖，肝脏脂肪含量增加。

（3）摄入含有 n－3 系脂肪酸（DHA、EPA）的鱼类。

（4）避免饱和脂肪酸和胆固醇的过量摄入。

（5）防止便秘。

（6）足量摄入维生素 C 和 B 族维生素。

（7）摄入含有维生素 E 的食物。

（8）关注血液中的糖化血红蛋白和铁蛋白值，当铁摄入过量时需限制铁的摄入。

（9）咖啡因被认为有抑制肝纤维化发展的可能性。

（10）运动可促进肌肉消耗能量。

★营养治疗的方法和膳食举例

（1）控制糕点、夜宵、嗜好品的摄入，按照主食+主菜+副菜的搭配方式规范饮食，确保营养均衡，参照肥胖症相关章节（⇒P87－88）。

（2）避免因过量摄入糖类引起的饮食性高血糖。先吃蔬菜、海藻等副菜，再吃主菜；谷物类以非精制谷物为佳；砂糖、糕点、果汁等会使血糖快速升高的食物要避免。

（3）每周摄入 4～5 次富含 DHA、EPA 的鱼类，富含 DHA、EPA 的食品参见附录（⇒P460－461）。

（4）减少饱和脂肪酸的摄入，增加不饱和脂肪酸的摄入，以确保血脂的正常。

（5）多摄入海藻类、魔芋、大豆等富含膳食纤维的食物。

（6）维生素 E 具有较好的抗氧化作用，但是治疗时所用的维生素 E 补充剂易过量摄入，建议选择富含维生素 E 的食物。

(7) 控制高铁食物的摄入,可参照慢性肝炎(10)(⇒P28)。

并发症

消除病因、针对病因进行治疗以及营养治疗是脂肪肝治疗的基础。采取恰当的治疗可阻止病情的发展。

预防

养成良好的饮食生活习惯,防止肥胖。

异常检查项目

高密度脂蛋白、血小板计数(PLT)、血清总蛋白(TP)、人血清白蛋白(Alb)下降;AST、ALT、GGT 轻度升高;三酰甘油(TG)轻度至中度升高;胆碱酯酶(ChE)升高;肝癌标志物甲胎蛋白(AFP)和异常凝血酶原(PIVKA－Ⅱ)呈阳性。

营养评估

营养过剩、营养素失衡、饥饿都会引起脂肪肝,所以适量、适当、均衡地摄入营养素非常重要。需要对身高、体重变化、上臂围(AMC)、上臂三头肌皮下脂肪厚度(TSF)、三酰甘油、HDL 高密度脂蛋白、LDL 低密度脂蛋白、人血清白蛋白(Alb)、血红蛋白(Hb)、血清铁蛋白(SF)、胆碱酯酶(ChE)进行评估。

十四、酒精性肝炎

关于酒精性肝炎

酒精性肝炎是指以过量饮酒为主要原因引起的肝功能障碍。可以发展成脂肪肝、肝炎、肝纤维化、肝硬化、肝癌。过量饮酒是指酒龄超过 5 年，平均每日摄入 60 g 酒精（相当于 3 合[1]日本酒或 3 罐 350 mL 的罐装啤酒）。但是女性或体内缺少乙醛脱氢酶者每日摄入 40 g 酒精也会引起肝功能障碍。

每日营养标准

能量：标准体重（kg）×35 kcal。

蛋白质：标准体重（kg）×1.5 g。

脂质：不超过总能量的 20%。

维生素：推荐量以上。

★营养治疗原则

（1）最好禁酒。无法禁酒的话，按乙醇换算，男性每日不超过 30 g，女性每日不超过 20 g，并且每周 1～2 日禁酒。

（2）长期饮酒易引起维生素 B_1 缺乏症、多发神经炎、威尼克脑病、维生素 B_{12}缺乏引起的巨幼细胞性贫血、镁缺乏引起的颤抖或谵妄，因此需要保证饮食规律，营养均衡。

（3）如有肥胖，需限制能量摄入。

（4）摄入优质蛋白质。

（5）限制脂肪摄入。减少饱和脂肪酸的摄入，增加不饱和脂肪酸的摄入。

（6）关注血清铁和铁蛋白数值，铁摄入过量时饮食需限铁。

★营养治疗的方法和膳食举例

（1）无法戒酒时，需接受医生诊断。

（2）以主食+主菜+副菜的搭配方式，保证每餐均衡饮食，避免营养素过剩或不足。每日摄入富含维生素和矿物质的蔬菜、芋薯类、菌菇类、海藻类等 350 g 以上。

（3）参照肥胖症相关章节（⇒P87－88）。

(4) 优质蛋白质食物选择蛋类、牛奶、鱼、瘦肉、大豆制品,其中鱼类选择富含 n－3 系脂肪酸(DHA、EPA)的鱼类。

(5) 避免摄入油炸食物,以及饱和脂肪酸较多的黄油、肥肉。

(6) 控制铁含量高的食物。参照慢性肝炎(10)(⇒P28)。

并发症

长期大量饮酒者中,有 20%在检查中发现患有酒精性脂肪肝或肝硬化症状。酒精性肝炎易诱发食管静脉瘤。

预防

酒精性肝炎患者需禁酒。同时还需养成规律的饮食生活习惯,避免营养素的过量摄入或不足。

异常检查项目

HDL 胆固醇、人血清白蛋白(Alb)、胆碱酯酶(ChE)降低;AST、ALT、GGT 升高;三酰甘油(TG)轻度至中度升高;白细胞增多。

营养评估

对身高、体重的变化、上臂肌围(AMC)、上臂三头肌皮下脂肪厚度(TSF)、AST、ALT、GGT、血红蛋白(Hb)、铁蛋白、三酰甘油(TG)、高密度脂蛋白(HDL)、低密度脂蛋白(LDL)、人血清白蛋白(Alb)、胆碱酯酶(ChE)进行评估。

注释

[1] 合:计量单位,1 合约等于 180 mL。

十五、胆石症

关于胆石症

胆石是胆汁成分在胆囊或胆管内形成的凝结物。胆石症多见于中年女性，特别是肥胖症或高胆固醇血症患者较多。根据胆石的主要成分可分为胆固醇结石和胆红素结石。由于近些年饮食内容的变化，胆固醇结石患者增多，占 70%～80%。

每日营养标准

【尚未手术取出，或未发作时】

能量：标准体重(kg)×(25～35)kcal。

标准体重(kg)×(20～30)kcal(肥胖者)。

蛋白质：标准体重(kg)×(1.0～1.2)g(注意不要过量)。

脂质：30～40 g。

膳食纤维：20 g 以上。

维生素和矿物质：推荐量以上。

★营养治疗原则

【急性发作期】

禁食 1～2 日，通过输液补充营养(周围静脉营养)。可以经口进食后，选择以糖类为主的流质饮食，先从少量开始，逐渐增量。

【尚未手术且未发病时】

(1) 为了防止胆囊、胆管等收缩而引发的疼痛，需限制脂肪含量较高的饮食和鸡蛋等蛋白质食物。

(2) 胆固醇或饱和脂肪酸含量较高、动物性脂质含量较高的食品容易引起胆固醇结石。

(3) 积极摄入膳食纤维，有助于降低胆固醇、增加胆汁酸的排泄、平衡肠道菌群，预防胆石的生成。

(4) 肥胖者需要减重至接近标准体重。

(5) 饮食规律,营养均衡。

★营养治疗的方法和膳食举例

【急性发作期】

(1) 流质饮食:米汤、葛粉汤、蔬菜或芋薯汤、蔬菜或芋薯浓汤(不放黄油)、无酸味的果汁。

(2) 三分粥饮食:流质饮食的基础上,增加味噌汤、炖豆腐、蔬菜或芋薯泥。

(3) 五分粥饮食:三分粥基础上,增加脱脂牛奶、脂肪少的白肉鱼、煮软的蔬菜或芋薯、酸味少的罐头水果。

(4) 全粥饮食:五分粥基础上,增加脂肪少的肉、低脂牛奶、酸味少的水果。

【尚未手术且未发病时】

(1) 忌油炸食物(天妇罗、炸鸡块、炸蔬菜等)、培根、香肠、黄油、西式点心(冰激凌、蛋糕、曲奇饼)。

(2) 食用鸡蛋、高脂奶、脂肪含量高的肉类、鳗鱼、动物肝脏等食物时,需要注意摄入量。

(3) 将蔬菜350 g,水果200 g,芋薯类100 g,海藻,菌菇,豆类分配到早、中、晚三餐中,并争取每餐都要有。

(4) 参照肥胖症相关内容(⇒P87－88)。

(5) 固定饮食时间,早些吃晚餐,不吃夜宵。饮食内容采取主食(米饭、芋薯类、面类、面包)+主菜(鱼、大豆及其制品、脂肪较少的肉类)+副菜(蔬菜、海藻、菌菇类)的组合形式,低脂奶和水果可作为额外的补充。

并发症

容易引起胰腺炎。

预防

对胆石症患者的饮食调查显示,此类人群胆固醇、饱和脂肪酸和砂糖摄入量较多，黄绿深色蔬菜、膳食纤维摄入不足。胆囊摘除术后或震波碎石疗法后，应执行营养疗法以预防胆道或胆管的功能障碍。

营养评估

胆石发作时需要禁食，禁食时间延长，身体会陷入低营养状态，所以需要对营养摄入量、体重变化、体重指数(BMI)、去脂体重、上臂围(AMC)、人血清白蛋白(Alb)、血红蛋白(Hb)、三酰甘油(TG)、总胆固醇(TC)等进行评估。另外，肥胖、糖尿病、脂质异常症等都有生成胆石的风险，所以也需进行评估。

十六、胆囊炎

关于胆囊炎

胆囊炎是因胆囊内通道受阻，致使胆汁淤滞，同时受到从十二指肠逆行或通过血液循环进入胆道的细菌侵染而引发的炎症。有90%的胆囊炎患者的胆囊中存有胆结石。

每日营养标准

【急性发作期举例】

见表1-1-1。

表1-1-1 胆囊炎急性发作期每日营养标准

	流质饮食	五分粥饮食	全粥饮食
能量(kcal)	700	1 000	1 500
蛋白质(g)	10	25	50

续　表

	流质饮食	五分粥饮食	全粥饮食
脂质(g)	2	5	20
食盐(g)	7	7	7

【尚未手术且未发病时】

能量：标准体重(kg)×(25~35)kcal。

标准体重(kg)×(20~30)kcal(肥胖者)。

蛋白质：标准体重(kg)×(1.0~1.2)g(注意蛋白质摄入不要过量)。

脂质：30~40 g。

膳食纤维：20 g以上。

维生素和矿物质：推荐量以上。

★营养治疗原则

(1) 急性期禁食并进行输液。

(2) 急性期以后，先从限制脂肪的流质饮食开始，然后，三分粥饮食→五分粥饮食→全粥饮食→普食，逐渐过渡。

(3) 恢复后，为了防止胆汁瘀滞，逐渐添加适量脂肪(极端限制脂肪容易导致胆汁瘀滞)，此外的饮食参照胆石症饮食【尚未手术且未发病时】(⇒P39)。

★营养治疗的方法和膳食举例

【急性发作期】

(1) 流质饮食：米汤、葛粉汤、蔬菜或芋薯汤、蔬菜土豆浓汤(不放黄油)、无酸味的果汁。

(2) 三分粥食：在流质基础上，增加味噌汤、炖豆腐、过筛蔬菜土豆泥。

(3) 五分粥饮食：三分粥基础上，可以增加脱脂牛奶、脂肪少的鱼、煮软的蔬菜或土豆、酸味少的罐头水果。

（4）全粥饮食：在五分粥基础上，可以增加脂肪少的肉类、低脂牛奶、酸味少的水果。

【尚未手术且未发病时】

参照胆石症【尚未手术且未发病时】的饮食(⇒P40)。

并发症

有可能发展成慢性胆囊炎。

预防

暴饮暴食、高脂饮食、运动等都是容易引起胆囊炎恶化的因素，需要注意规避。

异常检查项目

血清胰蛋白酶、脂肪酶、胰肽酶 E、淀粉酶(AMY)、尿淀粉酶升高，白细胞计数(WBC)增加。

营养评估

长时间的禁食和饮食限制会使身体陷入低营养状态，而且容易造成脂溶性维生素摄入不足，需引起注意。要对营养素摄入量、体重变化、体重指数(BMI)、去脂体重、上臂围(AMC)、人血清白蛋白(Alb)、血红蛋白(Hb)、三酰甘油(TG)、总胆固醇(TC)、脂溶性维生素等进行评估。

十七、急性胰腺炎

关于急性胰腺炎

法特壶腹部有胆结石嵌顿、过量饮酒等因素，造成胰管内的胰液流出受阻，胰管内压升高引起胰管破裂，胰酶

(胰蛋白酶、磷脂酶 A 等)被激活,自我消化引起胰腺组织受损。

每日营养标准

见表 1－1－2。

表 1－1－2　急性胰腺炎每日营养标准

	流质饮食	五分粥饮食	全粥饮食
能量(kcal)	700	1 000	1 500
蛋白质(g)	10	25	50
脂质(g)	2	5	20
食盐(g)	7	7	7

★营养治疗原则

(1) 避免刺激胰腺,使胰腺保持安静。发病初期,通过静脉输液补充营养和水分。

(2) 随着症状的改善,从流质饮食开始经口摄取,流质饮食→三分粥饮食→五分粥饮食→全粥饮食,循序渐进地过渡。

饮食以碳水化合物为主。

蛋白质以植物性蛋白质、脱脂牛奶、脂肪少的鱼、肉类的顺序逐步添加。

脂质只限制在食物自身含有的脂肪范围内,不额外添加,病情平稳后可少量添加。

(3) 避免酒精饮料、咖啡等含咖啡因饮料。

★营养治疗的方法和膳食举例

饮食的过渡顺序如下。

(1) 流质饮食:米汤、葛粉汤、蔬菜土豆汤、没有酸味的果汁。

（2）三分粥饮食：在流质基础上，添加味噌汤、炖豆腐、过筛蔬菜土豆泥。

（3）五分粥饮食：三分粥饮食的基础上，添加脱脂牛奶、脂肪少的鱼、煮软的蔬菜或土豆、酸味少的罐头水果。

（4）全粥饮食：五分粥饮食的基础上，添加脂肪少的肉类、低脂牛奶、酸味少的水果。

并发症

有可能转成慢性胰腺炎。

预防

（1）控制饮酒量，原则上禁酒。

（2）不暴饮暴食。

（3）预防肥胖。

异常检查项目

血清淀粉酶（AMY）、血清胰蛋白酶、血清脂肪酶、血清胰肽酶、尿液淀粉酶升高，白细胞计数（WBC）增多。

营养评估

长期禁食和炎症会使身体出现异化作用亢进、食欲不振、呕吐、发热、疼痛等现象，食物的摄入量也会因此变少，而治疗期营养的补给又是非常的重要。所以需要对营养素摄取量、体重变化、体重指数（BMI）、去脂体重、上臂围（AMC）、上臂三头肌皮下脂肪厚度（TSF）、人血清白蛋白（Alb）、血红蛋白（Hb）、三酰甘油（TG）、总胆固醇（TC）、血清淀粉酶（AMY）、血清脂肪酶等进行评估。

十八、慢性胰腺炎

关于慢性胰腺炎

临床上胰腺炎的症状持续6个月以上称为慢性胰腺炎。胰脏反复发炎致使胰脏细胞进行性受损,使消化酶和胰岛素等作用减弱。最常见的病因是由常年饮酒引起的急性胰腺炎发展而成的,其次则是原因不明的突发性疾病。影像学可见胰腺组织纤维化、胰腺外分泌组织的破坏或消失、胰管系的扩张、狭窄、钙化等现象。

每日营养标准

【代偿期】

能量:标准体重(kg)×30 kcal以上。

蛋白质:标准体重(kg)×(1.0~1.2)g。

脂质:40~60 g(疼痛诱发时,30~35 g)。

维生素和矿物质:推荐量以上。

★营养治疗原则

配合临床治疗期的营养管理很有必要。

(1)急性发作期间,应避开对胰脏的刺激,使其保持安静。发病后立即通过静脉输液补充营养和水分,随着症状的改善,从流质饮食开始经口摄取,按流质饮食→三分粥饮食→五分粥饮食→全粥饮食循序渐进地过渡。

(2)饮食为以碳水化合物为主的低脂饮食,摄入脂溶性维生素、维生素 B_{12}、叶酸、矿物质、抗氧化物。

(3)选择容易消化的优质蛋白质。

(4)增加餐次,增加总能量摄入。

(5)禁酒。

(6)限制含有咖啡因的食物、碳酸饮料和香辛料的摄入。

(7) 饮食宜清淡。

(8) 若并发糖尿病,饮食参考 2 型糖尿病饮食(⇒P72)。

(9) 吸烟者易提前出现胰腺钙化或并发糖尿病,需禁烟。

★营养治疗的方法和膳食举例

(1) 谷类可以选择精白米做的米饭或粥、面条(乌冬软面)、切片面包等,主食占总能量的 60%(例如,1 800 kcal/d 的情况下,主食提供 1 080 kcal,换算成米饭,相当于 6 小碗)。避免炸鸡、天妇罗等油炸食物,通过蔬菜和水果补充维生素和矿物质,选用炖煮蔬菜、拌蔬菜、蔬菜汤、酸味少的果汁、糖水煮水果等。

(2) 蛋白质可选用鸡脯肉、豆腐、冻豆腐、脂肪少的鱼、鱼饼、鱼糕、脱脂牛奶、白干酪、鸡蛋等。但是豆腐、冻豆腐、鸡蛋中油脂含量相对较多,需要注意摄入量。

(3) 饮酒不仅会加重病情,正在接受胰岛素疗法治疗的胰腺性糖尿病患者如果饮酒还会引发低血糖,所以需要注意。

(4) 避免盐分较多的佃煮、酱菜、火腿、香肠等加工食品。

并发症

糖代谢异常、消化吸收障碍等引起胰腺内、外分泌功能减退,发展成慢性胰腺炎失代偿期。

预防

(1) 尽量禁酒。

(2) 不暴饮暴食,预防肥胖。

(3) 禁烟。

异常检查项目

血清淀粉酶(AMY)、血清胰蛋白酶、血清脂肪酶、胰弹力蛋白酶、血清胰肽酶数值低。发展中的慢性胰腺炎会使内分泌功能出现障碍,使胰岛素分泌低下。

营养评估

由于胰腺组织受损,外分泌腺的酶分泌减弱,致使营养素的吸收受到影响,进而引发糖尿病。需要对营养素摄入量、体重变化、体重指数(BMI)、去脂体重、上臂围(AMC)、上臂三头肌皮下脂肪厚度(TSF)、骨密度、血糖(Glu)、糖化血红蛋白(HbA1c)、人血清白蛋白(Alb)、血红蛋白(Hb)、三酰甘油(TG)、总胆固醇(TC)、血清淀粉酶(AMY)、血清脂肪酶等进行评估。

第二章 癌症

一、癌症术前营养管理

癌症术前营养管理

在低营养状态下进行手术,术后出现并发症的风险较高,因此术前的营养管理十分必要。当进食量摄入不足时,欠缺的营养应选用肠内营养剂通过口腔或鼻胃管予以补足。无法进行经口肠内营养时,需开展肠外营养。术前营养管理的推荐时长为2周左右。

营养状态的评价

(1) 体重指数(BMI)、人血清白蛋白(Alb)值、血清前白蛋白值(Pre-Alb)。

(2) 小野寺预后营养指数(PNI):多用于术前评价。

PNI = 10 × Alb(mg/dL) + 0.005 × 血液淋巴球计数[TLC(count/μL)]

评价:PNI<40时,禁止切除手术或吻合手术。

(3) 主观全面评价(SGA)。

(4) 微型营养评价法(MNA)。

(5) 微型营养评价法简表(MNA-SF)。

每日营养标准

能量:理想体重(kg)×(25~30)kcal。

蛋白质:理想体重(kg)×(1.0~1.2)g。

脂质:占总能量的25%。

根据监测检查结果,评估并决定适宜营养量。

【术前营养管理介入的标准】

(1) 存在明显的营养不良,6个月内体重减少10%~

15%,BMI<18.5 kg/m^2,主观全面评价(SGA)为C级。

(2) 可能出现7日以上的禁食。

(3) 持续10日以上的营养摄入不足,低于能量需要量的60%。

出现情况(1)时,建议手术延期,先进行为期2周的营养干预。

需要实施再建术的头颈部癌和食管癌手术,均会出现(2)和(3)的情况。

(Weimanna, A. et al. ESPEN Guidelines on Enteral Nutrition: Surgery including organ transplantation. Clin Nutr. 25. 2006, 224-44.)

术前营养管理

癌症引起体重减少的情况较常见,需向患者介绍术前高效营养补充的方法。受精神层面的影响,患者容易陷入食欲不振的状态,需在患者可接受的食物范围内给予相应的饮食建议。

(1) 在床位医生无特殊要求的情况下,为了确保能量、蛋白质、脂质、维生素等足量均衡摄入,一餐应包含主食、主菜和副菜。

(2) 适量摄入高蛋白质食物,每餐摄入1~2份鱼、肉、蛋、豆制品和奶制品。若无腹泻,可指导患者选择食用平时喜爱的食物。

(3) 使用营养补充食品或高能量食品。饮食摄入不足或无法摄入固体食物时,为了补足能量,可选择将营养补充食品或高能量食品作为加餐。

高能量的营养剂:相关药品和食品。可按照自己的口味嗜好选择市售的营养补助食品。

适用于加餐且易于食用的高能量食品:布丁、清蛋糕、冰激凌、奶昔、牛奶、芝士、年糕等。

营养评估

癌症患者在术前、术后、化疗、放疗中，容易因恶病质（以进行性的功能障碍、肌肉组织明显减少为特征的复合性代谢障碍综合征）和受病情影响出现进食功能低下，受治疗影响出现摄食困难，随病情发展出现炎症、异化作用亢进等现象，进而陷入低营养状态。所以，需对营养素摄取量、体重变化、体重指数（BMI）、去脂体重、上臂肌围（AMC）、三头肌部皮褶厚度（TSF）、人血清白蛋白（Alb）、转化蛋白质（RTP）、血红蛋白（Hb）、三酰甘油（TG）、总胆固醇（TC）等血脂指标进行评估。

二、食管癌的营养管理

术前营养管理

参照癌症术前营养管理（⇒P49）。

术后蛋白质分解代谢作用亢进，易陷入低营养状态；免疫力低下易引起感染、创面愈合延迟等并发症。推荐术前 5 日每日经口或经鼻摄入免疫强化营养制剂。若术前需要接受化疗，在入院治疗时，可根据恶心、呕吐、腹泻等副作用症状进行饮食调整，或通过经口以外的营养补给方式进行营养补充。另外，保持口腔清洁，以预防误吸性肺炎。

术后营养管理

手术方式和营养摄入情况关系密切。术后需执行禁食管理，在禁食期间，误吸风险本来就高的患者容易出现误吸性肺炎。经常观察患者口腔内和痰的情况，在饮食开始前进行吞咽评估，并从合适的食物种类开始。另外，由于术后无法立即经口摄入，可在早期通过空肠瘘进行肠内营养管理。针对肌肉量减少或蛋白质分解亢进的患者,应给予免疫强化营养制剂(强化 EPA)。

【饮食安排举例】

术后第 2 日:流质饮食+肠内营养。

术后第 7 日:五分菜食+肠内营养。

术后第 11 日:普食(主食可随患者意愿选全粥或米饭)。

每日营养标准

能量:现体重(kg)×(25~30)kcal。

蛋白质:现体重(kg)×(1.0~1.2)g。

随时动态观察和评价,以决定适宜量。

注意事项

【就餐姿势】

由于容易出现误吸,需指导患者就餐时将背部挺直,吞咽时收紧下巴。餐后静坐 0.5~1 h,或者将床头抬起接近 90°,让患者躺坐在床上休息。

【咀嚼】

为了防止倾倒综合征,就餐时需细嚼慢咽。

【食物状态】

饮食形态因人而异,随着经口摄入量的渐增,可循序渐进逐步减少肠内营养制剂量。当肠内营养带来的饱腹感使经口摄入量无法增加时,需要对营养剂的给予时间、速度、高浓度类型等进行调整。当肠内营养制剂停用后,经口食物摄入量仍不稳定,则需考虑加餐时使用营养补充食品。对有吞咽障碍的患者,需要进行吞咽训练。

术后营养管理

主要内容可参考胃癌的术后营养管理(⇒P53 - 55)。

由于食管癌患者中,大量饮酒者较多,需对患者之前的生活习惯进行了解。若患者系无家人照顾的独居者,出院后的饮食生活容易出现问题,因低营养再次入院的风险较高,可在灵活使用社会资源、形成与生活能力相适应的饮食管理(在外就餐、外卖)等方面进行指导。当食物摄入量不稳定时,患者亦可在家里继续使用肠内营养,复诊时根据患者的病情决定是否可以移除肠瘘管。术后一段时间内容易出现因食管狭窄导致食物摄入困难的情况,可在调整食物形态(使用搅拌机、选择易吞咽的食材或菜品等)、使用营养补充剂等方面对患者进行指导。

营养评估

参照癌症术前营养管理(⇒P51)。

三、胃癌的营养管理

术前营养管理

参照癌症术前营养管理(⇒P49)。

为了改善食欲不振等原因引起的体重减少或降低术后体重减少的程度,尽可能地恢复术前的营养状态。有进食障碍时,可选择肠内营养或肠外营养的方式进行营养管理。

术后营养管理

由于消化功能受损,需就咀嚼的重要性对患者进行说明(咀嚼可促进唾液充分分泌而增加食欲等)。告知患者在咀嚼食物时可以将筷子放下,避免吃得太快,对进食速度进行指导。消瘦可能会使义齿不合,如果发现患者无法充分咀嚼、囫囵吞咽时,可考虑选择软食或切碎的食物等。

【饮食安排举例】

术后第 2 日：流质饮食（米汤）。

术后第 4 日：五分菜食（五分粥）。

术后第 6 日：软食（全粥）、可过渡到米饭。

对于吞咽功能或咀嚼功能较弱的患者，不可随意更换饮食形态，需选择合适的食物种类和饮食形态。

每日营养标准

参照食管癌的营养管理（⇒P52）。

不同手术的注意事项

【远端胃切除】

幽门被切除后，胃的出口容易被食团堵塞，需指导患者在进食时背部挺直、餐后保持坐位或慢走。若餐后立刻平躺，食物容易在胃上部积存，难以向胃下部流动，引起胃胀不消化。

【近端胃切除】

胃贲门被切除后，食物容易在胃的入口处堵塞，需指导患者吃饭速度不宜过快，餐后的姿势与远端胃切除相同。

【胃全切除】

食物没有了暂时存留的场所，直接进入十二指肠或小肠，缺失了胃的止逆作用，容易出现食物反流。需指导患者餐后斜靠在床上倚床休息。

【内窥镜治疗（ESD、EMR）】

饮食无特殊限制。选择易消化的食物，充分咀嚼，保证饮食均衡。

术后的饮食治疗与出院后的饮食

基本上没有不能吃的食物。由于术后每餐的进食量难以达到术前的进食量，因此需要照顾患者饮食上的痛苦。

（1）细嚼慢咽，避免进食过快。

（2）即便食量较少，也要保证主食、主菜、副菜均衡。

（3）进食过量易引起倾倒综合征或胃部不适，需根据自身情况把握摄入量。

碳水化合物：若能够咀嚼充分，主食推荐米饭，也可将面包、面条、年糕等喜欢的食物作为主食。

蛋白质：为了维持肌肉的力量，每餐必须摄入1~2份肉、鱼、蛋、豆制品、乳制品等。术后，钙吸收障碍会引起骨骼代谢障碍，需摄入钙或维生素D。喝牛奶会引起腹泻的患者，推荐酸奶或芝士。

铁：由于术后可发生缺铁性贫血或巨幼细胞性贫血，需摄入铁含量丰富的食物。若缺铁性贫血症状较明显，可处方使用补充铁剂。

脂质：大量摄入脂质会引起腹泻，需逐步逐量适应。避免天妇罗、炸鸡等油炸食物。

蔬菜和水果：充分咀嚼。当咀嚼困难时，可将蔬菜、水果切成细小丁块。蔬菜可以通便，也可以提供维生素等营养素。但需控制纤维多的食物（牛蒡、笋、菌菇类、魔芋、菠萝等）。

香辛料：适量使用香辛料可增进食欲。

饮料：咖啡、红茶等饮料，只要不空腹喝，就没有问题。对早餐习惯于只喝咖啡的患者，建议其搭配面包或鸡蛋等食物一起食用。

酒精：在保证进食量充足的情况下，可以少量饮酒。但若并发肝功能障碍、糖尿病等其他疾病时，是否可以饮酒需咨询床位医生。

一日多餐：1日4~5餐（包括加餐）。推荐营养价值高的食物（水果、布丁、酸奶、芝士、有馅饭团、面包、市售的营养补充食品等）作为加餐。在体重稳定等康复指征出现时，可以取消加餐。但若体重持续减轻，在继续坚持一日多餐的同时增加使用营养补充剂。

术后并发症

【倾倒综合征】

早期倾倒综合征发生在餐后 20～30 min，渗透压的改变（进入肠道的食物的盐分或糖分浓度较高）是引起腹痛、腹泻的主要原因。后期倾倒综合征发生在餐后 2～3 h，碳水化合物快速进入肠道，出现一过性高血糖症状，之后胰岛素大量分泌，出现低血糖症状。可及时用糖、果汁等补充糖分，等待血糖回升。患者可通过增加进餐频次，细嚼慢咽，不在短时间内摄入大量单糖（果汁、年糕红豆粥等），在餐后 2 h 食用点心、年糕等方法来预防倾倒综合征的发生。

【腹泻】

食物迅速进入肠道会刺激肠道蠕动亢进，引起腹泻。细嚼慢咽可改善腹泻。

出院后的饮食指导

定期对饮食内容进行评估，不仅包括三大营养素，还需对维生素和矿物质等其他营养素的摄入量进行评估。确认是否有长期性贫血、钙缺乏、维生素 B_{12} 缺乏等现象。根据患者的体重和饮食摄入量，在食物摄入方式、营养补充食品的配合使用等方面进行个性化和长期指导。

营养评估

参照癌症术前营养管理（⇒P51）。

四、胰腺癌的营养管理

术前营养管理

参照癌症术前营养管理(⇒P49)。

营养不良的风险较高。如果术后出现蛋白质流失或体重减轻等营养状态不良的情况,应配合使用高蛋白质的营养补充剂。当胰头癌并发梗阻性黄疸时,应采取术前减黄治疗,但减黄治疗后患者会出现长链脂肪酸或脂溶性维生素的吸收障碍。合并糖尿病出现血糖控制不良时,需要调整饮食内容。

术后营养管理

由于患者状况不同,手术方式也存在差异。接受了胃空肠吻合术的患者,胃储存食物的功能消失,营养管理方式与胃切除术后相同,但也有保留部分胃的手术方式,所以需确认手术吻合方法。由于术后无法马上增加经口摄入量,早期营养不足的部分,可以用肠内营养制剂补充,以预防肠道黏膜萎缩。还可选择与症状相适应的氨基酸营养制剂(ED),或在无腹泻等症状时使用的短肽营养制剂(免疫强化营养剂等)。

【饮食安排举例】

术后第 2 日:流质饮食+肠内营养。

术后第 7 日:五分菜食+肠内营养(根据摄入情况,逐渐减少肠内营养剂的用量)。

术后第 11 日:普食(主食可根据患者的要求选择全粥或米饭,患者如有糖尿病等其他疾病时,需视病情适当调整)。

每日营养标准

能量：现体重(kg)×(25~30)kcal。

蛋白质：现体重(kg)×(1.0~1.2)g。

脂质：占总能量的25%。

根据监测结果,评估并选择合适的营养量。

注意事项

【血糖控制】

使用胰岛素进行血糖管理的患者,应优先选择控糖的饮食,以防胰腺部分切除后出现高血糖。

【术后腹泻】

经口饮食会使肠道蠕动活跃,这是引起术后腹泻的主要原因,可处方使用消化酶制剂或止泻药等。因担心腹泻而极端限制饮食摄入,会导致营养不良。脂肪吸收时胆汁和胰液会分泌到肠道内,因此不影响脂肪的吸收。

出院后的饮食指导

参考胃切除术后的饮食指导(⇒P56)。需要控制血糖时,应合并使用糖尿病饮食疗法。如果出院时的饮食量尚不稳定,可考虑合并使用营养制剂。体重显著降低的情况较为多见,需继续进行营养指导。发现有腹泻等消化道症状时,需对症指导。极端限制脂肪摄入会引起营养障碍,可将油脂多的食物分配到三餐食用,或者增加餐次。

营养评估

参照癌症术前营养管理(⇒P51)。

五、肺癌的营养管理

术前营养管理

参照癌症术前营养管理(⇒P49)。

因咳嗽、咳痰、血痰、咯血、呼吸道狭窄引起的气喘或肺不张、阻塞性肺炎、吞咽困难、疼痛或胸水引起的食欲不振等因素会导致饮食摄入困难。另外,并发慢性阻塞性肺疾病(COPD)或呼吸功能不全,会使进食量减少和代谢亢进,容易陷入低营养、低体重状态。慢性呼吸功能不全会因呼吸困难而引起全身疲倦(专栏⇒P61)。

为了预防术后肺炎或肺不张、改善呼吸功能,可在术前(从决定手术到实施手术期间)进行短期康复训练,其间建议在正常进食的基础上,采取增加能量和蛋白质(尤其是支链氨基酸)的营养管理方式。有报道称康复训练后 30 min 内补充支链氨基酸比较有效。

术后营养管理

术后,由于嗳气、呕吐等情况会导致进食量减少,所以术前一定要设法增加营养补充食品的摄入量。当出现术后吞咽困难时,可调整食物性状并使用营养补充食品;当出现呼吸困难无法确保进食量时,可采取少食多餐的方式。术后的康复训练会增加能量消耗,可以在饮食中增加营养补充食品和喜爱吃的食物以确保足够的营养供应。

化学治疗和放射治疗时的营养管理

参考癌症的化学治疗与放射治疗(⇒P64－67)。

抗癌药与分子靶向药物或免疫检查点抑制剂组合治疗时,容易出现腹泻、食欲不振、呕吐、嗳气等副作用。放射疗法容易引起皮炎、食管炎、肺炎,出现疼痛、咳嗽等症状。当肺炎恶化时会进一步导致呼吸功能下降。所以，在放化疗治疗过程中，要针对可能出现的不良反应强化营养管理，以改善营养状态、维持正常体重。

每日营养标准

能量：现体重(kg)×(25～30)kcal。

蛋白质：现体重(kg)×(1.0～1.2)g。

脂质：占总能量的25%。

维生素和矿物质：参考饮食摄入标准。

通过监察，评估最佳适宜量。

【并发高碳酸气血症时】

能量：按照Harris-Benedict公式[安静时基础能量消耗量×活动系数1.3×应激系数(1.1～1.4)]计算。若存在感染，能量需增加。参照COPD相关章节(⇒P170)。存在体重减少等营养不良风险时，参考蛋白质-能量营养不良相关章节(⇒P90)。

术后的营养疗法和膳食举例

(1) 保证营养量，以维持正常体重。参照蛋白质-能量营养不良相关章节(⇒P91)。

除了一日三餐，增加辅食或加餐。

在饮食中增加经口摄入补充食品(ONS)或中链脂肪酸(MCT)等。亦可利用营养补充食品(⇒P217)等。

(2) 摄入支链氨基酸(BCAA)中的缬氨酸、亮氨酸、异亮氨酸，以抑制肌肉蛋白异化，维持呼吸肌。

每餐至少保证摄入1种以上肉、鱼、蛋等高蛋白质食物。可选用BCAA含量较多的金枪鱼(红肉部分)、鲣鱼、竹荚鱼、鸡肉、鸡蛋等。

使用强化BCAA的营养补充食品。

(3) 补充磷、钾、钙、镁，以促进术后恢复和呼吸肌的良好运转。

可选用磷、钙含量较高的乳制品、小鱼和大豆制品等食物。

可选用镁含量较高的芝麻、黄豆粉和大豆制品等食物。

可选用钾含量较高的蔬菜、水果和薯类等食物。

（4）术后开始饮水时，应在医生的指示下进行吞咽功能的评价（饮水测试等），并根据评价结果决定食物的性状。食物性状应循序渐进地改变，直至恢复到术前的食物性状。

必需营养量无法确保时，考虑增加辅食或输液补充。参照吞咽调整饮食（⇒P306）。

营养评估：参照癌症术前营养管理（⇒P51）。

康复训练时会因为呼吸功能不全产生疲劳感，体重也会受到影响而减轻，所以需要注意体重的变化和营养的介入。需要注意动脉血氧分压（PaO_2）、动脉血二氧化碳分压（$PaCO_2$）、碳酸氢根（HCO_3^-）、白细胞、人血清白蛋白（Alb）、C 反应蛋白（CRP）等生理指标。对劳作时出现的呼吸困难、血氧饱和度（SpO_2）低下等肺功能状态也需确认。

专栏　慢性呼吸功能不全

慢性呼吸功能不全是指呼吸器官功能下降导致氧气无法被充足地运送到各个器官的状态。根据动脉血气分析，当动脉血氧分压（PaO_2）低于 60 mmHg 时，可被诊为呼吸功能不全。呼吸功能不全会出现呼吸困难、疲倦感，对呼吸之外的身体状态也会产生影响。在进食的时候，咀嚼或吞咽等因素可引起呼吸紊乱，将食物送入口中的过程会产生疲倦感。另外，由于痰液的增加和横膈膜的平坦化，会使肺对胃产生压迫，进而导致进食困难。由于呼吸肌的氧消耗量增加，导致代谢亢进，引起能量不足，进而导致呼吸肌力和换气效率下降，使身体陷入能量需要量增加的恶性循环。当出现因换气功能不全导致的高碳酸血症时，可考虑使用以呼吸商较小的脂质为主要成分的营养制剂肠内营养混悬液Ⅱ(TP)等。若没有明显的换气障碍，无论是以碳水化合物为主，还是以脂质为主，都要优先保证能量摄入充分。

六、大肠癌的营养管理

术前营养管理

参照癌症术前营养管理(⇒P49)。

大肠癌术前大多可以进食，但当食物摄入量少而引起体重减轻时，则需添加营养辅助食品等进行营养补充。

术后营养管理

即使部分大肠被切除，胃和小肠仍可维持其功能，不会影响营养素的正常消化和吸收。若可以正常咀嚼，食物种类和食材则选择不受限制。

【饮食安排举例】

术后 2~3 日：三分菜食(三分粥)。

术后第 5 日：五分菜食(五分粥)。

手术第 6 日后：软食(全粥)~普食(米饭)。

每日营养标准

参考食管癌的营养管理(⇒P52)。

出院后的饮食指导

【结肠、直肠切除术】

出院后，饮食过量会使体重增加。对有肥胖倾向或有糖尿病的患者需进行饮食指导，协助其维持适宜的体重。排便控制在稍微有些溏便为宜。

（1）主食、主菜、副菜均衡摄入。

（2）避免暴饮暴食，牢记充分咀嚼。

（3）术后容易便秘，劝导患者充分饮水。

（4）虽然不限制膳食纤维的摄入，但需向患者说明充分咀嚼的必要性。不可溶性膳食纤维（蔬菜、大豆等）可在肠道内吸收水分增加粪便量，促进肠道蠕动。水溶性膳食纤维（水果、海藻等）可增加益生菌，调节肠内环境。

（5）不过量使用香辛料。

【人工肛门造设术（造口术）】

（1）饮食治疗的基本原则与结肠切除术相同。

（2）控制排便。适量摄入水分或电解质饮料等，以防止脱水和电解质紊乱，管理体内水分的进出。使用可调整大便水分的药物或止泻药等，延长水分在体内的存留时间。

（3）处理含有不可溶膳食纤维的食材时，需去皮、切碎、加热制软。应控制海藻、牛蒡、昆布、魔芋、竹笋等不易消化食物的食用。

（4）接受回肠造口术的患者，应控制刺激性食物（泡菜、辣椒、辣椒油等）的摄入，避免引起排泄部位的疼痛。

（5）不同种类的食物会影响排泄物的气味和产气量等。

会增加粪便臭味的食物：葱类、大蒜、豆类、酒类、香辛料等。

容易产气的食物：碳酸饮料、啤酒、红薯、豆类、牛蒡、山药等。

可抑制矢气恶臭的食物（肠内益生菌可抑制有害菌）：欧芹、柠檬、酸奶等。

营养评估

参照癌症术前营养管理（⇒P51）。

专栏　生酮饮食疗法

正常细胞可以利用葡萄糖和酮体作为能量来源，而癌细胞只能利用葡萄糖，因此将以酮体为能量来源的饮食疗法称为生酮饮食疗法。近年来，生酮饮食疗法被用作癌症的辅助疗法，以期望达到抑制癌细胞增殖的效果。生酮饮食将能量限制在 1 000~1 500 kcal/d，脂肪含量高，碳水化合物限制在 20~30 g/d（初期也有限制在 10 g/d 的），蛋白质限制在不抑制酮体产生的程度。和癫痫治疗饮食一样，生酮饮食也大量使用中链甘油三酯。

七、癌症的化学治疗与放射治疗

治疗前

【口腔护理】

预防和改善口腔溃疡或味觉异常等。

【营养状态的改善】

在低营养状态下接受治疗，免疫力会进一步下降，因此饮食需均衡适量。必要时可选用营养辅助食品。

【体重的恢复】

化学治疗（简称化疗）和放射治疗（简称放疗）的副作用可导致饮食摄入量降低，体重减轻，并形成恶性循环。可选用辅助食品或高能量食品，以加餐的形式进行营养补充，以促进体重的恢复。

每日营养标准

能量：欧洲临床营养和代谢学会（ESPEN）指南推荐，门诊患者以现体重（kg）×（30~35）kcal，卧床患者以现体重（kg）×（20~25）kcal。

蛋白质：充分摄入蛋白质以维持肌肉量。ESPEN 指南推荐，蛋白质不低于现体重(kg)×1.0 g，最好达到现体重(kg)×1.5 g。

其他营养素：参照饮食摄入标准。

对体重、营养指标、血液检查值是否存在不足进行评估并修正。

治疗中的饮食治疗方法和膳食举例

【恶心、呕吐】

恶心和呕吐是使用抗癌药物治疗时最常见的副作用。虽然可以使用止吐药，但对患者在精神状态的随访以及饮食方法的关心都是很重要的。

(1) 让患者在状态好的时候少量进食，注意缩短烹饪时间(可选用罐头食品和熟食等)，营造良好的就餐环境等。

(2) 可选用口感凉爽、容易吞咽的食物(玉子豆腐、豆腐、冰激凌、冰沙、水果、布丁等)。

(3) 选择自己喜欢的口味。虽然有些患者在治疗中仍然选择了清淡口味，但是加重调味料确实可以增进食欲，提高进食量。

(4) 可以选择1～2个菜用咸味或其他单纯的调味料烹饪加工，菜肴中食材多的话，味道会比较复杂，有时候会有不清爽的感觉。

(5) 气味容易引起恶心，所以需要下些功夫减少菜肴的气味，相比之下冷饭或加了醋的寿司饭比较容易食用，建议不要选用像韭菜、大蒜、大葱等气味强烈的食材。

(6) 注意防止脱水，建议用电解质饮料等补充水分。

【口腔溃疡】

抗癌药物的使用会影响口腔内黏膜细胞，特别是头部和颈部的放射治疗容易使口腔内干燥，黏膜细胞受伤。

(1) 避免选用会刺激口腔的食物,如香辛料、醋拌菜、柑橘类、过热或过冷的食物等。

(2) 烹饪调味,可用高汤赋味,也可用味淋[1]等刺激性小的调料调味。

(3) 选用蒸煮等可以使菜肴水分变多、口感变软的烹饪方法。

(4) 烹饪时可添加山药黏液或用淀粉勾芡等方法以增加菜肴的黏滑感。

(5) 选用口感软滑容易吞咽的食物(豆腐、果冻等)。面包可以加水做成面包粥或法式吐司等。

(6) 常备可以饮用的果冻或水,保持口腔内湿润。

【味觉异常】

抗癌药物会导致味蕾细胞减少、感受性下降、口腔干燥、缺锌等情况出现,进而使味觉发生变化。另外,心因性疾病也可引起味觉异常。

(1) 不易感知味道时:尝试增加水果、带酸味的凉拌菜;保证食物的温度接近体温;控制砂糖、味淋等甜味调料的用量;使用味浓的调味品;选择水分多的菜肴。

(2) 甜味感知强烈时:使用果汁(柑橘类)、醋、香辛料;控制砂糖、味淋等甜味调料的用量;可适当加重些咸味;可以食用甜味感不高的汤羹。

(3) 出现苦味或金属味时,注意如下事项。

控制盐分,选用加醋的凉拌菜、散寿司等带酸味的食物。

就餐前,用柑橘类果汁刺激味觉。可使用柠檬、紫苏、葱、香辛料等味道浓的调味食材。

使用木鱼干或海带制作的高汤。

咸味或酱油味的食物入口有苦味感时,可尝试味噌风味的食物。食物温热状态时入口有苦味感的,可选用冷食。

可选用玉子豆腐、蒸蛋羹等容易食用的食物。

白米饭难以下咽时，可尝试青豆饭等有味道的米饭。

若口苦，可食用太妃糖、麦芽糖等糖类。

清洁口腔可提高味觉感知度。

【腹泻】

（1）避免不易消化的食物（海藻类、菌菇类、魔芋等）、脂肪多的食品、易产气的食物（啤酒、碳酸饮料、芋薯类）、过冷的食物。

（2）可用麦茶、煎茶、电解质饮料等补充水分或电解质。

【食欲不振】

（1）把喜欢吃的食物或看上去随口就能吃的食物放在身边。

（2）把饭团、菜肴分成小份，冷藏或冷冻保存，想吃的时候使用微波炉加热后食用。

（3）常备谷物片、面包、年糕、水果、冰品等。

（4）尽可能多地摄入碳水化合物和蛋白质。

（5）把自己容易吃的食物事先告诉负责做菜的人。

（6）将少量的食物盛放在盘子等较大容器中，可使食物看上去不太多，同时可增加将食物吃完的成就感。

（7）清蛋糕、太妃糖、水果等可作为加餐食用。

（8）使用营养辅助食品、营养补充剂等以提高营养补充效率。

营养评估

参照癌症术前营养管理（⇒P51）。

注释

［1］ 带甜味的米酒，常用于日本料理中，酒精度为14°左右。

八、癌症姑息治疗期的营养管理

关于姑息治疗期

2002年,世界卫生组织(WHO)将姑息治疗的概念做了修改,不再局限于针对疾病的某个时期,而是将范围扩大到对患者痛苦的关怀。根据这个新的概念,姑息治疗期的营养管理也不再仅局限于癌症晚期,而是贯穿整个治疗期。可以从癌症早期介入,在尊重患者及其家属的意愿下,提供合适的医疗信息支持。

【预期寿命在1个月以内】

代谢变化会引起显著的食欲不振。若可以经口进食,则以"食其所爱之物"为原则,不强行进食,并按患者的意愿制定餐食。为了预防误吸性肺炎的发生,需注意就餐时的姿势和食物形态,以及食物是否勾芡等要点。在生命最后1个月,输液营养管理应以减轻患者的痛苦为目的,肠外营养输液量以不超过1 000 mL/d为佳。对活动状态(performance status, PS)低下或生命预后只有1~2周的患者,也需要对不同情况下的药物治疗进行判断和评估。

【预期寿命在1个月以上】

若可以经口进食,在营养均衡的基础上,饮食宜与家人相同。若经口进食量较少,则可添加营养补充剂。若经口摄入困难,推荐使用肠内营养或肠外营养。

癌症恶病质

2011年,EPCRC(欧洲姑息治疗研究协会)的诊疗指南对癌症恶病质定义如下:以肌肉组织减少为显著特征(伴随或不伴随脂肪量减少),并且通过常规营养支持无法逆转并导致身体进行性功能障碍的多因素代谢综合征。病理生理学则以经口摄食减少和代谢异常致使蛋白质和能量出现负平衡为特征。

EPCRC 的诊疗指南提倡将恶病质分为三期(图 1－2－1)。关于恶病质导致的营养不良,以全身反应引起的代谢异常为基础,可见骨骼肌分解亢进、胰岛素抵抗、脂质分解亢进等。当进入代谢高度异常的难治期(refractory cachexia),即使给予营养支持,身体也无法有效利用,营养不良的状态将无法改善。而在代谢异常较轻的恶病质前期(pre-cachexia)给予营养支持,是有可能改善营养不良状态的,这将有助于治疗的进一步开展。

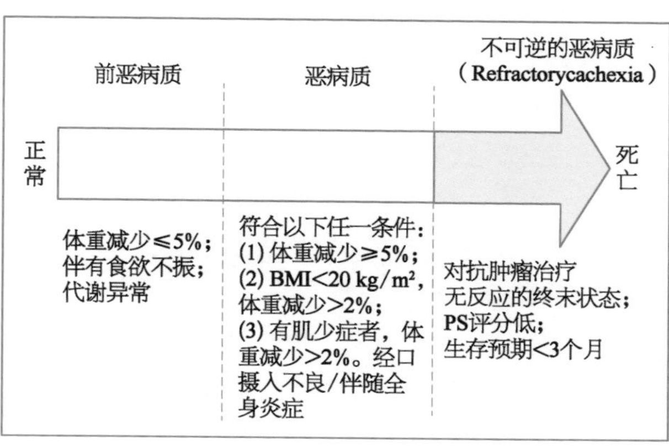

图 1－2－1　EPCRC 对恶病质的区分

每日营养标准

能量:门诊患者按现体重(kg)×(30～35)kcal。

卧床患者按现体重(kg)×(20～25)kcal(ESPEN 指南推荐)。

由于终末期体液潴留、代谢障碍的风险升高,需根据代谢状态、身体活动量和预后评估调整营养量。

营养评估

参照《癌症术前营养管理》(⇒P51)。

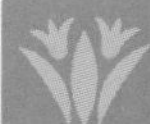

第三章　内分泌和代谢疾病

一、2 型糖尿病

关于 2 型糖尿病

以胰岛素抵抗为主的慢性高血糖症的代谢疾病。由遗传因素、环境因素(暴食、运动不足、肥胖等)以及年龄增长等因素综合引发。

每日营养标准

营养治疗和运动治疗是基础。

能量：标准体重×身体活动量。

身体活动量可以分成三大类。

轻体力活动(办公族、家庭主妇等)：25～30 kcal。

中等强度体力活动(以站立为主的职业)：30～35 kcal。

重体力活动(以体力劳动为主的职业)：35～40 kcal。

需要考虑性别、年龄、体重、身体活动量、血糖值、血压、有无并发症等来决定能量。

儿童、幼儿参考儿童糖尿病相关章节(⇒P262)。

蛋白质：标准体重(kg)×(1.0～1.2)g，占总能量的20%以下。

脂质：占总能量的25%以下[饱和脂肪酸(S)和多不饱和脂肪酸(P)，分别占能量的10%以内]。

碳水化合物：占总能量的50%～60%。

食盐：按照目标量，有高血压和肾病者6 g以下。

膳食纤维：20～25 g。

维生素和矿物质：按照营养摄取标准。

酒精：禁止。

★营养治疗原则

(1) 摄入适当的能量。

(2) 确保营养素的均衡。

(3) 摄入足够的维生素和矿物质。

(4) 摄入足够的膳食纤维。

(5) 增加 n-3 多不饱和脂肪酸的摄入。

(6) 选择有利血糖控制的食物和饮食方法。

(7) 禁酒。

★营养治疗的方法和膳食举例

(1) 保持适当的体重,确保必要的能量摄入。

远离酒类和甜点类。

每餐主食量固定。

选择烤、蒸等用油量少的烹调方式。

远离方便食品、单品菜肴和快餐。

选择鱼、低脂奶等脂肪少的食物。

(2) 饮食均衡,确保必要营养素的摄入。

每餐要有主食、主菜、副菜,每日确保摄入 20~30 种食物。

(3) 摄入足够的维生素和矿物质,以保证各类代谢正常进行。

每日 1 杯牛奶(200 mL)。

摄入足够的深色蔬菜和海藻。

多吃富含镁、铬、锰、维生素 C、维生素 E 的食物,参见附录一(⇒P452)。

(4) 摄入水溶性膳食纤维。水溶性膳食纤维不仅可以延缓血糖的升高、还可吸附胆汁酸(由胆固醇转化而成)并将其从体内排出,进而降低胆固醇。

每日摄入 350 g 蔬菜。

每餐的蔬菜可作为主料单独成菜、亦可作为配料入菜或入汤。

每日摄入相当于 80 kcal 能量的水果。

食物举例：香蕉，可食部 100 g（带皮约 170 g），中等大小 1 根；苹果，可食部 150 g（连皮带芯约 180 g），中等大小 1/2 个；橘子，可食部 200 g（带皮约 270 g），中等大小 2 个。

摄入富含水溶性膳食纤维的海藻、菌菇、魔芋。

可选用含有难消化性糊精的饮料等。

食物举例：进餐的同时，可以饮用添加了膳食纤维的绿茶（1 包 6 g）、水溶性膳食纤维粉（1 包 6 g）。

（5）每周进食 4～5 次富含 EPA、DHA 的鱼类 70～80 g。

（6）选择可有效控制血糖的餐食和进餐方法。

一餐摄入过多，容易使血糖升高，所以三餐的摄入量要均等。细嚼慢咽，进餐先吃蔬菜。

不要偏食主食等碳水化合物，蛋白质（肉类、鱼类等）可与少量的芝麻、色拉调料、油等组合摄入。

（7）酒精不仅不利于血糖的控制，而且还容易招致过量进食，所以应当禁止。如果实在难禁的话，只允许在血糖控制良好的情况下适量饮酒，但是每日的上限为 25 g 酒精，不可每日饮用。饮酒时以不减少进餐量为宜。

食物举例：啤酒 500 mL（中瓶 1 瓶）、清酒 180 mL、威士忌 60 mL、烧酒 140 mL。

注意事项

营养治疗只有长期持续执行才有效果。建议依据相应的营养素需要量制定饮食内容，参考糖尿病食品交换表，按患者的口味喜好设计食谱。

【血糖生成指数（glycemic index，GI）】

GI 是进食后引起血糖升高程度的指标，用来衡量食物中所含的碳水化合物为机体吸收的程度。推荐食用低

GI食物，有利于餐后血糖的控制。

【碳水化合物计数法】

参照1型糖尿病相关章节(⇒P76)。

计算碳水化合物含量，防范糖类较多的食物。

并发症

糖尿病性视网膜病变，糖尿病性神经病变，糖尿病性肾病。

有关低血糖发作：在注射胰岛素或口服降糖药期间，如果饮食能量不足、两餐间隔时间长、运动量增加等容易使机体出现低血糖状态，表现为脸色苍白、出汗、心悸、意识障碍、昏迷。在意识尚存的情况下，饮用葡萄糖(5~10 g)或含葡萄糖的饮料(150~200 mL)，或砂糖10~20 g。

预防

(1) 三酰甘油较高者，应减少饱和脂肪酸、砂糖、果糖的摄入。

(2) 高胆固醇血症者，每日胆固醇的摄入量应控制在300 mg以内。

(3) 为了预防高血压，应减少盐分的摄入。

【发现并发症的检查】

眼底、尿微量白蛋白(U－Alb)、尿蛋白、肌酐(Cr)、血尿素氮(BUN)、内生肌酐清除率(Ccr)、踝反应、震动觉、血脂、尿酸、肝功能、胸部X射线、心电图、血压(立位、卧位)等。

异常检查项目

血糖(Glu)、糖化血红蛋白(HbA1c)、FRA高值、尿糖阳性、1,5－AG低值、C反应蛋白(CRP)、胰岛素分泌低下(1 型糖尿病的空腹分泌和餐后分泌均显示低下或没有;2 型糖尿病主要是餐后分泌显示延迟或低下)。

营养评估

维持正常血糖值、预防高血糖症和代谢型并发症,与营养状态的改善有着密切的关系。除了血糖值、糖化血红蛋白、酮体、尿蛋白、肌酐、尿素氮、血脂、体重变化、人血清白蛋白(Alb)、转化蛋白质(RTP)等指标外,还需对血糖指标和蛋白异化、营养量与营养素的平衡进行评估。确保每日糖质的摄入量不低于 100 g。

二、1 型糖尿病

关于 1 型糖尿病

1 型糖尿病多与自身免疫有关,是胰岛丧失了胰岛素的分泌能力所致,多发于幼儿期至青春期,亦见于中老年。

1 型糖尿病的血糖管理

自疾病初期就需要使用胰岛素的病例较多,因而掌握调整胰岛素的用量是血糖管理的重要任务。为此,需要对患者就胰岛素、饮食、运动与血糖值的关系等内容进行教育。

每日营养标准

幼儿期到青春期的营养标准参照小儿糖尿病相关章节(⇒P262);成人 1 型糖尿病与 2 型糖尿病的营养标准相同,参照 2 型糖尿病相关章节(⇒P71)。

★营养治疗原则

截至目前,1 型糖尿病的营养治疗原则被认为与2 型糖尿病相同,由于1型的发病与肥胖无关,因而会根据有无合并症分别制定营养治疗方案。然而,对饮食不规范的情况予以纠正是十分必要的。考虑到碳水化合物(⇒P315)对餐后血糖值的影响最大,目前主流的方法是运用碳水化合物计数来调整基础胰岛素剂量,参见碳水化合物计数(⇒P76)。

★营养治疗的方法和膳食举例

(1) 就"碳水化合物对餐后血糖值的影响最大"这一知识点对患者进行说明,加深其对食品知识的了解。

(2) 刚开始时建议主食定量,以便稳定胰岛素的用量,熟悉后可根据日常饮食的具体情况,视碳水化合物的摄入量,增减调整胰岛素的剂量。

(3) 测量血糖并做好记录,以便分析影响血糖值的各种因素(饮食内容和摄入量、运动量、胰岛素剂量、其他影响等),找出原因。

(4) 如果遇到低血糖频发,则应与患者沟通并指导预防,参照低血糖的预防(⇒P79)。

(5) 如果遇到高血糖频发,则应和患者沟通了解其主食中碳水化合物的摄入量是否过多、胰岛素剂量是否过少,并帮助患者了解各种食品的碳水化合物含量等。

(6) 如果遇进餐时间延误,可加餐或在前一餐多摄入一些蛋白质和脂肪,避免血糖降低。

碳水化合物计数(图1-3-1)

碳水化合物在各营养素中,被认为对餐后2~3 h的血糖上升影响最大,基于这个认知,产生了碳水化合物计数法,即对摄入的碳水化合物的克数或份数进行计算。

【碳水化合物计数的应用顺序】

(1) 找出餐食中含有碳水化合物的食物,计算碳水化合物含量。

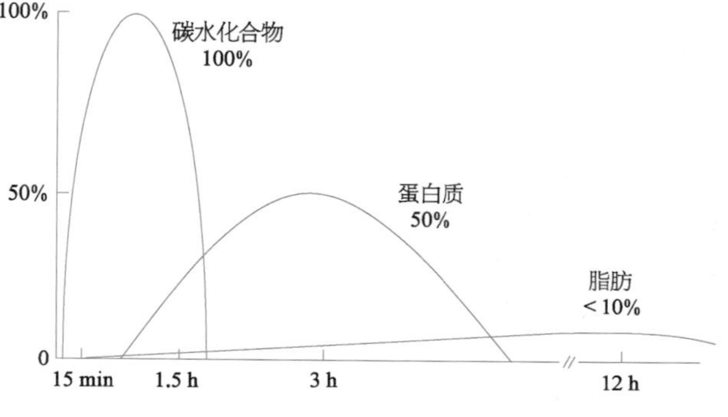

图 1－3－1　营养素影响血糖值的比例和变化率

（2）碳水化合物含量除以碳水化合物系数（ICR），计算得出的就是胰岛素的需要量。

（3）注射胰岛素。

【碳水化合物系数［胰岛素和碳水化合物比率（ICR）］的计算】

（1）从实际进餐量和餐前注射的胰岛素剂量求得：餐前和餐后 2~3 h 后的血糖值基本相同的情况下，碳水化合物的摄入量除以胰岛素的注射量即可推算出 ICR。

（2）通过公式求得（简易法）：使用超速效胰岛素时，500（速效胰岛素：450）除以每日胰岛素总量计算得出 ICR。

【以 ICR 为基准进行碳水化合物计数的实践操作、再评价】

选择标有营养成分表的食品作为加餐的食物，用该食物的碳水化合物含量除以推算得出的 ICR 可以得出胰岛素剂量，按该剂量进行注射。观察餐前和餐后 2 h 的血糖值是否等同，以此来评价推算得出的 ICR 是否合适。

【碳水化合物计数在外出就餐时的活用方法】

在吃与平时不一样的食物时，首先要确认哪些食物含有碳水化合物，并估算出其碳水化合物含量，除以 ICR 后得出胰岛素的需要量并进行注射。建议找出自己平时经常吃的食物，分别算出这些食物在每一餐中的碳水化合物含量，记录下来做成表格备用。

【根据碳水化合物计数控制血糖举例(ICR=10)】(表1-3-1)

表1-3-1 根据碳水化合物计数控制血糖举例

食 谱	碳水化合物
米饭 200 g	74 g
盐烤鲷鱼 鲷鱼	
土豆牛肉 牛肉 土豆 100 g 洋葱 胡萝卜 魔芋丝	18 g
凉拌菠菜 菠菜 鲣鱼干	
味噌汁 豆腐 油豆腐	
合计	92 g

胰岛素注射量计算步骤：摄入的碳水化合物(g)÷ICR；92÷10≈9；注射9个单位的胰岛素。

若餐前血糖值为 8.5 mmol/L，餐后 3 h 血糖值为 8.8 mmol/L，则说明血糖控制良好。

菜品(含有调味品)中的碳水化合物是否需要计算在内，需根据患者具体情况进行调整。

并发症

参照2型糖尿病相关章节(⇒P74)。

除了糖尿病的三大并发症(糖尿病性视网膜病变,糖尿病性神经病变,糖尿病性肾病),甲状腺疾病等自身免疫疾病也较多。另外,因反复低血糖而出现的低血糖症状容易被忽视,需要警惕变成重症低血糖。胰岛素不足可能会引起酮酸中毒,特别是当身体出现发热、腹泻、呕吐、食欲不振甚至无法进食等情况时,要排查尿中是否有酮体。

低血糖的预防

低血糖症状一般可以自我察觉,便于预防。运动前进行血糖测定,补充适量的碳水化合物,运动后到次日前也要进行血糖测定。

营养评估

监测并记录体重变化、血压、尿液检查(有无蛋白尿、酮体、葡萄糖)、血糖,并确认每日的餐食内容。当发现体重增加时,需确认是否因浮肿或过食而引起的。针对婴幼儿,则需确认其生长是否符合按该年龄段的生长曲线。当发现体重减少时,需确认尿中是否有酮体,进食量是否适当。

专栏 限制碳水化合物

限制碳水化合物是指限制含有碳水化合物的食物(米饭、面包、水果、薯类、砂糖等)摄入。国外的研究报告称,限制碳水化合物对于肥胖人群的减重短期有效,长期则会引起反弹。另外,极端限制碳水化合物会导致脂肪分解,使体内酮体增加,血液有呈酸性的倾向,引起意识障碍等重症状态,需予以注意。日本糖尿病学会称,有关长期极端限制碳水化合物的饮食方式缺乏依从性和安全性的相关研究,因而并不推荐通过极端限制碳水化合物摄入进行减重。

三、妊娠糖尿病

关于妊娠糖尿病

妊娠中首次发现或发病，但尚未达到糖尿病程度的代谢异常。危险因素：① 有糖尿病家族史；② 肥胖；③ 过度的体重增加；④ 年龄增长；⑤ 尿糖阳性；⑥ 有巨大儿分娩史等。

诊断标准和血糖值控制目标

初诊时以及处于有胰岛素抵抗的孕中期时，需要随时进行血糖检查。当血糖高于 5.6 mmol/L 或具有糖代谢异常风险因素时，需实施 75 g 的口服葡萄糖耐糖试验（OGTT），只要结果满足以下标准中的任何一项即可被诊断为糖尿病。

【诊断标准（除已被临床诊断为糖尿病的）】

空腹血糖值≥5.1 mmol/L。

1 h 后血糖值≥10 mmol/L。

2 h 后血糖值≥8.5 mmol/L。

【血糖控制目标】

餐前血糖值：3.9～5.6 mmol/L。

餐后 2 h 血糖值：<6.7 mmol/L。

HbA1c<6.2%

（日本糖尿病学会编著，糖尿病治疗指南 2018—2019. 文光堂，2018，100－1）

每日营养标准

妊娠期的能量需要量为：非妊娠期的标准体重（kg）×30 kcal+孕期或哺乳期的附加量（参照饮食摄入标准）。肥胖者无须另加附加量，处于产褥期的肥胖者可视肥胖程度个性化处理。妊娠糖尿病(GDM)患者需考虑到胎儿的发育,应按个体情况分别处理。

★营养治疗原则

摄入必要的能量以确保母体和胎儿的健全并维持妊娠,这是营养治疗的目标。同时应避免餐后出现高血糖,以及避免空腹时酮体阳性。

★营养治疗的方法和膳食举例(餐后的血糖管理)

(1) 了解含有碳水化合物的食物,适量摄入。

使餐后 2 h 的血糖值接近目标值,了解餐食中含有碳水化合物的食物,并适量摄入。

如果餐后血糖值经常高于目标值,应重新规划每餐的碳水化合物摄入量。

(2) 分割主食:如果已经将每餐的碳水化合物摄入量减低,餐后血糖值仍无法达标,则需要进行分割主食(将部分碳水化合物分割出来,放入加餐中,并以加餐的形式摄入,以确保必需能量的指导)。

分割主食案例(碳水化合物量),见表 1-3-2。

表 1-3-2 分割主食案例

	早餐	早加餐	午餐	午加餐	晚餐	晚加餐
分割主食前	80 g		80 g		80 g	
分割主食后	60 g	20 g	60 g	20 g	60 g	20 g
具体案例	面包 90 g	面包 30 g	米饭 100~150 g	饭团 50 g	米饭 100~150 g	饭团 50 g

(3) 减少碳水化合物的摄入量:如果主食量分割之后,血糖值仍未达到目标值,则需要进一步减少碳水化合

物的摄入量(将碳水化合物占总能量中的比例减至50%)。

(4) 胰岛素治疗并用:通过控制饮食无法达到血糖有效控制时,需要开始胰岛素的治疗。在采取主食分割法进餐时,一般在第一餐时注射胰岛素,加餐时一般无须注射胰岛素。

并发症

只要出现糖代谢异常,即使尚未达到糖尿病的程度,仍然存在胎儿过度发育等较高的周产期风险。而且,即使产后血糖有所改善,在一段时期后仍有较高的糖尿病风险。

营养评估

餐食总摄入量如果过度减少,有可能会导致胎儿发育不良。所以,需要对营养素是否过量或不足,是否均衡,尿中是否有酮体存在进行定期检测。空腹时,母体的血糖(葡萄糖)会被优先用作胎儿的能量来源,而母体自身则会将脂肪作为能量来源,所以,这就会造成体内酮体增加,而过剩的酮体正是糖尿病性酮酸中毒的诱因。

四、糖尿病性肾病

关于糖尿病性肾病

糖尿病性肾病是糖尿病的三大并发症之一,持续的高血糖状态使肾小球的结构被破坏。随着肾小球硬化的程度加深,肾脏的功能逐渐退化,最终需要透析治疗。糖尿病性肾病(DKD)不仅包括典型的糖尿病肾病症状,还包括未见显性蛋白尿仅肾小球滤过率(GFR)低下的肾脏并发症。

控制目标

血糖控制的目标是将HbA1c控制在7.0%以下。另外，将血压控制在130/80 mmHg。

【维持适宜体重】

低密度脂蛋白-胆固醇3.12 mmol/L，高密度脂蛋白-胆固醇1.04 mmol/L，三酰甘油1.65 mmol/L以下。

每日营养标准

参考慢性肾病（CKD）不同阶段的营养治疗标准（⇒P134）。注意能量摄入量，针对不同分期进行指导。另外，若合并高血压，CKD的各个分期都要限制食盐摄入量不超过6 g。

★营养治疗原则

（1）根据体重变化、是否存在高血糖或低血糖情况、患者年龄、性别、体格、活动量，摄入适当的能量。

（2）根据肾功能情况，限制蛋白质的摄入。

（3）根据血压情况、是否有水肿等症状，限制食盐的摄入。

（4）根据疾病状态，限制钾的摄入。

（5）根据水肿、心不全的程度，限制水分的摄入。

（6）摄入足够的维生素和矿物质。

（7）摄入膳食纤维。

和糖尿病饮食相比，糖尿病性肾病为高能量、低蛋白质饮食。帮助患者理解各种分期的状态是非常重要的，否则容易使其不知所措。

★营养治疗的方法和膳食举例

（1）根据分期，注意避免蛋白质摄入过量。为了限制蛋白质摄入，需要增加糖类或脂质的比例，确保足够的能量。

增加主食。

由于砂糖等单糖会增加胰岛素的需要量，可以食用多糖类淀粉制品。食品举例：粉丝、葛根粉、糯米。烹调举例：粉丝沙拉、葛粉姜汁勾芡。

食用膳食纤维多的食品和非精加工食品。食品举例：南瓜、薯类、甜玉米、糙米。烹调举例：糖渍红薯、拌土豆丝。

使用营养辅助食品（低蛋白质高能量食品）（⇒P217）。

（2）为了防止蛋白质分解产物的增加，需要限制蛋白质的摄入。

避免使用加工食品，选择蛋、鱼、肉等优质蛋白质。

主菜：一人份（80 g）的 1/3～2/3 的量。参照慢性肾衰竭（1）（⇒P140）。

（3）限制食盐：参照高血压（1）（⇒P110）。

（4）限制钾：参照慢性肾衰竭（5）（⇒P141）。

（5）限制水分：参照血液透析疗法（4）（⇒P149）。

（6）摄入维生素和矿物质：参照 2 型糖尿病饮食（3）（⇒P72）。

（7）摄入膳食纤维：参照 2 型糖尿病饮食（4）（⇒P72）。

由于需要控制蛋白质和能量的摄入，可以根据患者个人的状态，参照《肾病食品交换表》制订饮食方案。

预防

慢性肾脏病（CKD）有可能发展成慢性肾衰竭（CRF），是心血管疾病的高危人群，需要对血糖、血压、脂质、体重进行严格管理，禁烟。

营养评估

与糖尿病相同（参照 2 型糖尿病的营养评估⇒P75），极端限制蛋白质和食盐摄入会导致餐食摄入量不足，引起低血糖和营养不良，所以需要帮助患者确认有无低血糖，并对餐食摄入量是否合适等给予指导。

五、肥胖症

关于肥胖症

日本肥胖学会把 BMI 高于 25 kg/m² 的人群定义为肥胖。其中有些肥胖虽不是疾病的起因，但却与发病有关，出于健康障碍的预防和治疗，需要从医学角度进行减肥，这种病态的肥胖被定义为肥胖症。

【肥胖程度的分类】（表 1－3－3）

表 1－3－3　肥胖程度的分类

BMI（kg/m²）	判断标准	WHO 标准
<18.5	低体重	Under weight
18.5≤～<25	普通体重	Normal range
25≤～<30	肥胖（1 度）	Pre-obese
30≤～<35	肥胖（2 度）	Obese class Ⅰ
35≤～<40	肥胖（3 度）	Obese class Ⅱ
40≤	肥胖（4 度）	Obese class Ⅲ

注：［1］但是，从医学的角度来说，肥胖（BMI≥25 kg/m²）并不一定需要减重。另外，标准体重（理想体重）时的疾病最少，此时的 BMI 为 22 kg/m²，计算方式为：标准体重（kg）= 身高（m）²×22。

［2］当 BMI≥35 kg/m² 时，被定义为高度肥胖。

【营养治疗的目的】

改善以肥胖为起因的各种疾病。肥胖症分别由脂肪细胞体积异常和肥胖细胞数量异常引起，需要分别实施营养治疗。

【容易伴有健康障碍的肥胖】

男性腰围大于 85 cm，女性腰围大于 90 cm，或腹部

CT 检查显示内脏脂肪面积大于 100 cm^2。在所有的肥胖中，内脏型肥胖是最容易伴有健康障碍的一种。

每日营养标准

能量：标准体重(kg)×(20~25)kcal(以 200 kcal 为单位，将 1 000~1 800 kcal/d 分成 5 个档次)。

蛋白质：标准体重(kg)×(1.0~1.2)g，占总能量的 15%~20%。

脂质：占总能量的 20%~25%。

碳水化合物：占总能量的 50%~60%，碳水化合物在 100 g 以上。

维生素和矿物质：参照营养摄入标准。

膳食纤维：25 g 以上。

食盐：参照营养摄入标准。

【肥胖症诊断流程图】(图 1-3-2)

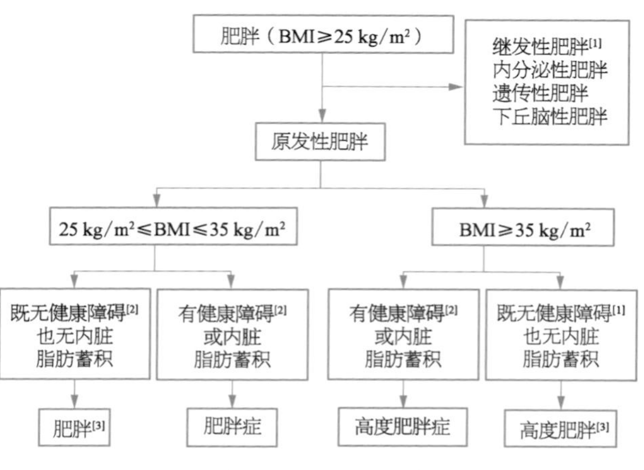

图 1-3-2　肥胖症诊断流程图

注：[1] 需要治疗；[2] 参见表 1-3-4；[3] 肥胖和高度肥胖均需要减重指导。

【由肥胖引起或与肥胖有关的健康障碍】(表1-3-4)

表1-3-4 由肥胖引起或与肥胖有关的健康障碍

(1) 糖耐量受损(2型糖尿病、糖耐量异常等); (2) 脂质异常症; (3) 高血压; (4) 高尿酸血症、痛风; (5) 冠状动脉疾病:心肌梗死、心绞痛; (6) 脑梗死:脑血栓、短暂性脑缺血发作(TIA);	(7) 脂肪肝(非酒精性脂肪肝/NAFLD); (8) 月经异常、不孕; (9) 呼吸睡眠暂停综合征(SAS)、肥胖低通气综合征; (10) 运动器官疾病:变形性关节病(膝、股关节)、变形性脊柱病、手指的变形性关节病; (11) 肥胖相关肾病

★营养治疗原则

(1) 脂肪细胞的体积异常引起的肥胖症:为了预防和改善疾患,以3~6个月减重5%为目标。

(2) 脂肪细胞的数量异常引起的肥胖症:减少脂肪组织的量,以3~6个月减重5%~10%为目标。

(3) 能量控制在1 000 kcal/d以下者,要注意避免蛋白质、维生素和矿物质摄入不足以及不当节食导致的体重反弹。

改善饮食习惯;限制能量摄入;保证蛋白质、脂肪、碳水化合物的摄入;充分补充维生素和矿物质;多摄入膳食纤维;补充辣椒素。

★营养治疗的方法和膳食举例

(1) 减少脂肪的堆积,促进脂肪的燃烧。

三餐摄入量平均,就餐时间规律,不可漏吃任何一餐、不吃夜宵、不加餐。

细嚼慢咽,晚餐不宜吃得太晚。

(2) 限制能量摄入。

避免点心和酒类。

减少油炒、煎炸和沙拉等菜肴中的油脂用量。

选择脂肪含量少的瘦肉、白肉鱼、低脂奶等。

砂糖、味淋(含糖料酒)的用量少于 10 g/d,使用低糖调味料。

饮食清淡,不易刺激食欲。

使用低能量食物,如海藻类、菌菇、魔芋、茄子、卷心菜、黄瓜等糖分少的蔬菜等。

使用营养辅助食品,如低能量食品(⇒P218)。

(3) 摄入必要营养素。

每餐使用鸡蛋、鱼等优质蛋白质来源的食物,确保蛋白质的摄入。

每日使用 10~15 g 的植物油或动物黄油,确保必需脂肪酸的摄入。

为了给大脑和神经系统提供能量,防止酮体的产生,每日至少需要 100 g 的碳水化合物。每餐要有主食(米饭 120 g 或切片面包 60 g)。

(4) 充分摄入脂肪代谢、糖代谢所必需的维生素和矿物质。

每日 1 杯牛奶(180 mL)。每餐要有深色蔬菜。

(5) 不可溶性膳食纤维需要充分咀嚼,增加饱腹感的同时可避免过量进食。谷薯类、蔬菜、海藻类、菌菇类等富含具有不同生理作用的膳食纤维。

(6) 补充促进脂肪燃烧或阻碍脂肪吸收的物质。

辣椒含有辣椒素,可以促进体内脂肪的燃烧。可以在做菜放一些辣椒,或作为香辛调味料使用。

并发症

除了 2 型糖尿病、高血压、脂质代谢异常,还有可能出现睡眠暂停呼吸综合征、肾功能障碍、心功能不全、运动障碍等并发症。

预防

为了减少体内脂肪，需要消耗大约 7 000 kcal/kg 的能量，即为了每月体脂减少 1 kg，则每日需要通过运动（步行 60～80 min）消耗约 230 kcal。运动也可以维持骨骼肌量，防止体重反弹。

营养评估

对体重变化、肌肉量、反映内脏蛋白质的指标——人血清白蛋白、是否水肿、营养素摄入量和饮食是否均衡等指标需要进行评估。

六、超低能量饮食疗法

关于超低能量饮食疗法（VLCD）

超低能量饮食疗法是一种将能量摄入限制在 600 kcal/d 以下的半饥饿疗法，被应用于短期内快速减重的肥胖治疗中。适用于改善脂质代谢异常或糖尿病等肥胖引起的并发症，需要在医师的指导下进行。将能量摄入限制在 600～1 000 kcal/d 称为低能量饮食疗法。超低能量饮食疗法较难利用常规食物，因此多使用配方食品。

适用人群

（1）17～70 岁的成年患者，不适用于儿童及孕妇。

（2）BMI 大于 30 kg/m^2 的难治性高度肥胖患者。

禁忌

（1）既往新发心肌梗死、不稳定性心绞痛、重度心律不齐、心血管疾病。

（2）脑血管、肝肾功能重度障碍。

(3) 全身消耗性疾病(除了癌症、结核)。

(4) 明确的精神病或接受锂盐治疗的患者。

(5) 1 型糖尿病(胰岛素依赖型糖尿病)、消化性溃疡、卟啉病、重症痛风、造血器官障碍。

(6) 哺乳期的乳母、酒精依赖症。

(7) 正在使用影响代谢的药物(胰岛素、类固醇等)的患者。

每日营养标准

能量:420 kcal。

蛋白质:70 g。

七、蛋白质-能量营养不良

关于蛋白质-能量营养不良

蛋白质-能量营养不良是由维持生命健康活动所必需的营养素出现质量或数量上的不足而引起的。因蛋白质能量营养不良时瘦体重(去脂体重)减少,当瘦体重减少量达到 30%时,便无法维持正常的生命活动。检查当前的营养支持方式和营养量,以及是否有腹泻、呕吐等情况导致营养流失,确认营养需要量。病因明确的消瘦,可针对病因进行治疗;无病因的消瘦,可通过增加进食量以增加体重。经口摄入困难时,使用经管肠内营养或肠外营养。

蛋白质-能量营养不良的诊断标准

2016 年,全球营养不良领导倡议(global leadership initiative on malnutrition, GLIM)提出了成人营养不良诊断标准。根据炎症反应的有无和程度,将病因分成 4 类:① 慢性疾病伴有炎症;② 急性病或外伤伴有高度炎症;

③ 轻微炎症或无炎症的慢性疾病；④ 无炎症的单纯性饥饿。另外，根据有无营养不良风险、营养评估和诊断，判断营养不良的程度。

【重度营养不良的判断标准】（表 1－3－5）

表 1－3－5　重度营养不良的判断标准

	体重减少	低 BMI（kg/m^2）	肌肉量减少
中度	6 个月内体重减少 5%～10%或 6 个月以上体重减少 10%～20%	70 岁以下：<20 70 岁以上：<22	轻度～中度的减少
重度	6 个月内体重减少>10%或 6 个月以上体重减少>20%	70 岁以下：<18.5 70 岁以上：<20	重度减少

每日营养标准

能量：标准体重（kg）×35 kcal 以上［疑似长期饥饿者，需从 10 kcal/（kg·d）开始，通过 4～7 日逐步增量到目标值］。

蛋白质：标准体重（kg）×1.5 g 以上。

脂质：占总能量的 25%以上。

碳水化合物：250 g 以上。

维生素和矿物质：参照营养摄入标准。

膳食纤维：10～15 g/1 000 kcal。

★营养治疗原则

（1）设法使其增进食欲。

（2）增加能量摄入。

（3）减少膳食纤维的摄入。

（4）晚上睡前加餐。

（5）多喝水。

★营养治疗的方法和膳食举例

（1）设法增进患者食欲。

优先考虑本人的喜好，选择其喜欢吃或想吃的食物。

加重菜的调味，以促进胃液的分泌。

使用香辛料或有香味的蔬菜等。

用开胃酒、汤品及含汤汁的菜肴、碳酸饮料等佐餐。

患者多对膳食气味较为敏感，可选用气味小的食物，如冰激凌、生鱼片等来补充蛋白质。

（2）选用有利能量增加的食物和烹饪方法。

充分摄入主食。使用有汤汁的盖浇饭、年糕、挂面等高能量、方便吃的食物。

正餐之间加餐。使用富含蛋白质的布丁、鸡蛋蛋糕等点心类；咖啡或红茶中添加生奶油、鲜牛奶、白砂糖；使用乳制品等方便饮用的液态食物。

使用油多的烹调法。面包上抹黄油或人造黄油；烹饪时先用油炒一下，如土豆炖牛肉、杂烩汤；使用含醋的调味料，如醋渍、醋拌。

使用脂肪含量高的食物。鳗鱼、鲱鱼、油豆腐、芝麻、坚果类、面包、甜点。

使用营养价值高的当季食材。

使用高能量、高蛋白质的营养补充食品。

营养不良的患者，若快速地使用静脉营养或肠内营养进行营养补充，很容易引起再喂养综合征（refeeding syndrome），出现低磷血症、痉挛、意识障碍、心不全、呼吸不全等代谢异常。因此，补充营养时，需要检测电解质和血糖，缓慢增量。参照 TPN（⇒P212）。

（3）少食不易消化且能量低的膳食纤维。

避免海藻、菌菇类等富含膳食纤维的食物。

（4）晚上睡前加餐，防止糖异生。

睡前 1～2 h，补充富含碳水化合物或蛋白质的食物。

（5）由于食物摄入少，需防止水分摄入不足。

多吃牛奶、豆腐等水分较多的食物，或多喝水。

并发症

随着体重减少，脏器的重量也会减少，大脑、心脏、肺、肝脏、肾脏等都会因此出现功能障碍。长期饥饿状态下，还会使消化管黏膜和平滑肌受损，出现吸收障碍、腹泻、消化性溃疡等现象。

预防

为了预防蛋白质的异化作用亢进，每日需补充 150 g 的碳水化合物。及早发现营养不良，及早进行营养管理干预和康复训练，使用营养筛查工具，预防或改善营养不良状态，当诊断出营养不良或存在营养不良风险时，给予营养治疗。

异常检查项目

体重指数（BMI）低于 18.5 kg/m^2：上臂肱三头肌皮褶厚度（TSF）低值，血清总蛋白（TP）、人血清白蛋白（Alb）、转铁蛋白（TRF）、前白蛋白（PA）低值，总胆固醇（TC）、三酰甘油（TG）低值，外周血淋巴细胞（PBL）减少。

营养评估

在开始实施营养管理时进行营养评估，当营养状态无法改善时，需评估营养的进出是否平衡，寻找营养失衡的原因。

根据酮体、转化蛋白质（RTP）、人血清白蛋白和氮平衡，评估蛋白质分解代谢与合成。同时还需对体重变化、上臂围（AC）以及用生物电组成分法评估身体结构成分的变化，特别需要注意肌肉量和去脂体重的减少。

八、脂质代谢异常症

关于脂质代谢异常症

血液中的三酰甘油(TG)、低密度脂蛋白胆固醇(LDL－C)任何一项较高,高密度脂蛋白胆固醇(HDL－C)较低的状态。脂质代谢异常被认为是动脉硬化的危险因素。

脂质代谢异常的诊断标准(空腹采血)

LDL－C：3.64 mmol/L 以上(高 LDL－C 血症),3.12～3.61 mmol/L(边缘升高 LDL－C 血症)。

HDL－C：1.04 mmol/L 以下(低 LDL－C 血症)。

TG：1.65 mmol/L 以上(高三酰甘油血症)。

Non－HDL－C(非高密度脂蛋白胆固醇)：4.42 mmol/L(高 Non－HDL－C 血症),3.90～4.29 mmol/L(边缘升高 Non－HDL－C 血症)。

【脂质代谢异常的分类】

可分为体质或基因异常引起的原发性高脂血症,和特定疾病引发的继发性高脂血症。根据脂蛋白的增加状态分成不同的疾病状态。继发性的病因包括：糖尿病等内分泌疾病、肾病综合征等肾脏疾病、阻塞性黄疸等肝脏疾病、类固醇药物、过量饮酒等,病因消除后,大部分的继发性高脂血症可以改善。

【高脂血症的分型(WHO)】(表 1－3－6)

表 1－3－6　高脂血症的分型(WHO)

表现型	Ⅰ	Ⅱa	Ⅱb	Ⅲ	Ⅳ	Ⅴ
脂蛋白增加分级	乳糜微粒	LDL	LDL VLDL	残粒脂蛋白	VLDL	乳糜微粒 VLDL

续 表

表现型	Ⅰ	Ⅱa	Ⅱb	Ⅲ	Ⅳ	Ⅴ
胆固醇	→	↑~↑↑↑	↑~↑↑	↑↑	→或↑	↑
三酰甘油	↑↑↑	→	↑↑	↑↑	↑↑	↑↑↑

每日营养标准

能量：标准体重（kg）×（25~30）kcal（肥胖者，从当前能量中减去 250 kcal 开始）。

蛋白质：占总能量的 15%~20%。

脂质：占总能量的 20%~25%（其中饱和脂肪酸占能量的 4.5%~7%）。增加 n－3 系多不饱和脂肪酸的摄入。

碳水化合物：占总能量的 50%~60%。

胆固醇：200 mg 以下。

膳食纤维：25 g 以上。

食盐：低于 6 g。

维生素和矿物质：参照营养摄取标准。

酒精：每日不超过 25 g。

注：需要摄入维生素 A、多酚等抗氧化物质。

★营养治疗原则

（1）规范总能量的摄入，维持适宜的体重。

（2）保证营养素均衡。

（3）规范胆固醇、饱和脂肪酸和不饱和脂肪酸的摄入。

（4）碳水化合物：选用低 GI 和低 GL，膳食纤维丰富的食物。

（5）足量摄取大豆、大豆制品、蔬菜。

(6) 食盐摄入量控制在每日 6 g 以内。

(7) 酒精的摄入量控制在每日 25 g 以内。

(8) 纠正不良的饮食习惯和饮食行为。

★营养治疗的方法和膳食举例

(1) 能量摄入过剩是引起肥胖的重要原因,容易引起脂质代谢异常或糖耐量异常。减少食物摄入量、限制能量的摄入,可以减少内脏脂肪、抑制肝脏内血胆固醇和三酰甘油的合成。参照肥胖症(2)(⇒P87)。

(2) 营养素摄入均衡,促进血清脂质正常化。

多选用日本的传统饮食,摄入低能量,且富含 n－3 多不饱和脂肪酸、膳食纤维、抗氧化的维生素和矿物质的食物。

摄入抗氧化物质。参照动脉硬化症(6)(⇒P125)。

控制烹饪用油量。肉、乳制品、鱼类等食物中选择脂肪少的种类。

(3) 限制胆固醇。

为了确保血脂正常,减少饱和脂肪酸,增加不饱和脂肪酸(参照⇒P336)。

肉类:避开脂肪多的部位,选用里脊或腿肉。

控制鱼内脏、肝脏等胆固醇较高食物的摄入。

鸡蛋每周不超过 3 个,每次不超过 1 个。

点心类和加工类食品中的鸡蛋用量也要注意(蛋糕等)。

可多食用鸡蛋蛋白,控制蛋黄的摄入量。

用植物油做烹饪用油,每日控制在 10 g(1 大勺),用油较多的菜肴每日控制在 1~2 个。

冰激凌等加工食品中使用的棕榈油、椰子油中饱和脂肪酸较多,建议避免。

鱼和肉的使用次数要么均等,要么以鱼为主。

每周食用 1~2 次富含 DHA 和 EPA 的青花鱼等海鱼。

使用富含α亚麻酸的植物油(如：紫苏油等)。

避免反式脂肪酸的过量摄入。脂肪较多的糕点类等食物中也含有反式脂肪酸,参考脂肪酸相关章节(⇒P334)。

高乳糜微粒血症者,脂质摄入控制在20 g以内,烹饪时尽量不额外用油,食材宜选用瘦肉和白身鱼。

(4) 食用碳水化合物时,选用低GI值和低GL值且膳食纤维丰富的食物。

注：GL值是以每100 g食物为单位计算的：GL＝碳水化合物含油量×GI值/100。

过量摄入碳水化合物,会在体内合成三酰甘油。

限制砂糖、水果、蜂蜜、糕点等甜味食物的摄入。

确定每次可摄入的主食量,严格遵守不超量食用。

玉米、栗子、红薯、南瓜、赤豆、莲藕等蔬菜中碳水化合物含量很高,建议尽量少吃。

(5) 摄入足量的大豆、大豆制品和蔬菜。

蔬菜中的植物固醇(参照⇒P341)和胆固醇具有相似的化学结构,在小肠可以抑制胆固醇的吸收,并将其排出体外。

膳食纤维可缓解糖质的消化吸收,多吃海藻、蔬菜可阻碍胆固醇的吸收。

每日摄入富含水溶性膳食纤维的食品。参照动脉硬化症(7)(⇒P125)。

(6) 每日食盐的摄入量控制在6 g以内。参照高血压症(1)(⇒P110)。

摄入富含钾的食物,钾元素有利钠的排出。

(7) 限制酒精的摄入,每日不超过25 g。

过量摄入的酒精,如果未能在肝脏充分代谢,就会合成变为三酰甘油在体内堆积,所以应禁酒或限制饮用。

男性饮酒限量：日本酒1合(约180 mL)、啤酒中瓶

1 瓶(约 500 mL),烧酒半合(约 90 mL)。女性减半。

并发症

容易诱发动脉硬化,发展成为冠心病、心肌梗死、脑梗死、大动脉瘤等。高 VLDL 或血清 TG 值超过 11 mmol/L 的高乳糜微粒血症容易引起急性胰腺炎。

预防

(1) 早、中、晚三餐按规定均等摄入,细嚼慢咽,八分饱,睡前 2 h 不进食,菜肴以清淡为宜,尽可能不在外就餐。

(2) 制订与患者的脂质异常程度相符的脂质管理方案,禁烟和回避二手烟。

(3) 每日超过 30 min 的中等程度以上的有氧运动等,改善生活习惯。

营养评估

作为营养治疗的效果,需要确认体重、血清脂质等目标值,并进行定期评估。同时还需了解营养状态是否良好、减重是否正确有效,需要对血糖值、酮体、体重变化、人血清白蛋白(Alb)、转化蛋白质(RTP)、肌肉量、体脂肪量、去脂体重等进行评估。

九、痛风(高尿酸血症)

关于痛风

作为核酸构成成分的嘌呤,可以转换成尿酸,随尿液排出,当尿酸过剩时,就会在血液中蓄积,当血清尿酸值超过 416 μmol/L 时就被称为高尿酸血症。而痛风是尿酸结晶形成尿酸盐,并在关节处沉积引起急性关节炎、形成结石、引起肾功能障碍的状态。

每日营养标准

能量：标准体重(kg)×(25~30)kcal。

蛋白质：标准体重(kg)×1.0 g。

脂质：占总能量的20%~25%。

碳水化合物：占总能量的50%~60%。

水分：充分摄入。

嘌呤：400 mg。

食盐：参考目标摄入量。有高血压、动脉硬化症的患者需少于6 g。

★营养治疗原则

(1) 限制能量的摄入。

(2) 控制嘌呤高的食物。

(3) 限制酒精摄入。

(4) 充分补充水分。

(5) 控制蛋白质的摄入。

(6) 限制脂肪的摄入。

(7) 努力使尿液的pH(氢离子浓度指数)偏碱性。

(8) 限制食盐摄入。

★营养治疗的方法和膳食举例

(1) 如果嘌呤、蛋白质、脂肪的摄入过剩，肥胖者肾脏中尿酸排泄就会降低。若进行减肥，血清尿酸值就会降低，但不合理的减重会增加酮体的产生，所以每月减重合理范围为1~2 kg。果糖和蔗糖会使血清尿酸值升高。具体参照肥胖症(1)~(3)(⇒P87)。

甜味糕点和饮料中含有果糖，果糖在代谢过程中会促进尿酸的形成，因而需要控制甜味糕点、饮料以及水果的摄入。

(2) 限制嘌呤的摄入。

避免嘌呤含量高的食物，如肝脏等。

鱼汤、肉汤中嘌呤含量较多，需要控制摄入量。

由于嘌呤是水溶性的，充分的焯水可以减少嘌呤量。

(3) 酒精可以促进尿酸的形成，阻碍尿酸的排泄，特别是啤酒的嘌呤含量较高。

避免每日饮酒，酒精提供的能量应少于 200 kcal/d。

食品举例：啤酒 500 mL(中瓶 1 瓶)；日本酒 180 mL (1 合)。

注：通过喝啤酒排出尿道结石的做法是非常危险的。

(4) 增加水分摄入可以增加尿量，促进尿酸排泄。

饮用水、茶等饮料。有报告显示饮用无糖咖啡可降低痛风发病的风险。

(5) 肉类、鱼类等动物性蛋白质中所含嘌呤较高，会使血清尿酸值上升。

一餐中的蛋白质类食物的量要合理分配，如果主菜 70~80 g(鱼 1 块、肉片 2~3 片)，煮和炒的副菜中就要减少(鱼糕 2 片)。

乳制品可使血清尿酸值降低，每日可摄入 200 g 左右。

(6) 脂肪摄入过剩容易增加酮体产生的同时，还会抑制尿酸的排泄。

控制油炸食物的摄入；不吃肥肉，建议用烤炙方法加工肉类。

(7) 尿液 pH 为碱性时，尿酸容易溶解排出。

为了保证尿液呈碱性，若没有心脏功能障碍或肾功能障碍，可摄入一些含钾高的食物(参见附录)。

(8) 预防并发症：减少食盐的摄入量。参照高血压(1)(⇒P110)。

并发症

既是脑梗死、脑出血、心肌梗死、心绞痛等疾病的发病风险因素，也是导致慢性肾病恶化的诱因。

预防

避免过大的精神压力,积极运动预防肥胖。将血清尿酸值控制在 356.88 μmol/L 以下。针对无症状的高尿酸血症,推荐予以生活指导和药物治疗。

异常检查项目(急性痛风发作时)

尿酸高值、白细胞增加、红细胞沉降率高、C 反应蛋白(CRP)阳性。

营养评估

观察体重变化、体质脂肪量、肌肉量、水肿等。结合并发症的有无、程度、控制状况进行综合评估。

专栏　ABCG2(尿酸转运)

通常情况下,健康人体内存在约 1 200 mg 的尿酸池。肝脏每日产生约 700 mg 的尿酸,其中约 500 mg 随尿液排泄,约 200 mg 通过粪便(胆汁)和汗液排泄,以此维持尿酸代谢的平衡。导致痛风或高尿酸血症的原因通常考虑为嘌呤转化的尿酸产生增多或肾脏排泄尿酸减少,然而存在于肾脏和肠道中主导尿酸转运的 ABCG2 出现功能减退时会导致血尿酸值升高以及肠道尿酸排泄功能减退,同时肾脏会出现代偿性的尿酸排泄亢进。

十、甲状腺功能亢进症

关于甲状腺功能亢进症

甲状腺激素产生、分泌过剩的亢进状态称为甲状腺功能亢进症。90% 以上为病毒性甲状腺肿(Basedow 病)。三大症状为:心悸、甲状腺肿大、眼球突出。病毒性甲状腺肿的治疗方法中有药物疗法、手术疗法和同位素治疗。

每日营养标准

能量：标准体重(kg)×(35~40)kcal。

蛋白质：标准体重(kg)×(1.2~1.5)g。

维生素：充分摄入维生素A、维生素B_1、维生素B_2、维生素B_6、维生素B_{12}、维生素C(推荐量以上)。

水分、矿物质：充分补充。

碘：防止摄入过剩(200~300 μg)。

钙：600~1 000 mg。

★营养治疗原则

(1) 避免摄入过多碘含量高的食物。

(2) 饮食营养均衡。

(3) 限制酒精摄入。

(4) 充分摄入水分。

(5) 摄入钙。

★营养治疗的方法和膳食举例

(1) 碘是甲状腺激素的构成成分，避免摄入过剩。

避免以小球藻、海带根等为原料的健康食品。

控制海带或海带加工食品，以及添加青海苔的魔芋、面条、茶泡饭、鱼粉拌紫菜、洋粉等使用琼脂的食物。

避免市售的含有海带浓缩液的运动饮料、茶等。

(2) 由于代谢亢进，需要充分摄入能量、蛋白质、维生素和矿物质。

一日三餐不可少，每日需要摄取油炸或油炒等油脂类食物。

1杯牛奶(200 mL)，每日需要摄取乳制品、蔬菜和水果。

摄入肝脏、猪肉、鳗鱼、鲑鱼等含有B族维生素和维生素 A 的食物。

（3）甲状腺激素分泌过剩会导致肝功能障碍，而酒精会损伤肝细胞，所以需要控酒。

（4）代谢亢进使不感蒸发量和汗液增加，需注意防止脱水。

饮水 1 000 mL/d。参照脱水症（⇒P107）。

（5）骨吸收加强，尿中钙排泄增加。

摄入高钙食物，参见附录一（⇒P471）。

食用营养补充食品（钙强化食品）（⇒P219）。

注意事项

（1）检查前饮食：在接受放射性碘的摄取率检查以及甲状腺闪烁扫描法的前一周需要限制碘的摄入。

（2）接受同位素治疗时，需提前一周停止抗甲状腺药物，并限制餐食中的碘摄入。

（3）有糖耐异常、糖尿病的患者，需确保摄入可维持体重的能量。

（4）过量饮食、肠蠕动亢进都容易引起腹泻，出现腹泻时，应避免油炸食物，选择容易消化的食物。参照慢性胃炎相关章节（⇒P4）。

（5）血尿素氮/肌酐比值（BUN/Cr）通常为 10 左右。若脱水时的尿素氮/肌酐比值达到 25～30，需考虑是否存在消化道出血、蛋白质代谢异常亢进等问题。

预防

避免过度劳累。

异常检查项目

促甲状腺素激素（TSH）低下、血清游离三碘甲状腺原氨酸（FT_3）和血清游离四碘甲状腺原氨酸（FT_4）升高、总胆固醇和三酰甘油数值低、游离脂肪酸（FFA）数值高、碱性磷酸酶（ALP）升高。

营养评估

无论是甲状腺激素的过度分泌而引起的代谢亢进，还是机体异化作用亢进导致的食欲亢进，都容易出现体重减轻、低营养的状态，所以需要对体重变化、体脂量、肌肉量、促甲状腺激素、三碘甲状腺原氨酸（T_3）、四碘甲状腺原氨酸（T_4）、总胆固醇、人血清白蛋白（Alb）、血清总蛋白（TP）、三酰甘油、游离脂肪酸（FFA）、钙（Ca）值等进行评估。

十一、甲状腺功能减退症

关于甲状腺功能减退症

甲状腺激素产生、分泌及生物效应不足的状态。儿童期，甲状腺功能减退容易引起发育不全或认知障碍；成年期，甲状腺功能减退多引发慢性甲状腺炎（桥本病），导致甲状腺肿大。

每日营养标准

能量：标准体重（kg）×（25～30）kcal（以标准体重为目标进行增减）。

蛋白质：标准体重（kg）×（1.0～1.2）g。

脂质：占总能量的20%～25%，多不饱和脂肪酸/饱和脂肪酸（P/S）比为1.0～2.0。

胆固醇：300 mg以下。

碘：避免摄入过剩（参照推荐摄入量）。

食盐：参照目标摄入量。

★营养治疗原则

（1）避免过多摄入含碘量高的食品。

（2）限制能量摄入。

★营养治疗的方法和膳食举例

（1）碘摄入过剩容易引起甲状腺功能减退。参照甲状腺功能亢进症(1)(⇒P102)。

（2）甲状腺功能减退容易引起肥胖或脂质代谢异常，需要限制能量的摄入。

主食或点心类、水果不过量。参见肥胖症(2)(⇒P87)。

避免酒精和碳酸饮料。

血胆固醇高时，控制高胆固醇食品和动物性脂肪的摄入。参见脂质代谢异常症(3)(⇒P96)。

注：由于代谢功能减退容易引起肥胖、脂质代谢异常和贫血，按照针对相应疾病的营养治疗方案执行。

异常检查项目

促甲状腺素激素(TSH)升高、血清游离三碘甲状腺原氨酸(FT_3)和血清游离四碘甲状腺原氨酸(FT_4)下降、总胆固醇(TC)和三酰甘油(TG)高值、游离脂肪酸(FFA)低值。

营养评估

代谢减退会导致体重增加，进而出现水肿、血糖升高、脂质代谢异常、便秘等症状。在限制进食量，或者被确认为食欲低下、贫血时，需给予营养素均衡的营养补给。评价项目参照甲状腺功能亢进症(⇒P104)。

十二、脱水

关于脱水

体液中含有水分和电解质，两者不足的状态称为脱水。根据钠浓度的不同，脱水分为高渗性脱水（缺水型)、等渗性脱水(同时缺水缺钠),以及低渗性脱水(缺钠型)。

【高渗性(缺水型)脱水:水分比 Na^+ 流失的多】

血浆渗透压升高,水分由细胞内流向细胞外。多由水分摄入障碍、多尿、尿崩症、不感蒸发量的增加、大量出汗等原因引起。细胞外液和细胞内液中的水分均有流失。治疗时,不仅限于细胞外,细胞内也需补充水分。使用 3 号液(低渗电解质溶液)或 5%葡萄糖液。

【等渗性脱水(同时缺水缺钠):水分与 Na^+ 相同程度流失】

血浆渗透压无变化,细胞外液减少。多见于出血、烧伤引起的渗出液过多等情况。采取输注等渗溶液的治疗方式,以补充细胞外液。

【低渗性脱水(缺钠型):Na^+ 比水分流失的多】

出现低钠血症,血浆渗透液降低,水分由细胞外流向细胞内。加上出汗过多、腹泻、呕吐等情况,多见于糖尿病、脑损伤、消化道疾病、艾迪生病(Addison 病)、肾病等。采取输注等渗溶液的治疗方式,以补充细胞内液和细胞外液的中的钠等电解质。

每日营养标准

能量、蛋白质、脂质:参照饮食摄入标准。

维生素和矿物质:参照饮食摄入标准。

水分:饮食来源 1 000~1 200 mL,饮水 1 000 mL(根据病情按每 1 kg 体重增减 30~40 mL)。

注:除了水分,也要确保电解质的摄入。无法经口摄取时,通过输液或胃管补充水分。可以经口摄入时,饮食参照常规普通饮食。

★营养治疗原则

(1) 少量多次补充水分。

(2) 确保饮食来源的水分在 1 000 mL 左右。

（3）腹泻或呕吐时，充分补充水分。

（4）吞咽困难或年龄大的患者，可以使用果冻或糊状食品来补充水分。

★营养治疗的方法和膳食举例

（1）一次大量补充水分时，渗透压降低引起尿量增加，所以采取少量多次的方式。

（2）通过饮食来补水。

使用味噌汤、蔬菜汤、炖菜、粥、杂烩汤、蒸蛋羹、鸡蛋豆腐等水分含量高的菜肴。

使用有勾芡、浇汁的菜肴。

加餐时，可搭配牛奶、咖啡、红茶或其他茶饮等。

使用炖、煮、蒸等容易消化吸收且水分多的烹调方式。

（3）补充水分。

含有电解质的水更容易被吸收，所以可以使用运动型饮料。

使用水果、果汁、牛奶、冰激凌、布丁、果冻、豆腐等容易吞咽且水分多的食物。

（4）高龄患者会因为担心吞咽困难和排尿问题，有意识地限制水分摄入，这点需要引起注意。

准备适用的水杯或餐具。

使用便携式马桶时，家人或护工的协助非常重要。

选择自己喜欢的容易咀嚼吞咽的食物，如淀粉勾芡的炒菜、咖喱饭等。

食用加了芡汁的菜肴，既不会被呛到，也能补充水分。

注意事项

血尿素氮/肌酐比值（BUN/Cr）通常为 10 左右。若脱水时的尿素氮/肌酐比值达到 25～30 以上，需考虑是否存在消化道出血、蛋白质代谢异常亢进等问题。

预防

对因治疗。

营养评估

对体重变化、有无呕吐或腹泻、进食量、通过肠内营养获得的水分、输液量、尿量以及排泄物中的水分的进出平衡进行评估。观察可进食时和无法摄取水分时的进食量，了解食欲是否正常。通过输液调整脱水状态后，徐缓逐步增加营养补给量，参见再喂养综合征（⇒P215）。

第四章　循环系统疾病

一、高血压

关于高血压

高血压是指血液动脉血管壁压力过大的状态。高血压包括原发性高血压(无引起血压升高的明确病因)、继发性高血压(由原发性疾病引起)。90%的高血压为原发性高血压。血压越高,罹患脑卒中、心肌梗死,或者慢性肾病的疾病的风险以及死亡的风险也就越高。高龄、吸烟、脂质代谢异常、糖尿病、肥胖、脏器功能障碍等都是引起高血压的危险因素。

每日营养标准

能量：参照能量需要量。

蛋白质：参照营养摄入标准。

脂质：参照营养摄入标准。

胆固醇：不超过 200 mg。

饱和脂肪酸：参照营养摄入标准。

碳水化合物：占总能量的 50%~60%。

钙、钾、镁、膳食纤维：参照营养摄入标准。

食盐：不超过 6 g。

酒精(乙醇换算)：男性 20~30 mL,女性 10~20 mL。

★营养治疗原则

(1) 限制食盐,每日的摄入量控制在 6 g 之内。

(2) 肥胖患者需减重,控制能量摄入以预防肥胖。

(3) 限酒。

(4) 确保钾、钙、镁的足量摄入。

(5) 限制饱和脂肪酸较多的动物性脂肪和胆固醇的

摄入。

(6) 确保膳食纤维的足量摄入。

★营养治疗的方法和膳食举例

(1) 由于减少钠摄入具有降压效果,因此需要限制食盐的摄入。

避免含有酱油、味噌等的加工食品、腌渍食品等含盐量高的食物。

尽量避免化学调味品、运动饮料。

控制方便食品和调味品。

控制仙贝等休闲零食的摄入。

将食品标签上的钠换算成食盐当量(g)。

食盐当量=钠量(mg)×2.54÷1 000

掌握并准确计量调味品中的含盐量:为了方便计算,建议了解相当于1 g食盐的各种调味品重量。

食盐1 g(小勺子1/6勺)=酱油5 mL(小勺子1勺)

含盐量较多的食品参见附表1-1。

清淡饮食的美味烹调方法如下。

选用新鲜食材,充分保持和利用食材本身的美味;利用醋、柠檬、柚子等酸味和香辛调料;使用有香味的蔬菜、海苔、芝麻等风味食材;食材不要预先调味腌制,食用前浇上酱油等调味料赋味即可;利用煎、炒等涉油烹饪来提高菜肴香味;含汤汁的菜肴,不仅要清淡,还建议将汤汁减半,或增加食材量;利用营养补充食品(减盐或低盐食品)(⇒P219)。

(2) 肥胖会使血液循环量相对增加,而胰岛素的过剩分泌会使肾脏的钠重吸收亢进,所以需要限制能量的摄入。以BMI25 kg/m^{2}为标准,即使无法达标,只要减重也能获得减压效果。参照肥胖症(1)~(2)(⇒P87)。

吃得多,食盐摄入也会多,而且还会使体重增加,所以要减少进食量。

改善饮食习惯,优化就餐时间、不吃夜宵、不加餐等。

(3) 过量饮酒会使体重增加,需要限制。

饮酒适量(不超过 200 kcal/d)。按乙醇换算,男性以每日最多 20~30 mL;女性以每日最多 10~20 mL 为限。还要注意下酒零食会额外增加食盐的摄入。食物举例:啤酒 500 mL(中瓶 1 瓶)、日本酒 180 mL(1 合)、威士忌 60 mL(双份 1 杯)、烧酒 140 mL(约 2/3 合)、葡萄酒 200 mL(红酒杯约 2 杯)。

(4) 充分摄入钾、钙、镁。

摄入生蔬菜、水果、海藻等钾含量高的食物,参见附录一(⇒P476)。使用利尿剂时,容易出现低钾血症,建议摄入一些蔬菜或海藻。

摄入牛奶、乳制品、豆制品、深色蔬菜等钙含量高的食品,参见附录一(⇒P471)。

摄入镁含量高的食品,参见附录一(⇒P475)。

(5) 限制饱和脂肪酸和胆固醇的摄入,补充鱼油。

避免饱和脂肪酸含量较高的动物性脂肪、蛋类的过量摄入,选择 EPA、DHA 等多不饱和脂肪酸含量较高的鲭鱼、鲕鱼等海鱼类。

牛奶、酸奶等乳制品属于低脂肪或无脂肪的食品,建议利用。

控制胆固醇含量较高的食品的摄入,参见附录一(⇒P457)。

(6) 水溶性膳食纤维可以增加肠道内钠的排出,建议足量摄入。

海藻类食物中含有海藻酸、水果中含有果胶,建议摄入。

建议利用含有难消化性淀粉的饮料等。

预防

纠正不良生活习惯对预防高血压和开始服用降压药

前后都非常重要。

（1）禁烟、尽量避免被动吸烟，维持正常的体重。

（2）保证每日 30 min、1 周 180 min 以上的低中强度的有氧运动（快走、慢跑、水中运动、自行车等）。

（3）防寒、管理情绪压力。

营养评估

需要对体重变化、体脂量、肌肉量、浮肿、人血清白蛋白（Alb）、转化蛋白质（RTP）、血脂、营养素摄取量等进行评估。食盐摄入量可以通过对早晨起床后第二次排尿和不定时排出的尿液中所含的钠/肌酐进行比较得出尿中的钠浓度，再进行 24 h 蓄尿测出每日的尿量，然后按以下公式计算并给予评估：每日的食盐摄入量（g）= 尿中钠浓度（mmol/L）×尿量（L）÷17。同时还需对血压、糖尿病、脂质代谢异常、肥胖、肾功能异常和抽烟等项目进行评估。

二、脑血管疾病

关于脑血管疾病

一般指脑内缺血或出血，损伤部位引起各种神经障碍症状。严重时会导致死亡或者迁延性昏迷，偏瘫、失语症、吞咽障碍等较为多见。

脑血管疾病可分成脑出血、蛛网膜下腔出血、脑梗死（脑血栓、脑栓塞）。

每日营养标准

急性期：治疗出血和脑浮肿。发病 7 日内，尽可能早地使用肠管（48 h 内）。经口摄入开始前，必须对意识障碍、吞咽功能进行评估。意识障碍严重或因颅内压过高存在呕吐风险时，选择静脉营养。急性期需纠正高血糖和预防低血糖。

亚急性期：开始康复训练。可以单独或组合选用内服治疗、静脉营养、经管肠内营养、经口营养等营养治疗方法。综合考虑患者的身体活动水平、营养状态、褥疮有无等因素，保证必要的营养供给。

慢性期：随着饮食形态的提升，可通过不同形式的营养补给以满足必需营养量和均衡营养素的需求。长期经鼻胃管喂养的患者，可考虑并用胃造瘘术（PEG）等。

有吞咽障碍时，进行以肠内营养为中心的吞咽康复训练。若能经口进食，则建议经口饮食和经管肠内营养并用。经口饮食按照低黏度半流质饮食→半凝固饮食→泥状饮食→黏糊状丁块饮食的顺序逐渐过渡。

能量：成人按照标准体重（kg）×（25~30）kcal，高龄老人按照标准体重（kg）×（22~25）kcal。

蛋白质、脂质：按照营养摄入标准。

脂质：按照营养摄入标准。

二十五碳五烯酸（EPA）：积极摄入。

胆固醇：低于 300 mg。

饱和脂肪酸（S）：单不饱和脂肪酸（M）：多不饱和脂肪酸（P）= 3 : 4 : 3。

n－6 不饱和脂肪酸：n－3 不饱和脂肪酸 = 4 : 1。

碳水化合物：占总能量的 50%~70%。

膳食纤维、维生素和矿物质：按照营养摄入标准。

食盐：不超过 6 g。

★营养治疗原则

（1）限制能量摄入，防止肥胖。

（2）积极摄入膳食纤维。

（3）限制食盐的摄入量。

（4）适量摄入优质蛋白质。

（5）动物性脂肪、植物性脂肪和鱼油的摄入要均衡。

（6）控制酒精的摄入。

（7）确保镁的摄入。

★营养治疗的方法和膳食举例

（1）为了预防和改善高血压、动脉硬化，肥胖患者需纠正体重。

控制摄入量，改善加餐、夜宵、就餐时间等饮食习惯。具体参照肥胖症（1）~（3）（⇒P87）。

（2）多摄入膳食纤维以吸附和抑制胆固醇。

摄入蔬菜、菌菇、海藻类、水果。参照动脉硬化症（7）（⇒P125）。

（3）限制钠的摄入以降低血压。

减少在外就餐，避免含盐量高的食品，参照附录一（⇒P452），参照高血压（1）（⇒P110）。

（4）蛋白质摄入不足与脑卒中、脑出血的发生有关。

摄入鱼类、大豆、乳制品等优质蛋白质类食品。

（5）选用富含多不饱和脂肪酸的食品，控制饱和脂肪酸多的动物性脂肪的摄入。

每日以1~2大勺植物油为宜。

每周进食2次青背鱼，如沙丁鱼、青花鱼等。

（6）少量饮酒（低于200 kcal/d）可使高密度脂蛋白（HDL）升高，预防动脉硬化。

食物举例：啤酒500 mL（中瓶1瓶）、日本酒180 mL（1合）。

（7）骨髓中的镁浓度下降会使脑循环恶化。

选用牛蒡、牛奶、牡蛎等含镁丰富的食品，参照附录一（⇒P475）。

注意事项

（1）作为脑血管疾病的后遗症，吞咽障碍可导致营养摄入不良，容易出现脱水现象。

（2）为了不降低药效，要提醒患者在服用抗凝药物（Warfarin）时避免食用富含维生素 K 的食物（纳豆、小球藻、青汁等），在服用钙拮抗剂时，避免食用西柚汁等。

预防

预防低营养状态、禁烟、改善生活习惯。

营养评估

对体重变化、体脂肪量、肌肉量、浮肿、人血清白蛋白（Alb）、转化蛋白质（RTP）、血脂、营养素摄取量、血压、血糖等进行评估。发病后除了上述各项，还需排查是否有意识障碍、中风等，并对吞咽功能和摄取功能进行评估。

三、缺血性心脏病

关于缺血性心脏病

因冠状动脉的器质性变化或痉挛性收缩导致血管腔狭窄，进而使血流减缓，出现心肌细胞缺血的状态。因缺血而出现的大范围心肌细胞坏死被称为心肌梗死；暂时性心肌缺血被称为心绞痛，属于心肌梗死的前期阶段。

每日营养标准

【一级预防】

能量：参照能量需要量。

蛋白质：参照营养摄入标准。

脂质：不超过总能量的 20%～30%。

胆固醇：不超过 300 mg。

饱和脂肪酸（S）：单不饱和脂肪酸（M）：多不饱和脂肪酸（P）= 3：4：3。

碳水化合物：占总能量的50%~60%。

食盐：限制在6 g以内。

维生素和矿物质：参照营养摄入标准。

膳食纤维：20~25 g。

酒精(乙醇换算)：男性20~30 mL；女性10~20 mL。

【二级预防】

能量：与一级预防相同(BMI保持在18.5~24.9 kg/m^2)，有糖尿病的患者参照糖尿病饮食标准。

碳水化合物、蛋白质、胆固醇：与一级预防相同。

脂质：限制在总能量的25%以下。饱和脂肪酸的摄入量控制在总能量的7%以下。可摄入多不饱和脂肪酸，尤其是n-3多不饱和脂肪酸。

食盐：控制在6 g以内。

酒精(乙醇换算)：30 mL以内。

★营养治疗原则

均衡摄入适量的能量、蛋白质、脂质、糖质(碳水化合物)、维生素和矿物质对疾病的预防非常必要。发病后在医院开始营养治疗的情况较多，如果发作后可以进食，可从低脂流质饮食→三分粥食→五分粥食→全粥食→普食，逐渐过渡。

(1) 注意不要过多摄入能量，BMI控制在18.5~24.9 kg/m^2。

(2) 足量摄取蛋白质、维生素和矿物质。

(3) 食盐的摄入控制在每日6 g以内。

(4) 限制脂肪，尤其是动物性脂肪的摄入，建议摄入n-3多不饱和脂肪酸。

(5) 控制胆固醇和反式脂肪酸的摄入，以维持LDL胆固醇的正常水平。

(6) 足量摄入膳食纤维。

(7) 摄取抗氧化物质。

(8) 摄取叶酸、维生素 B_{12}、维生素 B_6,减少同型半胱氨酸(专栏⇒P329)的摄入。

(9) 减少饮酒量。

★营养治疗的方法和膳食举例

(1) 高能量饮食容易引起肥胖,还会增加心肌负荷,因此饮食应均衡和适量。

进食八分饱。

细嚼慢咽,一顿饭至少享用 30 min。

三餐均分,如果一餐吃不了的话,可分多餐食用。

(2) 蛋白质、维生素和矿物质的摄入有利于心肌正常工作。

每餐都应摄入大豆制品、鱼、肉等优质蛋白质和蔬菜。

选用瘦肉,避免饱和脂肪酸含量高的肥肉。

鸡蛋的胆固醇含量较高,1 周建议吃 3 个,一次不要超过 1 个。

(3) 为了预防高血压,应严格控盐。参照高血压饮食(1)(⇒P110)。

摄入足量的蔬菜、海藻和少量的水果,以确保每日可摄入 3 500 mg 的钾。

(4) 若餐后血液中的脂肪酸增加,容易引起心律不齐。动物性脂肪会增加 LDL 胆固醇的合成,使动脉硬化。饱和脂肪酸的摄入量应控制在总能量的 7%以下。

选用肉类的瘦肉部分,避免肥膘部分。

植物性油脂的标准摄入量为每日 5 ~ 10 g(1/2 ~ 1 大勺)。

(5) 控制胆固醇含量较高的食品和含有反式脂肪酸的食物。

鸡蛋、鳗鱼、沙丁鱼干、鳕鱼子、肝脏等食物中胆固醇含量较高,应避免过量摄入。

鲕鱼、鲭鱼等深海鱼中富含具有抑制血小板凝集、预防血栓功效的二十二碳六烯酸(DHA)和二十碳五烯酸(EPA),建议每周食用1~2次。

日常饮食中避免食用添加了起酥油、麦淇淋、人造黄油的面包、蛋糕、甜甜圈等西点以及炸薯条、炸鸡块等含有大量反式脂肪酸的食物。

(6) 膳食纤维不仅可降低血中胆固醇含量,还有利于降压。

(7) 摄入有预防动脉硬化功效的抗氧化物质。

摄入富含维生素C、维生素E、硒、β胡萝卜素和多酚的食品。食谱举例:杏仁拌小松菜,炒青菜。

蔬菜和水果中的维生素C加热后会破坏,相比之下红薯等芋薯类中的维生素C加热后损失不大,建议选用。

(8) 摄入叶酸、维生素 B_{12}、维生素 B_6、减少同型半胱氨酸(专栏⇒P329)的摄入。

选用富含叶酸的食品。食品举例:菠菜、蓬蒿、西兰花、大豆等。食谱举例:烤秋刀鱼、芝麻拌菠菜等。选用富含维生素 B_{12} 的食品。食品举例:蚬子、蛤蜊、秋刀鱼、鳎鱼、猪肝等。选用富含维生素 B_6 的食品。食品举例:鲣鱼、金枪鱼、鲑鱼、鸡肉糜、鸡胸肉等。

(9) 酒精会使毛细血管扩张,心跳加快,所以急性期应避免酒精摄入,等状态稳定后,按乙醇换算,男性1日可摄入20~30 mL乙醇(日本酒180 mL、啤酒500 mL、烧酒90 mL、威士忌或白兰地60 mL或红酒200 mL),女性的饮酒量应是男性的一半。

预防

【一级预防】

为防止初次发病,应尽量减少下列的危险因素。

(1) 年龄增长(男性45岁以上、女性55岁以上)。

(2) 有冠状动脉疾病家族史。

（3）抽烟。

（4）脂质代谢异常（高 LDL－胆固醇血症：≥3.64 mmol/L；高三酰甘油血症：≥1.65 mmol/L；低 HDL 胆固醇血症：<1.04 mmol/L）。

（5）高血压（收缩压≥140 mmHg，或者舒张压≥90 mmHg）。

（6）糖耐量异常或糖尿病。

（7）肥胖（BMI≥25 kg/m^2，男性腰围≥85 cm，女性腰围≥90 cm）。

（8）代谢综合征。

（9）CKD。

（10）精神或肉体上的压力。

【二级预防】

心肌梗死后可能会出现再次心肌梗死、心脏骤停、心功能不全死亡等情况，需要提前预防。

【心肌梗死二级预防的摘要表(一般治疗)】

（1）饮食疗法：参照每日的营养标准（⇒P116）。

血压管理：血压目标值为 130/80 mmHg 以下。饮食管理、节制饮酒、适量运动。

糖尿病管理：合并有糖尿病的患者，以糖化血红蛋白（HbA1c）<7.0%为目标，结合体格和身体活动量等因素给出恰当的可摄入的能量，并进行饮食管理。

（2）运动疗法。

每日至少运动 30 min，每周 3～4 次（尽量每日运动）。选择步行、快走、慢跑等有氧运动。

增加日常生活中的身体活动量(通勤步行、做家务等)。

异常检查项目(急性)

血清中的酶活性[AST、ALT、乳酸脱氢酶（LDH）、血清磷酸肌酸激酶（CPK）]升高、白细胞增加、红细胞沉降率加快、心电图异常。

营养评估

对体重变化、体脂量、肌肉量、浮肿、人血清白蛋白(Alb)、转化蛋白质(RTP)、血脂、营养素摄取量、血压、糖尿病、脂质代谢异常、肥胖、肾病等进行评估。急性期会出现伴随心功能不全的浮肿,需留意体重和腰围。发病后,容易受治疗影响陷入低营养状态,所以需要做相关评估,以确保必要的能量和营养素,进行二级预防。

四、充血性心力衰竭

关于充血性心力衰竭

因心肌障碍导致心脏的泵血功能低下,无法向末梢主要脏器输送足够的血液以满足其对氧气的需求,进而使肺、体循环,或者两者都出现淤血,致使日常生活受到影响的状态。

每日营养标准

能量:标准体重(kg)×(25~30)kcal。需要人工呼吸支持或血流动力学不稳定的急性心衰患者(急性期的第1周)需保证70%的必需能量摄入。

蛋白质:标准体重(kg)×(1.2~1.5)g。肾小球滤过率(eGFR)<60 mL/(min · 1.73 m^2),慢性肾病3b期中度肾功能不全时:标准体重(kg)×(0.6~0.8)g。

食盐:重症3 g以下;轻症6 g以下。

钾:参照营养摄入标准(注意血钾水平,预防低钾血症)。

维生素和矿物质:参照营养摄入标准。

如果可以确保循环和利尿稳定的话,则可以经口摄入。

重症心力衰竭会出现因肠道水肿导致食欲下降的现象，当经口摄入少时，可以考虑使用中心静脉营养。在实施中心静脉营养法时，要注意能量的给予从 500 mL 开始，因为能量激增会导致肝功能障碍。

★营养治疗原则

（1）限制食盐的摄入。

（2）控制钾的摄入。

（3）按病情限制水分的摄入。

（4）充分摄入优质蛋白质。

（5）控制脂质，特别是动物性脂肪的摄入。

（6）肥胖患者，选择低能量饮食。

（7）禁酒。

（8）摄入牛磺酸。

（9）摄入钙、镁。

★营养治疗的方法和膳食举例

（1）摄入 1 g 食盐，需要增加 200~300 mL 的体液来稀释，循环血液量的增加会加重心脏的负担，所以要限制食盐的摄入。具体参照高血压(1)(⇒P110)。

使用利尿药时，需要注意防止低钠血症。

（2）伴有全身状态恶化时，钾摄入量减少、尿排出增加，容易引起低钾血症。

建议摄入生蔬菜、水果、海藻类，以及凉拌或水煮深色蔬菜。

相反也会出现血钾上升，当出现高血钾时，需控制生蔬菜、水果和海藻类的摄入。

（3）严重心功能不全并出现稀释性低钠血症时，必须限制水分的摄入。

限制水分摄入时，也要限制食盐的摄入。饮食参照高血压(1)(⇒P110)。

食物中的水分也要计算在内，如牛奶或味噌汤等。

要控制泡饭、粥、面条等水分较多的食品和菜肴的摄入。

(4) 食欲不振或肝功能障碍容易引起低蛋白血症，应充分摄入富含优质蛋白质的蛋和鱼等食物，以及维生素和矿物质。

采用蒸煮等使食物容易消化的烹调方式。

使用冰沙、玉子豆腐等容易吞咽的食物。

少食多餐，每日 5~6 次。

油炸食物或竹笋等口感较硬的食物宜切小、剁碎食用。

(5) 脂质代谢异常和动脉硬化有关，需要限制脂质的摄入。

畜肉类选用精瘦肉。

烹调时使用植物油，每日 10 g 左右(一大勺)。

鱼油中富含具有抗动脉硬化、抗炎、抑制炎性细胞因子作用的 ω-3 多不饱和脂肪酸中的 EPA 和 DHA，如青鱼等，可多选用。

(6) BMI 超过 30 kg/m^2 者需减肥，参照肥胖症(2)(⇒P87)。

(7) 酒精会使毛细血管扩张并引起充血，应避免饮用。

酒精性心肌病的患者应禁酒。

(8) 牛磺酸可以增强心肌的收缩力，防止出现淤血。

可以食用海螺、小鲍鱼、扇贝等富含牛磺酸的食物。

(9) 均衡摄入钙和镁可防止动脉硬化。

可以食用芝麻、杏仁、腰果等种子果实类和海苔、羊栖菜、海带等海藻类食物。

并发症

会出现肺水肿、浮肿、少尿等症状，另外，循环系统障碍会引发全身脏器功能障碍。

预防

加强生活习惯方面的管理,禁烟、合理饮食、适当运动的同时,持续配合治疗,按医嘱服药。高血压患者要改善和预防肥胖和糖尿病,有冠状动脉疾病的患者要注意心血管方面的饮食控制。

营养评估

心功能不全会出现呼吸困难,使饮食摄入量降低,而低蛋白血症又会使胸水、浮肿更加严重。食欲不振还会使肠管浮肿,造成肠管供血不足。此时应设法提高进食量,适当放宽控盐,优先考虑口味嗜好。对饮用水、药水和餐食中的汤水包含在内的水分摄入量进行调整。需要对营养素摄取量、体重、体脂量、肌肉量、浮肿、人血清白蛋白(Alb)、前蛋白(PA)、心功能分级(NYHA)进行评估。如果6个月体重减少6%以上,则需怀疑心源性恶病质,并积极进行营养补给。

五、动脉硬化

关于动脉硬化

动脉壁肥大、增厚、硬化造成管腔狭窄,使血液流动量减少而出现的病变的总称。动脉硬化分成动脉粥样硬化、细小动脉硬化和中层硬化。

每日营养标准

参照脂质代谢异常症(⇒P94)。

胆固醇<200 mg。

★营养治疗原则

(1) 限制能量的摄入。

(2) 限制食盐的摄入。

(3) 限制脂肪的摄入。

(4) 将胆固醇的摄入量控制在每日 200 mg 以内。

(5) 控制甜食和酒精的摄入。

(6) 摄入抗氧化物质。

(7) 摄入膳食纤维。

★营养治疗的方法和膳食举例

(1) 由于动脉硬化的危险因子(肥胖、高血压、高血糖等)常由饮食过度引起,所以需要限制能量的摄入。参照肥胖症(2)(⇒P87)。

(2) 限制食盐的摄入,以预防动脉硬化的危险因子之一高血压。参照高血压(1)(⇒P110)。

(3) 动物性脂肪含有较多的饱和脂肪酸,会引起血液中胆固醇或三酰甘油的升高,加重动脉硬化程度。

烹调选用植物油,10~20 g/d(一大勺),用油较多的菜肴每日控制在 1~2 个。

冰激凌等加工食品中的棕榈油和椰子油饱和脂肪酸较高,应避免食用。

鱼和畜肉的食用次数均分,其中鱼的食用次数可多一些。富含 DHA、EPA 的鱼每周食用 1~2 次。

使用富含 α 亚麻酸的紫苏籽油、苏子油。

畜肉类避免五花肉等脂肪较多的肉,建议选择里脊或腿肉。

(4) 为了防止胆固醇在动脉内壁沉积而引起管腔狭窄,应限制胆固醇的摄入。

控制鱼的内脏、肝脏等高胆固醇食物的摄入。

鸡蛋每周控制在 3 个左右,1 次不超过 1 个。

注意点心或加工食品中的鸡蛋用量。

(5) 甜点、酒精在体内会合成三酰甘油,导致肥胖、脂质代谢异常、血糖控制不良、尿酸排泄减少。

尽量避免甜点类食物。

限制酒精(不超过 200 kcal/d)。

(6) 在动脉硬化初期,抑制低密度脂蛋白(LDL)的氧化,防止胆固醇在动脉壁沉积。

摄入维生素 A、维生素 C、维生素 E 和 β 胡萝卜素,维生素 C 可强化维生素 E 的作用,宜一起服用。

摄入硒和大豆皂苷、儿茶素、芝麻素酚等多酚。

(7) 果胶、瓜尔豆胶等水溶性膳食纤维可以降低胆固醇。

摄入富含水溶性膳食纤维的水果、海藻类等食物。

使用瓜尔豆胶制品等膳食纤维食品。

食用添加了魔芋、葡甘露聚糖的点心或饮料。

可利用含有难消化性糊精的饮料。膳食举例:就餐时可饮用添加了膳食纤维的绿茶(1 包 6 g)。

并发症

冠心病、心肌梗死、脑梗死、脑出血等。

预防

高低密度脂蛋白(LDL)血症是动脉硬化最重要的致病因子,此外还有高血压、糖尿病、抽烟、家族史、低高密度脂蛋白血症、男性、年龄增加等因子。为了预防动脉硬化,要努力减少上述致病因子,增加运动,改善生活习惯。

营养评估

对营养素的摄取量、营养素的均衡、体重、血糖值、血清脂质、血压、有无酮体、人血清白蛋白(Alb)、转化蛋白质(RTP)、体脂量、肌肉量、去脂体重等进行测定并进行评估,以求改善。

六、代谢综合征

关于代谢综合征

以内脏脂肪的蓄积为基础，出现的胰岛素抵抗。随着内脏脂肪的蓄积，脂肪细胞因子发生异常，进而出现了糖代谢异常、脂质代谢异常、高血压等疾病的症状，动脉硬化的危险因子不断增加。

代谢综合征的诊断标准（表1－4－1）

表1－4－1　代谢综合征的诊断标准

内脏脂肪（腹腔内脂肪）蓄积
腰围男性≥85 cm 女性≥90 cm （内脏脂肪面积男女均为 $100\ cm^2$）
满足以上项目基础上，至少符合下面的2项
高三酰甘油血症≥1.65 mmol/L和/或低HDL－胆固醇<1.04 mmol/L（不分男女） 收缩压≥130 mmHg和/或舒张压≥85 mmHg 空腹血糖≥6.1 mmol/L

注：［1］最好执行CT扫描等测量内脏脂肪含量的检查。

［2］腰围测量选择站立位、轻呼气、经肚脐1周。脂肪蓄积明显，肚脐位置偏下时，以肋骨下沿与髂前上棘连线的中点为高度进行测量。

［3］被确诊为代谢综合征时，建议口服葡萄糖耐量试验（OGTT），但并非必要诊断。

［4］在接受针对高TG血症、低HDL－C血症、高血压、糖尿病的药物治疗时，检查项目均已包含。

［5］糖尿病、高胆固醇血症包含在代谢综合征的诊断内。

［代谢综合征诊断基准检讨委员会，代谢综合征的定义和诊断基准，日本内科学会杂志，2005，94（4）：794－809］

代谢综合征的管理

限制能量摄入过剩、增加身体活动量等，通过改善生活方式可以减少内脏脂肪。

营养治疗原则

参照动脉硬化（⇒P123）。

营养评估

参照动脉硬化（⇒P125）。

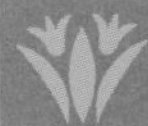

第五章　泌尿系统疾病

一、急性肾衰竭与急性肾损伤

关于急性肾衰竭与急性肾损伤

肾功能在短时间内急剧降低，无法维持内环境稳定的状态被称为急性肾衰竭。急性肾衰竭（ARF）见于因尿毒症引起的代谢物蓄积、代谢性酸中毒、胰岛素抵抗、胰高血糖素或皮质醇增加，出现蛋白质、能量和糖脂代谢异常，而急性肾损伤（AKI），不仅包含了急性肾衰竭（ARF），还将以早期发现肾损伤、及时进行干预治疗为目的的轻症也列入了其中。

KDIGO 诊疗指南推荐的 AKI 诊断标准和疾病分期（表 1－5－1）

表 1－5－1　AKI 诊断标准和疾病分期

定义	（1）血清肌酐（SCr）绝对值≥26.52 mmol/L（48 h 内）； （2）SCr 是基础值 1.5 倍（7 日内）； （3）尿量<0.5 mL/（kg・h），且持续 6 h 以上	
	SCr 标准	尿量标准
1 期	SCr 绝对值≥26.52 mmol/L 或 SCr 是基础值的 1.5～1.9 倍	<0.5 mL/（kg・h） （≥6 h）
2 期	SCr 是基础值的 2.0～2.9 倍	<0.5 mL/（kg・h） （≥12 h）
3 期	SCr 是基础值的 3.0 倍 或升高至≥353.6 mmol/L 或开始肾脏替代治疗	<0.5 mL/（kg・h） ≥24 h 或无尿≥12 h

注：符合定义中的任意一种情况即可诊断为 AKI。根据 SCr 和尿量进行分期时，采用严重程度高的那个。

［KDIGO AKI Work Group. KDIGO clinical practice guideline for acute kidney injury. Kidney Int(suppl). 2012, 17, 1－138］

每日营养标准

【急性肾衰竭的营养治疗】(表1-5-2)

表1-5-2 急性肾衰竭的营养治疗

总能量 [kcal/(kg·d)]	蛋白质 [g/(kg·d)]	食盐 (g/d)	脂质 (g/d)
20~30	保守疗法：0.6~0.8(最大不超过1.0)； 透析疗法：1.0~1.5； 持续透析、蛋白质分解代谢高度亢进：最大不超过1.7	3~6	0.8~1.2 (最大不超过1.5)

[AKI(急性肾损伤)诊断指南作成委员会,摘自AKI(急性肾损伤)诊断指南2016,东京医学社,2016,52]

(1) 保守治疗期(发病早期及少尿期)：为了预防分解代谢亢进,每日需给予20~30 kcal/kg的能量。能量摄入以糖类和脂质为主,蛋白质控制在0.6 g/(kg·d)。

(2) 透析期：没有尿毒症但水、电解质代谢出现紊乱时,需要进行透析治疗直至可以正常排尿。由于透析会使蛋白质流失,在此治疗期间蛋白质的摄入量应控制在1.0/(kg·d)。另外,水溶性维生素也容易流失,需要予以及时补充。同时,需要注意防止脂溶性维生素中的维生素A或维生素D过剩。

(3) 利尿期：由于肾小管的重吸收功能下降,需要充分补充水、钠和钾。此阶段的能量、蛋白质摄入应逐步接近正常水平。

★营养治疗原则

(1) 充分补充能量。

(2) 根据疾病分期,不同程度限制蛋白质的摄入。

(3) 限制食盐。

(4) 按疾病分期不同程度控制水分和电解质。

(5) 消化道症状严重时,选用中心静脉营养补充营养。

★营养治疗的方法和膳食举例

(1) 确保足够能量,以防止蛋白质分解代谢。

肠内营养制剂选择蛋白质比例为 12%~20% 的肾功能不全型肠内制剂。

可利用特殊医学用途食品(低蛋白质高能量食品)(⇒P217)。

食品举例:饴糖(甜味是砂糖的 1/5,25 g 约 100 kcal)可放在红茶等饮品中。可将マクトンゼロパウダー®[1][油脂为中链脂肪酸(MCT),用量多一些也不会油腻。15 g 约 100 kcal]加入炖菜中使用。

使用米饭、芋薯类、砂糖等碳水化合物含量高的食品,以及人造黄油、植物油等油脂。

使用果冻、米粉糕、粽子等蛋白质较少、能量较高的点心(每日可组合摄入 100 kcal 或 200 kcal)。避免食用加了较多鸡蛋或乳制品的点心。由点心提供的蛋白质每日应控制在 3 g 以内。糖尿病患者应避免甜点心,可使用油脂类或淀粉制品。食物举例:米粉糕 50 g(能量 92 kcal、蛋白质 0.6 g)、果汁软糖 30 g(能量 98 kcal、蛋白质 0.7 g)。

(2) 为了抑制蛋白质分解产物的增加,建议选择鸡蛋、肉类、鱼类等优质蛋白质来源的食物。

受蛋白质摄入限制,荤菜宜减少到通常食量的 1/2。

西蓝花、豆芽菜、菠菜、竹笋等植物蛋白质较多的蔬菜不宜大量食用。

芋薯类每日不超过 50 g(土豆约 1/2 个),糖类含量较高的豆类,每日不超过 10 g(扁豆约 12 粒)。

(3) 患者容易出现高血压和水肿,需限制食盐的摄入。参照高血压(⇒P110)。

（4）当1日的尿量在1 000 mL以下时，应限制水分的摄入。

限制食物中的水分和烹调用水。尽可能通过直接喝水的方式补水，使患者更有满足感。参照血液透析法(4)(⇒P149)。

会出现蛋白质分解代谢亢进、血钾快速上升，另外无透析治疗，容易引起高钾血症，所以需控制蔬菜和水果等摄入。参照慢性肾衰竭饮食(5)(⇒P141)。

（5）消化器官重症时，可使用果冻、水果冰沙等高能量的食物，同时并用肠内营养或肠外营养。

透析适用标准

急性肾衰会出现血尿素氮(BUN)、血钾的急速升高，此时适合选择透析。脑病、脑出血倾向、肺水肿、连续3日少尿或无尿、1日体重增加2 kg以上、血尿素氮超过28.55 mmol/L、钾超过6 mmol/L、肌酐(Cr)超过618.8 μmol/L、碳酸氢根(HCO_3^-)低于15 mmol/L等情况是适用透析的标准。

预防

避免过度运动或劳动，预防感染。

营养评估

随着蛋白质分解状态的加重，多处脏器会出现损伤，需确认是否有脏器出现功能不全。急性肾衰会使代谢产生动态变化，应根据病情不同调整能量和蛋白质的平衡。除了用间接测热法测定必需能量，了解血糖值、血尿素氮之外，还要考虑肝功能不全并发症的可能，检查动脉血中的肌酐体积比，血氨浓度，并对蛋白质、氮平衡、电解质、维生素等进行定期监测。

注释

[1] 原料为中链脂肪酸的粉末油脂，可作为能量补充。

二、慢性肾脏病

关于慢性肾脏病

慢性肾脏病是IgA肾病、糖尿病肾病、多发性肾囊肿、高血压引起的肾硬化症等肾脏疾病，在年龄增长或其他疾病等多种因素影响下出现的持续慢性肾功能障碍。慢性肾脏病可发展成终末期肾衰竭(ESKD)。慢性肾脏病也是引起心肌梗死、脑卒中、心血管疾病(CVD)的危险因子。

慢性肾脏病(chronic kidney disease, CKD)的定义

(1) 通过尿液、影像学、血液、病理学检查明确了肾功能损伤的存在，尤其出现尿蛋白/肌酐比值超过0.5 g/gCr的蛋白尿(尿白蛋白/肌酐比值30 mg/gCr以上的白蛋白尿)。

(2) GFR<60 mL/(min · 1.73 m^2)。上述两种情况中任意一种出现或者同时出现持续时间3个月以上的状态。

【CKD的疾病分期】(表1-5-3)

表1-5-3 CKD的疾病分期

原发疾病	蛋白尿分期	A1	A2	A3
糖尿病	尿白蛋白定量(mg/d)	正常	微量白蛋白尿	显性白蛋白尿
	尿白蛋白/肌酐比值(mg/gCr)	<30	30~299	>300

续　表

<table>
<tr><th colspan="2">原发疾病</th><th colspan="2">蛋白尿分期</th><th>A1</th><th>A2</th><th>A3</th></tr>
<tr><td colspan="2" rowspan="2">高血压、肾炎、多发性肾囊肿、肾移植、不明原因、其他</td><td colspan="2">尿蛋白定量(g/d)</td><td>正常</td><td>微量蛋白尿</td><td>高度蛋白尿</td></tr>
<tr><td colspan="2">尿蛋白/肌酐比值(g/gCr)</td><td><0.15</td><td>0.15～0.49</td><td>>0.5</td></tr>
<tr><td rowspan="7">GFR 分期[mL/(min·1.73 m²)]</td><td>G1</td><td>正常或高值</td><td>≥90</td><td>绿</td><td>黄</td><td>橙</td></tr>
<tr><td>G2</td><td>正常或轻度降低</td><td>60～89</td><td>绿</td><td>黄</td><td>橙</td></tr>
<tr><td>G3a</td><td>轻度～中度降低</td><td>45～59</td><td>黄</td><td>橙</td><td>红</td></tr>
<tr><td>G3b</td><td>中度～重度降低</td><td>30～44</td><td>橙</td><td>红</td><td>红</td></tr>
<tr><td>G4</td><td>重度降低</td><td>15～29</td><td>红</td><td>红</td><td>红</td></tr>
<tr><td>G5</td><td>终末期肾衰竭(ESKD)</td><td><15</td><td>红</td><td>红</td><td>红</td></tr>
</table>

注：疾病分期需根据原发疾病、GFR 大小和蛋白尿程度综合评价。CKD 分期按照绿、黄、橙、红的颜色顺序代表引起死亡、终末期肾衰竭、继发心血管死亡风险不断增加。

［基于 KDIGO CKD guideline 2012 改编成日本人适用标准(日本肾脏学会编，摘自 CKD 诊疗指南，2012.3)］

每日营养标准

参照 CKD 分期营养治疗标准(⇒P134)。

★营养治疗原则

根据 CKD 疾病分期，选择与之相适应的饮食治疗。

(1) 根据病情限制食盐摄入。

(2) 根据肾功能情况，限制蛋白质摄入。

1、2期，蛋白质不宜超过1.3 g/(kg·d)，避免过量摄入。

【CKD分期营养治疗标准】(表1－5－4)

表1－5－4 CKD分期营养治疗标准

<table>
<tr><th>分期
{GFR[mL/(min·1.73 m^2)]}</th><th>能量
[kcal/(kg·d)]</th><th>蛋白质
[g/(kg·d)]</th><th>食盐
(g/d)</th><th>钾
(mg/d)</th></tr>
<tr><td>1期(GFR≥90)</td><td rowspan="6">25～35</td><td rowspan="2">不过量摄入</td><td rowspan="6">≥3
<6</td><td rowspan="3">无限制</td></tr>
<tr><td>2期(GFR60～89)</td></tr>
<tr><td>3a期(GFR45～59)</td><td>0.8～1.0</td></tr>
<tr><td>3b期(GFR30～44)</td><td>0.6～0.8</td><td>≤2 000</td></tr>
<tr><td>4期(GFR15～29)</td><td>0.6～0.8</td><td>≤1 500</td></tr>
<tr><td rowspan="2">5期(GFR<15)
5D(透析治疗)</td><td>0.6～0.8</td><td>≤1 500</td></tr>
<tr><td colspan="4">参见表1－5－6</td></tr>
</table>

注：[1] 为了计算合适的能量和营养素摄入量，需参考并发症(糖尿病、肥胖等)的指南并结合患者病情进行调整。因性别、年龄、身体活动程度等不同而不同。

[2] 使用标准体重(BMI＝22 kg/m^2)进行计算。

(日本肾脏学会编，针对慢性肾病的营养治疗标准2014年版，东京医学社，2014.2)

(1) 充分摄入能量。

合并肥胖(20～25 kcal)或糖尿病时，需考虑性别、年龄、肥胖程度、身体活动量、血糖值、并发症等因素。

(2) 食盐摄入量原则上不超过6 g/d。

在无高血压或体液量增加的1、2期，营养摄入以预防病情恶化为标准，男女患者食盐摄入量均需控制在6 g/d以内。

（3）限制钾的摄入。

使用利尿剂、异位肾上腺激素等药物时，需注意低钾血症。

（4）限制磷的摄入。

（5）脂肪摄入参照营养摄入标准，根据疾病分期调整脂肪的品质。

（6）日常饮酒不过量。

★营养治疗的方法和膳食举例

（1）限制食盐，以预防或缓和肾功能低下（GFR 降低）引起的高血压、水肿。参照高血压（1）（⇒P110）。

（2）蛋白质过量摄入易引起肾功能恶化。

避免使用加工食品，选择优质蛋白来源的蛋、肉、鱼类。参照慢性肾衰竭（1）（⇒P140）。

（3）限制蛋白质摄入以维持肾功能、改善预后的同时，需要充分保证足够的能量摄入。参照慢性肾衰竭（2）（⇒P140）。

推荐能量摄入 25～30 kcal/（kg · d），观察体重变化并适时调整至适宜的能量。

（4）过量摄入食盐易使细胞外液量增加、血压升高，致肾功能下降。限制食盐摄入，以预防高血压和蛋白尿，预防心血管疾病（CVD）。参照高血压（1）（⇒P110）。

（5）高钾血症可能引起心律失常导致猝死，需控制高钾食物（⇒P476）的摄入。参照慢性肾衰竭（5）（⇒P141）。

（6）并发高磷血症时，应控制高磷食品（⇒P473）的摄入。参照血液透析疗法（6）（⇒P149）。

限制蛋白质摄入的同时，也要限制磷的摄入。

控制芝士、动物肝脏、西太公鱼等磷含量高的食品。

避免无机磷含量高的加工食品、方便食品、饮料等。

可利用磷/蛋白质比值低的食品。

【食品中的磷/蛋白质比值(mg/g)】(表1-5-5)

表1-5-5 食品中的磷/蛋白质比值(mg/g)

<5	5~10	10~15	15~25	25<
蛋白、鸡肉末	鸡腿肉、鸡胸肉、牛腿肉、牛肩里脊肉、猪里脊肉、猪腿肉、碱面条、汉堡牛肉饼	金枪鱼(红肉)、鲣鱼、鲑鱼、纳豆、油炸豆腐、鸡蛋全蛋、维也纳香肠、米饭、豆奶	荞麦面条、绢豆腐、鱼肉肠、里脊火腿、酸奶(加糖)	酸奶(无糖)、牛奶、加工干酪

[文部科学省科学技术与学术审议会资料分科会报告,按日本食品标准成分表2015(7订)计算]

(1) 1、2期患者脂肪摄入量应与正常人相同,即脂肪占总能量的20%~25%,以预防动脉硬化。参照脂质代谢异常症(⇒P94);3、4期因限制了蛋白质的摄入,脂肪占比相应增加,但建议使用富含单不饱和脂肪酸的油酸,参见附录一(⇒P460),以及富含α亚麻酸和EPA、DHA的n-3系多不饱和脂肪酸食品,参见附录一(⇒P460-461)。

(2) 过量饮酒不利于预后,男性不宜超过180 mL/d日本酒。

并发高尿酸血症时,应限制日常饮酒。

注意事项

糖尿病肾病的营养治疗标准是基于白蛋白尿的疾病分期,与基于GFR的CKD分期大致一致。但肾功能正常的显性白蛋白尿与肾功能低下的正常或微量白蛋白尿,这两种情况的治疗标准不同,需根据疾病状态和病程经过进行研究调整。

【合并肌少症、虚弱的高龄患者】

为避免出现PEW(专栏⇒P138)导致预后恶化,不限制蛋白质摄入，而是推进以减盐为核心的营养管理。根据患者进食量，若出现碳酸氢根离子浓度降低、血清钾、磷、尿素氮等升高、代谢异常，则需调整蛋白质的摄入量。

【75 岁以上高龄 CKD 患者蛋白质目标摄入量】(图 1-5-1)

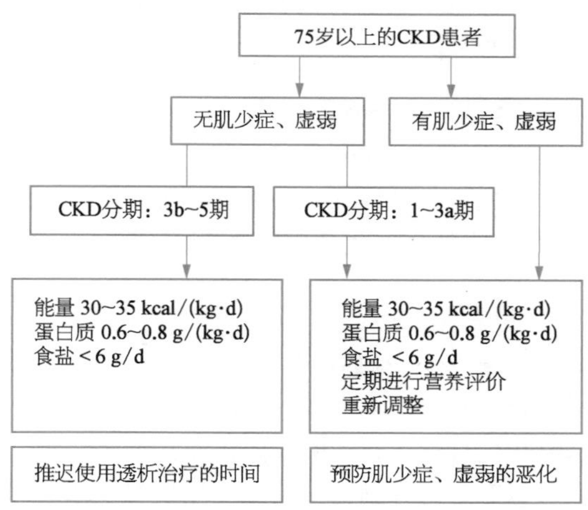

图 1-5-1　75 岁以上高龄 CKD 患者蛋白质目标摄入量

并发症

糖尿病、肥胖、高血压引起的肾功能低下，甚至出现尿毒症。

预防

避免激烈运动或劳动。注意保暖，防止感冒。为了预防动脉硬化，LDL-胆固醇(低于)应控制在 3.12 mmol/L 以下；为了预防 CKD 进展，合并糖尿病时，血压应控制在 130/80 mmHg 以下；无糖尿病时，蛋白尿 A1 期应控制在 140/90 mmHg 以下，A2、A3 期在 130/80 mmHg 以下。但是，无论是否合并糖尿病，也无论 CKD 处于哪个分期，收缩压均不得低于 100 mmHg。针对贫血，血红蛋白（Hb）的目标值应为 100～120 g/L。为了降低死亡风险和抑制 CKD 并发症的发生，血清钾应控制在 4.0～5.4 mmol/L。75 岁以上合并糖尿病患者，HbA1c 值以低于 8.0%（下限 7.0%）为目标。

异常检查项目

肾小球滤过率（GFR）、肾血流量（RPF）低下。钾、血清肌酐（Cr）、血尿素氮（BUN）升高。肌酐清除率（Ccr）低下。代谢性酸中毒、电解质异常等较显著。

营养评估

对患者的水肿、体脂肪量、肌肉量、能量、蛋白质、食盐、营养素摄入量、体重变化、血清肌酐、血尿素氮、血钾、无机磷（IP）、自觉症状等引起的代谢亢进、病情恶化程度、营养状态进行评估。根据尿中尿素氮（UUN）排泄量，计算蛋白质摄入量。根据 24 h 尿钠排泄量计算食盐摄入量。由于饮食受限容易引起缺铁和肾性贫血，在使用铁剂、红细胞造血刺激因子制剂时，应指导患者如何在限制范围内进行蛋白质的补充和铁的摄入。

专栏　代谢性酸中毒（肾小管性酸中毒）

无论肾小球功能是否正常，肾小管中的碳酸氢根离子（HCO_3^-）不被重吸收，并经尿液过量排出，或者氢离子（H^+）排泄不畅时的状态被称为代谢性酸中毒。作为碱基的 HCO_3^- 持续减少，作为酸的 H^+ 持续增加，身体偏向于酸性，出现酸中毒。为了防止代谢性酸中毒的出现，从 CKD4 期开始增加静脉血气分析检查，当碳酸氢盐低于 21 mmol/L 时，给予碳酸氢钠，碳酸氢钠的量从每日 1.5 g（约 18 mmol）开始。

三、慢性肾衰竭

关于慢性肾衰竭

慢性肾衰竭是缓慢进行性不可逆的肾功能损伤，无法维持正常的体液循环的状态，分为透析治疗前的"代偿期肾功能不全"和透析治疗开始后的"晚期肾功能不全"。出现肾小球滤过率(GFR)缓慢下降，尿素、氮、代谢产物蓄积、食盐、水分等电解质异常，肾素、促红素生成障碍，维生素 D_3 活化障碍等异常。

慢性肾衰竭导入透析治疗的指征

当采取保守治疗肾脏功能仍在恶化，GFR<15 mL/(min · 1.73 m²)时，就有必要进行透析治疗了。透析治疗需要对肾衰竭综合征、日常生活的活动性、营养状态等进行综合判断，在确认已经没有其他有效的治疗方法时方可决定采用。

每日营养标准

参照成人 CKD 营养治疗标准的第 5 期(⇒P134)。

透析时，参照血液透析或腹膜透析的营养治疗标准(血液透析疗法⇒P147，腹膜透析疗法⇒P152)。

钙：参照营养摄入标准，但需将磷、钙、甲状腺旁激素(PTH)控制在标准值内，低蛋白血症需对钙的补正值进行评估。

铁、锌、铜：参照推荐量。

水溶性维生素：参照营养摄入标准。

磷：限制摄入。

★营养治疗原则

(1) 根据肾功能状况，限制蛋白质的摄入。

（2）充分补充能量。

（3）根据病情，限制食盐的摄入。

（4）根据病情，限制水分的摄入。

（5）血钾高时，限制钾的摄入。

（6）摄入钙、铁、锌、铜。

（7）摄入水溶性维生素。

（8）限制磷的摄入。

★营养治疗的方法和膳食举例

（1）谷薯类、蔬菜中虽然也含有蛋白质，但利用率很低，而蛋、肉、鱼类等食物则是优质蛋白质来源，建议摄入量占到蛋白质总量的1/2。

主菜量减少到通常的一半。

控制西蓝花、豆芽菜、菠菜、竹笋等植物蛋白质较多的蔬菜的摄入。

芋薯类不超过50 g/d（约半个土豆），糖质较高的豆类不超过10 g/d（扁豆约12粒）。

（2）限制蛋白质摄入时，容易导致能量摄入不足，身体里的蛋白质被分解代谢，容易引起营养不良和尿酸代谢亢进。

充分摄入主食。不同的主食食物，蛋白质含量各不同，可根据蛋白质含量进行食品交换。与面包等面粉制品相比，稻米中的蛋白质较少，因此建议稻米摄入每日不少于2次。

食品举例：4 g蛋白质的主食（按食品交换份原则）=150 g米饭（约1小碗）+45 g切片面包（半片4枚切[1]）。

人造奶油、蛋黄酱、色拉酱、植物油等油脂类摄入30～40 g/d（3～4大勺）。

点心（每日100 kcal或200 kcal的组合），避免食用加了较多鸡蛋或乳制品的点心，点心提供的蛋白质每日不超过3 g。糖尿病患者应避免甜点，可食用油脂类或淀粉类制品。

可利用淀粉食品。如用粉丝、マロニー[2]做成的色拉或醋拌菜；用土豆淀粉或葛根粉做成面饼，浇上姜汁或蜂蜜做成点心。

利用特殊医学用途配方食品（低蛋白质高能量食品）（⇒P217）。

食品举例：饴糖（甜味约为砂糖的 1/5，25 g 约 100 kcal）可放在红茶等饮品中。可使用加了中链脂肪酸（MCT）的食品，多用也不会油腻。15 g 约 100 kcal，可加在炖菜中使用。

（3）避免含盐量高的食品（参见附录），清淡饮食。参照高血压（1）（⇒P110）。

（4）如需限制水分摄入，除了直接饮用的茶水外，食物本身含有的水分、烹调用水以及酒也要计算在内。参照血液透析疗法（4）（⇒P149）。

（5）如需限制钾摄入，应控制含钾量高的食物的摄入，烹饪前先对蔬菜、芋薯类预处理一下（如：焯水），可降低钾含量。

咖啡、红茶控制在每日 1 杯。茶类应避免抹茶、玉露绿茶以及冲得比较淡的一番茶[3]。

海带、裙带菜等海藻类最多每周 1 次。

水果及罐头水果提供的钾应限制在 100 mg/d 以下。

食物举例：香蕉约 30 g（连皮约 40 g，约 1/3 根小支）；苹果约 90 g（连皮带芯约 100 g，约 1/4 个中等大小）。

食材预处理（用大量的水将薯类、蔬菜焯烫后捞出，焯烫用水倒掉；用于沙拉的蔬菜，切成细丝后用流水冲浸 1 h）。

使用肾病饮食疗法中的肾病食品交换份表更易操作和管理。

（6）低蛋白质饮食容易缺乏钙、铁、锌、铜。建议在许可的食物范围内选用富含钙、铁、锌、铜的食物，参见附录一(⇒P471－479),利用钙剂、铁剂、特殊医学用途配方食品(钙强化食品)。注意不要过多食用乳制品、动物肝脏等磷含量较高的食物。

(7) 摄入水溶性维生素。

利用维生素制剂、复合维生素B制剂、特殊医学用途配方食品(维生素和矿物质强化食品)(⇒P219)。

(8) 高磷血症会导致肾功能恶化,所以需要限制磷的摄入。参照血液透析疗法(6)(⇒P149)。

营养管理控制指标

【BUN/Cr比的标准值】

比值在10以上时,有可能是蛋白质摄入过多、消化道出血、脱水、休克等;比值在10以下时,有可能是蛋白质摄入不足、重症肝功能不全。

【由尿素氮计算蛋白质摄入量(Maroni公式)】

蛋白质摄入量(g/d)=[尿素氮排泄量(g/L)×1日尿量(L)+0.031×现体重(kg)]×6.25

【1日食盐摄入量的计算公式】

1日食盐摄入量(g/d)=储尿中Na浓度(mmol/L)×储尿量(L/d)÷17

注意事项

降压药、血管紧张素转化酶(ACE)抑制剂,Furosemide等利尿药的副作用有可能引发低钠血症、低钙血症或者高钙血症,需引起注意。另外,随着锌的排泄增加,会出现缺锌引起的味觉异常,可以考虑摄入含锌量较高的食品(参见附录),或者锌制剂。

并发症

透析导入前或透析不足时会出现尿毒症症状,往往会先出现食欲不振、倦怠感，甚至有可能引发急性心衰。

异常检查项目（尿毒症期）

少尿或无尿；血钾、肌酐（Cr）、血尿素氮（BUN）增加、出现代谢性淀粉样变性（amyloidosis）、尿毒症症状、血压升高；红细胞减少。

营养评估

为了确认体内蛋白质是否有分解亢进，蛋白质限制是否安全实施，需要对人血清白蛋白（Alb）、转化蛋白质（RTP）、总胆固醇（TC）、肌酐、血中尿素氮、氮平衡进行评估。从而对蛋白质和能量的摄入是否足够、类固醇疗法是否需要实施，以及氨基酸比分和食品的消化吸收率进行分析考量。

专栏　蛋白质能量消耗（protein-energy wasting，PEW），衰弱（frail）

在 CKD 中，受多种因素（尿毒素蓄积、代谢亢进、炎症、氧化应激、胰岛素抵抗等）的影响，出现身体蛋白质流失和能量来源减少，这种 CKD 的营养障碍称为 PEW。

衰弱是指多个身体功能（身体能力、移动能力、平衡能力、持久力、营养状态、活动性、认知功能、心情）出现障碍时，从应激状态中恢复的能力或抵抗力降低，应对有害风险的能力表现虚弱的生理综合征。肌少症时，肌肉量、肌力、身体功能出现下降，PEW 时，营养状态恶化。与肌少症和 PEW 不同，衰弱不仅表现在肌肉量和营养状态方面，还表现在其他各类身体和心理方面（移动能力、平衡运动处置能力、认知功能、持久力、活力降低，疲倦感、大小便失禁、服药等）。

注释

［1］　将 350~400 g 的吐司面包切成 4 片，每片约 30 mm 厚。

[2] 日本市售的用土豆或玉米为原料做成的粉丝。

[3] 用当年产的第一批新芽制成的茶叶。

四、肾病综合征

关于肾病综合征

肾小球功能障碍导致蛋白滤过性亢进引起大量尿蛋白流失并出现低白蛋白血症。蛋白质流失引起的浮肿、脂质代谢异常、血液凝固异常(血栓形成倾向)等症状。肾病综合征包括微小变化型肾病等原发性肾病,以及自身免疫疾病、代谢性疾病、感染等引起的继发性肾病。

成人肾病综合征的诊断标准

(1) 蛋白尿:持续性尿蛋白量超过 3.5 g/d。

(也可用随时尿的尿蛋白/肌酐比在 3.5 g/gCr 以上作为标准)

(2) 低白蛋白血症:人血清白蛋白在 30 g/L 以下。血清总蛋白在 60 g/L 以下时亦可作为参考。

(3) 水肿。

(4) 脂质代谢异常症(高 LDL－C 血症)。

注:① 上述蛋白尿、低白蛋白血症(低蛋白血症)是肾病综合征诊断的必备条件;② 水肿虽不是肾病综合征诊断的必备条件,却是重要条件;③ 脂质代谢异常不是肾病综合征诊断的必备条件;④ 尿液沉渣中有卵圆形脂肪体可以作为本综合征的参考。

每日营养标准

参照慢性肾病 CKD 分期营养治疗标准(⇒P133)。

★营养治疗原则

(1) 肾功能低下时,与疾病分期相对应地限制蛋白质摄入。

微小变化型肾病无须严格限制蛋白质摄入，蛋白质：标准体重(kg)×(1.0～1.1)g；微小变化型以外的肾病综合征，蛋白质：标准体重(kg)×0.8 g。推荐能量摄入：标准体重(kg)×35 kcal。

(2) 充分补充能量。使用类固醇药物时，需限制能量摄入。

(3) 根据水肿或高血压的程度，限制食盐和水分的摄入。

(4) 根据血钾值，增减钾的摄入。

(5) 禁酒。

★营养治疗的方法和膳食举例

(1) 避免蛋白质类加工食品，使用蛋、肉、鱼等优质蛋白质食物。

主菜减少到通常食量的一半。参照慢性肾衰竭(1)(⇒P140)。

(2) 充分摄入能量，以防止蛋白分解代谢亢进引起的低营养状态。

摄入主食、油脂类、点心。参照慢性肾衰竭(2)(⇒P140)。

(3) 避免加工食品，建议清淡饮食。参照高血压(1)(⇒P110)。

执行无盐饮食压力较大，一般以1～2日为宜。

(4) 需要限制钾时，应避免食用含钾多的生蔬菜或水果。参照慢性肾衰竭(5)(⇒P141)。

使用类固醇药物或利尿药时，容易引起低钾血症，此时则需要多摄入含钾高的生蔬菜或水果。

(5) 饮酒不仅会加重高血压和水肿，还会导致进食过量，需避免饮酒。

能量管理可利用肾病食品交换份表。

并发症

长期使用类固醇药物，容易引起肥胖、糖尿病、骨质疏松症、脂质代谢异常症、胃溃疡、十二指肠溃疡。由于存在诱发心血管疾病的高风险，当出现相应并发症时，需参考相应疾病的营养治疗方法并进行个体化调整。

预防

应避免过量饮食或不规律的饮食生活，避免摄入刺激性食物。考虑到长期的预后，宜进行适当的运动。

异常检查项目

尿蛋白、人血清白蛋白（Alb）、水肿、体重变化、总胆固醇（TC）、血压、血糖（使用类固醇药物时，特别需对餐后血糖）、钠、钙、血尿素氮（BUN）、肌酐（Cr）降低。

营养评估

水肿会使患者的日常生活能力（ADL）受限，生活质量（QOL）下降，胸腹水会使呼吸困难进而减弱经口进食量。还会出现易感染状态，蛋白分解代谢亢进，使低营养状态进一步恶化。低白蛋白血症还会使肠道吸收变弱。所以需对体重变化、有无水肿、蛋白尿、营养素摄入量、饮食摄入情况、去脂体重、上臂围（AMC）、血清总蛋白（TP）、转化蛋白质（RTP）、总胆固醇（TC）、三酰甘油（TG）、血红蛋白（Hb）等进行评估。

五、血液透析疗法

关于血液透析疗法

使用人工半透膜，将血液净化后再重新输回体内。

透析疗法可以完成肾功能中调节水和电解质、排泄蛋白质代谢产物或药物的工作，但是不具备调节血压、生成红细胞和活化维生素 D 等功能，因此需要同时给予药物治疗和营养治疗。

每日营养标准

【血液透析时的营养治疗标准】（表 1－5－6）

表 1－5－6　血液透析时的营养治疗标准

能量	蛋白质	食盐	水分	钾	磷
30～35 kcal/kg[1,2]	0.9～1.2 g/kg[1]	<6 g[3]	尽可能地少	2 000 mg 以下	蛋白质(g)× 15 mg 以下

注：[1] 体重基本按照标准体重（BMI＝22 kg/m^2）计算。

[2] 根据不同的性别、年龄、并发症、身体活动水平个性化计算。

[3] 需结合尿量、身体活动水平、体格、营养状态、透析期间体重增加等情况进行适当调整。

（日本肾脏学会，针对慢性肾病营养治疗标准 2014 年版，东京医学社，2014.2）

合并糖尿病时，能量为：25～35 kcal/kg。

★营养治疗原则

预防和改善营养不良，改善水、电解质异常和尿毒症症状，纠正慢性肾病伴有的骨矿物质代谢异常（CKD－MBD）。

（1）使用优质蛋白质食物。

（2）按能量参照推算出的能量需要量应适量摄入。

（3）限制食盐的摄入。

（4）管理水分的摄入与排泄。

（5）血钾高时，限制钾的摄入。

（6）血清磷高时，限制磷的摄入。

★营养治疗的方法和膳食举例

(1) 为了补充透析过程中流失的氨基酸,维持良好的营养状态,需要摄入蛋、肉、鱼等优质蛋白来源的食物。但是蛋白质中磷的含量较高,需注意不要过量摄入。

使用 nPCR 作为蛋白质摄入量的观察指标。

nPCR(标准蛋白质分解率)=[标准体重/(透析时间×10)×(下次透析前 BUN-上次透析后 BUN)+1.2]×9.35。

nPCR 的目标值是 0.9~1.4 g/(kg · d)[糖尿病患者是 0.7 g/(kg · d)以上]。

每餐可选用鱼、肉、蛋和豆制品中的一种食材,不要重复,用量建议: 鱼肉约 70 g,鸡蛋约 50 g(1 个)或豆腐约 100 g 等。

虽然需要限制磷的摄入,但是蛋白质的补充又必不可少,因此建议选用磷/蛋白质比值较低,氨基酸积分较高的鱼和肉类。食品中的磷/蛋白质比参见(⇒P136)。

(2) 由于容易出现尿毒症恶化、营养不良、抵抗力下降,所以需要充分补充能量。若能量摄入不足,构成人体的蛋白质就会作为能量被分解利用,血液中的尿素氮也会随之升高。

充分摄入主食。食物举例: 一餐 180~220 g 米饭(小碗 1.5~2 碗)或 60 g 切片面包(6 枚切[1]面包 1 片)。

摄入油脂类。食物举例: 每日植物油、人造黄油、蛋黄酱、色拉酱等油脂类 20~30 g(2~3 大勺)。

利用点心。

(3) 由于透析治疗无法代偿正常的肾脏功能,所以容易出现水肿或高血压症状。另外,过量摄入食盐会使水分摄入增加,体重增加、血压升高。

避免含盐量高的食物,设法使饮食保持清淡。含盐食物以 1 g 食盐量为单位进行互换。参照高血压(1)

（⇒P110），高盐食品参见附录一（⇒P452）。

（4）当水分无法从肾脏以尿液的形式排泄出来时，饮食中的水分会在体内潴留。而水分潴留会使体重增加，进而引起水肿、血压升高，诱发心功能不全和肺水肿。为了有效进行水分管理，需要使用干体重（DW）这一概念。

当满足以下几个条件时，就是患者既没有水分过量也无水分不足的合理干体重。① 无水肿；② 血压正常；③ 心胸比（CTR）在50%以下，胸部X射线显示无胸水或肺淤血；④ 再增加除水量即会出现血压下降、休克、腹痛等现象。

透析期间体重的增加率应控制在干体重的6%以内。

根据尿量决定水分的摄入量，饮食之外可摄入500～800 mL的水。

因为饮食提供的水分宜为1 000 mL，所以应避免汤汁类，控制粥、炖菜等食物形式。

水果、豆腐、酒等水分多的食物摄入宜少量。

（5）透析治疗无法维持电解质的平衡，容易引起高钾血症，所以原则上应限制钾的摄入。参照慢性肾衰竭（5）（⇒P141）。与肾功能衰竭代偿期相比，血液透析时限制钾摄入通常较缓和。

（6）想通过烹饪来减少磷的摄入是很难实现的，因此需尽可能控制减少涉磷食品的摄入量。

使用生鲜食材，在家烹调。

控制乳制品、蛋类、动物内脏等含磷多的食物（参见附录）。

一般钙含量高的食物磷含量也多，选择P/Ca比2.0以下的食物。食物举例：芝麻、豆腐、油炸豆腐、樱花虾、芝士粉。

控制柳叶鱼、小沙丁鱼、海鳗等可带刺一起食用的鱼

（因为鱼骨里磷含量较高）。

避免选用添加了含磷化合物的肉、鱼等加工食品、腌渍食品、即食方便食品和调味料类。可利用特殊医学用途食品（低磷低钾食品）（⇒P218）。

服用磷、钾结合剂时容易引起便秘，可利用泻药或膳食纤维、双歧杆菌、低聚糖等特殊医学用途食品。

并发症

慢性肾衰竭容易引起贫血、钙代谢异常，造成骨骼病变。

（1）促红素生成障碍和红细胞寿命缩短是引起贫血的主要成因。注射促红素治疗时，需要充分补充营养（蛋白质、铁、叶酸、维生素 B_1）。

（2）肾单位的减少会引起维生素 D 的活性化障碍，继发性甲状旁腺功能亢进会导致骨钙流失，肾脏排泄功能的减弱会使磷蓄积，这些因素最终会造成骨骼的纤维化，所以，应补充活性维生素 D，摘除甲状旁腺，进行磷和钾的营养管理。

（3）活性维生素 D 不足、低钙血症、高磷血症，会使机体表现出继发甲状旁腺功能亢进的症状。为了预防和治疗，需要控制磷的摄入，保证血磷浓度在 1.13~1.94 mmol/L，血钙浓度在 2.1~2.5 mmol/L 的范围。高磷血症时，磷的摄入量应控制在 700 mg/d 以内，同时确保透析量。在肾衰竭恶化时，仅靠饮食管理来控制磷的摄入会比较困难，应考虑增加磷结合剂的使用量。

（4）甲状旁腺激素（PTH）的测量值是甲状旁腺功能的指标，应保证 Intact PTH 在 60~180 pg/mL 的范围。

（5）按 P>Ca>PTH 的血中浓度顺序进行管理。

（6）高磷血症引起的异位钙化，以及与之相关的心血管疾病发病风险会增高。

预防

避免过度劳累、感冒、睡眠不足。血液透析要充分彻底。

导入透析治疗的指征

参照慢性肾衰竭导入透析治疗的指征(⇒P139)。

异常检查项目

体重增加(水肿、血压升高、肺水肿等);肌酐、血尿素氮(BUN)、血清钾、磷、碱性磷酸酶(ALP)升高;长期血液透析引起的钙下降、贫血等。

营养评估

为了确认是否可进行充分的血透,需要通过对体重增加率(相对干体重的比例)低于6%,心胸比(CTR)(50%以上),BUN/Cr比(7~10),人血清白蛋白(Alb)、血清总蛋白(TP)、血清钾、血清磷等进行营养状态的评估。还需要对营养素的摄取量、去脂体重、蛋白分解率(PCR)、主观全面营养评价(SGA)等进行全面评估。

注释

[1] 将350~400 g的吐司面包切成6片,每片约20 mm厚。

专栏 慢性肾病伴骨和矿物质代谢异常(CKD-MBD)

随着血磷的升高,磷利尿因子甲状旁腺激素及成纤维细胞生长因子FGF23分泌增加。透析患者中,受伴有磷排泄障碍的高磷血症和伴有活性维生素D产生低下的低钙血症(肠道的钙吸收能力低下)的影响,PTH的分泌量增加,导致骨和血管等出现异常。这种疾病状态被称为慢性肾病伴骨和矿物质代谢异常(CKD-MBD)。

六、腹膜透析疗法

关于腹膜透析疗法

从腹膜插入导管，将腹膜透析液注入腹腔内进行溶质和水分的交换。有仅在夜间进行的 APD 和 24 h 持续进行的 CAPD 等腹膜透析技术。和血液透析相比，腹膜透析对身体的负担较少，有可能长期维持残存的肾功能。腹膜透析患者容易出现以葡萄糖负荷增加和蛋白质流失为特征的营养障碍。与血液透析相比，腹膜透析易出现水分蓄积。

每日营养标准

【腹膜透析的营养治疗标准】（表 1－5－7）

表 1－5－7　腹膜透析的每日营养标准

能量	蛋白质	食盐	水分	钾	磷
30～35 kcal/kgBW[1-3]	0.9～1.2 g/kgBW	PD 除水量(L)×7.5+尿量(L)×5 g	PD 除水量+尿量	无限制[4]	蛋白质(g)×15 mg 以下

注：[1] 体重基本按照标准体重（BMI＝22 kg/m^2）计算。

[2] 根据不同的性别、年龄、并发症、身体活动水平个性化计算。

[3] 能量需扣除从腹膜吸收的葡萄糖能量。

[4] 高钾血症时，需和血液透析一样进行限制。

（日本肾脏学会，针对慢性肾病营养治疗标准 2014 年版，东京医学社，2014.2）

合并糖尿病时，能量为：25～35 kcal/kg。

★营养治疗原则

（1）从腹膜透析液中吸收的葡萄糖需计算在能量摄

入中。

（2）适量摄入蛋白质。

（3）限制食盐的摄入。

（4）限制水分的摄入。

（5）摄入钾。

（6）限制磷的摄入。

★营养治疗的方法和膳食举例

（1）由于腹膜透析液中含有高浓度的葡萄糖，在计算能量需要量时，需要减去从透析液中吸收的葡萄糖的能量。

根据各类透析液的浓度（1.5%透析液，葡萄糖浓度1.36%，2L 透析液 4 h 吸收约 70 kcal；2.5%透析液，葡萄糖浓度 1.36%，2L 透析液 4 h 吸收约 120 kcal；4.25%透析液，葡萄糖浓度 3.86%，2L 透析液 4 h 吸收约 220 kcal）、透析液用量、透析次数计算吸收的葡萄糖能量，并从总能量需要量中扣除。

碳水化合物，一餐以摄入 150～200 g 左右的米饭为标准。

控制砂糖、蜂蜜等寡糖类、甜点类的摄入。

糖尿病患者需要注意血糖管理。

（2）蛋白质每日损失 5～6 g，需适量摄入蛋白质。

腹膜炎时，蛋白质的丢失会比平时更多，需要足量摄入蛋白质。

1 g 蛋白质含 15～20 mg 磷，摄入应适量。

存在高磷血症风险时，推荐蛋白质摄入量 0.9～1.2 g/（kg · d）。

（3）过量摄入食盐，会使体内水分增加，体重上升，所以需要限制食盐的摄入。参照高血压（1）（⇒P110）。

腹膜透析除水量为 1 L 时，食盐摄入上限为 7.5 g/d，同时实测钠的清除量。

(4) 保证体内出入水量的平衡。根据前一日的尿量和除水量计算饮水量(表 1－5－8)。

表 1－5－8　饮水量的计算

体 内 入 水		体 内 出 水	
饮食中的水分	1 000 mL	CAPD 的除水量	Z mL
代谢水	120 mL/1 000 kcal	尿量	Y mL
饮水摄入量	X mL	大小便等水分	100～200 mL
		汗、皮肤等不感蒸发	700～800 mL
合计	1 200 mL+X mL	合计	Z mL+Y mL+900 mL

注：饮水(X mL)目标量＝900 mL＋前一日的尿量(Y mL)＋CAPD 的除水量(Z mL)－1 200 mL。

饮酒容易引起水分摄入过量和测量操作失误,需适量控制。

(5) CAPD 会使钾持续流失,需适量摄入补充。

摄入生蔬菜、水果和海藻类。但是水果容易使碳水化合物摄入过量,所以水果的摄入量应控制在 100～200 g/d。

(6) 限制磷的摄入。参照血液透析疗法(6)(⇒P149)。

并发症

腹膜炎、包裹性腹膜硬化、导管感染、低钾血症、高钾血症、肥胖、低蛋白血症、高血压、皮肤异常、腰痛、疝气、腹膜腔缺失或腹膜无功能等。

预防

通过营养评价(SGA 等)、身体测量(BMI 等)、体成分分析(DEXA、BIA)、至少每 6 个月进行 1 次生化检查并给予营养评价。饮食参照血液透析疗法(⇒P146)。

适宜透析量可使用尿素清除指数 Kt/V 来计算，总 Kt/V 目标值为 1.7。

导入透析治疗的指征

参照慢性肾衰竭导入透析治疗的指征（⇒P139）。

异常检查项目

体重增加（水肿、血压升高、肺水肿等）；肌酐、血尿素氮（BUN）、磷升高；肌酐清除率（Ccr）下降；血钾升高或低下；贫血等。

营养评估

腹膜透析量可通过每周的尿素清除指数 Kt/V 来评估，通过选择适宜的透析量加上残余的肾功能，Kt/V 的最低值应维持在 1.7。腹膜透析会使葡萄糖负荷增加，进而使血糖和三酰甘油升高，出现低高密度脂蛋白胆固醇血症，以及体脂肪增加、肥胖、心血管系统并发症等风险。进行腹膜透析时，每日会有 10 g 左右的蛋白质通过透析液丢失，所以需根据主观全面评估（SGA）、去脂体重、人血清白蛋白（Alb）、蛋白分解率（PCR）等在内的各项指标对营养状态进行全面评估。

专栏　尿素清除指数（Kt/V）

尿素清除指数（Kt/V）是透析时尿素等小分子代谢废物被清除的指标。K 表示尿素清除率（mL/min），即每分钟尿素被完全净化的体液量（mL），t 表示透析时间（min），V 表示患者的体液总量（mL）。K 和 t 的乘积 Kt 表示在透析时间内尿素被完全净化的体液量（mL），Kt 除以患者的体液总量后的值为 Kt/V。因此，Kt/V 是表示患者体液总量 n 倍的体液量在透析时间内被完全净化的指标，可以通过血尿素氮清除率计算得出。

七、尿路结石

关于尿路结石

尿路结石是尿路里生成结石,引起排尿不畅、细菌感染等各种症状的疾患。

每日营养标准

能量:参照能量需要量。

蛋白质:参照推荐摄入量。动物性蛋白质不超过蛋白质总量的 50%。

脂质:参照推荐摄入量。

碳水化合物:占能量的 50%~70%。

食盐:参照目标量。

钙:参照推荐摄入量。

水分:2 000 mL 以上。

★营养治疗原则

(1) 限制食盐的摄入。

(2) 多摄入水分。

(3) 抑制草酸钙的形成。

(4) 控制嘌呤高的食物的摄入。

(5) 砂糖的摄入每日不超过 20 g。

(6) 不吃夜宵,晚餐不宜太晚。

★营养治疗的方法和膳食举例

(1) 过多摄入食盐会使尿中钙的排泄量减少,是钙结石再发的危险因素之一,需限制食盐的摄入。可参照参考高血压(1)(⇒P110)。

(2) 充分摄入水分可稀释形成结石的物质,促进结石的排出(除了饮食之外,每日应额外补水 2 000 mL 以上,以保证尿量在 2 000 mL 以上)。

睡前喝 2 杯(400 mL)水。

饮料最好选择清淡的茶水,如焙茶[1]和番茶[2]。

避免饮用磷含量高的可乐和运动饮料。

酒精易引起脱水症状,麦芽会促使尿酸过量生成而形成结石,所以啤酒每日不超过 500 mL(中瓶 1 瓶),日本酒不超过 1 合(180 mL),威士忌不超过 60 mL。

(3) 抑制草酸钙的生成。

维生素 C 会促进草酸的形成,需避免过量摄入维生素 C 制剂及富含维生素 C 食物,参照附录一(⇒P470)。

菠菜、紫苏、笋、巧克力、坚果类等食物中草酸含量较高,虽然没有严格的限制,但要注意不要过量摄入。

蔬菜建议焯水、浸泡等处理后再烹饪食用。

过量摄入钙会增加尿液中钙的排泄量。为避免摄入过量,请参照钙的推荐摄入量。

日常饮用绿茶、红茶、咖啡等饮品时需要注意。玉露、抹茶、煎茶中草酸钙较多,番茶中比较少,焙茶中最少。

(4) 过量摄入嘌呤会使血液中的尿酸升高,促使尿酸结石的形成。

需要控制动物肝脏、干货、鱼内脏、鲣鱼、牡蛎、沙丁鱼、大豆、畜肉类等嘌呤含量高的食物的摄入。

酒精饮料中的嘌呤含量也应计算在每餐之内。

(5) 过量摄入砂糖会增加尿中的钙排出量。

咖啡类饮品中所加的糖每日不超过 2 包(1 包 5 g 左右);

甜点类每日不超过 1 份,避免甜果汁和碳酸饮料。

(6) 某一餐饮食过量会使尿中排泄物增多。

晚餐若过量进食,会在睡眠过程中促使排泄物浓缩形成结石,因此三餐要规律、食量要均分。

尿中的排泄物浓度在餐后 2~4 h 达到峰值,晚餐与睡觉时间至少间隔 4 h。

并发症

结石堵塞尿路会引起肾功能障碍，导致肾积水和肾功能不全。

预防

充分摄入水分。纠正肥胖、代谢综合征，改善饮食生活，预防糖尿病、高血压。

营养评估

注意尿中、血中的电解质平衡。通过对电解质平衡、体重变化、血清尿酸值、尿中尿酸排泄量、尿的 pH、血脂、胰岛素分泌能力、内脏脂肪面积等的检测，对脂质代谢、糖代谢、胰岛素抵抗和内脏脂肪蓄积程度作出评估。

注释

[1] 焙茶是日本绿茶的一种，具有独特的香味，汤色呈红褐色，入口清爽，基本无苦涩味，对肠胃的刺激较少，多用于佐餐饮用。

[2] 番茶也是日本的一种绿茶，所用原料多为大茶叶(非嫩芽)，丹宁相对较多，茶味清淡，但略有涩味，属于市售的规格较低的一种茶。

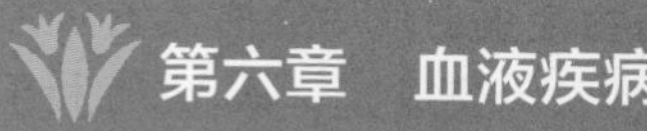

第六章　血液疾病

一、缺铁性贫血

关于缺铁性贫血

血红蛋白的构成成分——铁出现供需失衡，因缺铁导致的小细胞低色素性贫血。

每日营养标准

能量：标准体重的 35 kcal/kg。

蛋白质：1.5 g/kg。

脂质：参照营养摄入标准。

碳水化合物：占总能量的 50%～70%。

食盐：参照目标摄入量。

铁：推荐摄入量～可耐受最高摄入量。附加量（12～19 岁：男性 12 mg、女 15 mg；20～49 岁：男性 10 mg、女性 15 mg；50 岁以上：男性 10 mg、女性 15 mg）。

其他矿物质和维生素：参照营养摄入标准。

★营养治疗原则

（1）补充铁、蛋白质。

（2）摄入维生素 C、动物性蛋白质食品。

（3）摄入酸味浓的食物。

（4）避免阻碍铁吸收的食物。

（5）一日三餐营养素均衡摄入。

（6）利用铁补充剂或特殊医学用途食品。

★营养治疗的方法和膳食举例

肉类、鱼类等动物性食物含有血红素铁（吸收率 10%～30%），蔬菜类食物含有非血红素铁（吸收率 1%～8%）。非血红素铁与血红素铁同时摄入可以促进吸收。

（1）肉类和鱼类等动物性蛋白质中含有具有还原作用的氨基酸，可以使三价铁转换成二价铁，更有利于吸收。

食用铁含量丰富的食物时，比如肝脏烹饪前，可先做去血除腥的预处理；海藻、冻豆腐等可与其他食材一起做成什锦饭、散寿司或油炸做成天妇罗。食谱举例：韭菜炒肝脏、海藻煮豆腐。菜品搭配举例：酱渍萝卜干（铁）+烤鱼（动物性蛋白质）。

（2）维生素 C 可以促进非血红素铁转换成二价铁，更有利于铁吸收，建议两者同时摄入。食谱搭配举例：串烤肝脏+蔬菜沙拉。

利用富含维生素 C 的食物或特殊医学用途食品。

（3）柑橘类等酸味浓的食物可以促进胃酸的分泌，提高铁的吸收。

（4）避免妨碍铁吸收的食物。

丹宁存在于绿茶等食物中，日常饮食需要控制此类食物。

服用铁剂前后 30～60 min，不要饮用茶类。

不要用含钙牛奶送服铁剂，牛奶和芝士可在加餐时食用。

（5）一日三餐营养素均衡摄入。

纠正不良的饮食习惯，不要极端减肥，不要偏食。

每餐的中，作为主菜的鱼、肉、豆制品需搭配蔬菜食用，这样才能使具有造血作用的营养素更好地被吸收利用。

（6）当无法通过饮食提高铁摄取量，难以改善缺铁症状时，可使用铁补充剂或特殊医学用途食品。

根据病情，口服铁剂（成人：铁 50～210 mg/d，分 1～2 次服用）或通过静脉注射补充。

摄入含有造血作用的维生素 B_2、维生素 B_6、维生素

B_{12}、铜、叶酸等营养素的食物。

异常检查项目

红细胞计数、血红蛋白(Hb)、血细胞比容(Ht)减少，红细胞平均体积(MCV)、平均红细胞血红蛋白浓度(MCHC)降低，总铁结合力(TIBC)升高，血清铁蛋白降低，乳铁蛋白饱和度降低。

营养评估

注意尿中和血中的电解质平衡。对检查显示异常的项目进行贫血评估。另外，缺铁性贫血患者中采用极端饮食限制、少食、偏食者较多，需对体重变化、BMI、体脂量、肌肉量、血清总蛋白(TP)、人血清白蛋白(Alb)、血清维生素、血清矿物质进行评估，及时补充营养。

二、巨幼细胞性贫血

关于巨幼细胞性贫血

红细胞成熟前阶段的细胞——幼红细胞分裂障碍，骨髓中出现巨大的幼红细胞(巨幼红细胞)。由于巨幼红细胞 DNA 合成障碍无法顺利形成红细胞，从而引起贫血。原因有维生素 B_{12} 缺乏和叶酸缺乏。巨幼红细胞性贫血好发于胃全切除患者、患有萎缩性胃炎的老年人、经常饮酒者、孕妇等。

每日营养标准

能量：参照能量需要量。

蛋白质：参照推荐摄入量。

脂质：参照营养摄入标准。

碳水化合物：占总能量的 50%~70%。

食盐：参照目标摄入量。

维生素 B_{12}：参照营养摄入标准。

叶酸：240 μg 以上（推荐摄入量~可耐受摄入量）。

铁：推荐摄入量~可耐受摄入量。

其他的维生素和矿物质：参照营养摄入标准。

★营养治疗原则

（1）补充维生素 B_{12}（食物、片剂、肌内注射）。

（2）补充铁和蛋白质。

（3）摄入富含叶酸的食物。

（4）避免偏食。

★营养治疗的方法和膳食举例

（1）摄入红细胞成熟所必需的维生素 B_{12}。富含维生素 B_{12} 的食物有动物肝脏、蚬贝等，参见附录一（⇒P468）。

（2）摄入富含维生素 B_{12} 的食物的同时，补充铁和蛋白质。

动物肝脏经过去血、除臭等预处理后使用。

海藻、冻豆腐等可以和各种食材一起做成什锦饭、散寿司、天妇罗。

鱼介类、肉类和大豆制品或深色蔬菜一起食用。食谱举例：味噌豆腐煮牡蛎、萝卜炖蛤蜊。

利用特殊医学用途食品（铁强化食品）（⇒P219）。

（3）叶酸作为与 DNA 合成有关的辅酶，缺乏时易引起巨幼红细胞性贫血。

摄入坚果类等富含叶酸的食物，参照附录一（⇒P467）。食谱举例：炸牡蛎、花生拌菠菜、牛肉芦笋卷。

使用特殊医学用途食品（维生素和矿物质强化食品）。

（4）偏食易引起叶酸、维生素 B_{12} 摄入不足。

对偏食患者及经常饮酒的患者进行营养治疗必要性的宣教，助其改善饮食习惯。

注意事项

（1）老年人或胃切除患者选择易咀嚼、易消化的食物，分多次摄入。

（2）酒精依赖症患者应遵医嘱。

预防

不偏食，一日三餐均衡饮食。当维生素 B_{12} 无法通过饮食摄入，或因胃全切影响维生素 B_{12} 吸收时，应通过注射、点滴补充。

异常检查项目

对因红细胞计数、血红蛋白（Hb）、血细胞比容（Ht）等异常引起的贫血进行评估。素食主义者和偏食者多见血小板、白细胞减少；红细胞平均体积（MCV）、平均红细胞血红蛋白浓度（MCHC）数值升高；巨红细胞性贫血；血液中维生素 B_{12}、叶酸浓度低于标准值。

营养评估

通过红细胞计数、血细胞比容（Ht）等对贫血作出评估。素食主义者、偏食者都会因饮食不全面而出现营养摄入不足，需对血清维生素 B_1、血清维生素 B_{12}、血清叶酸、血清铁、体重变化、BMI、血清总蛋白（TP）、人血清白蛋白（Alb）、血脂、血糖、血压、营养素摄入量、营养素均衡等作出评估。

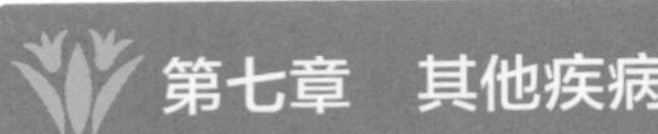

第七章　其他疾病

一、骨质疏松

关于骨质疏松

持续性的骨吸收超过骨形成，导致骨量减少、骨微观结构退化，致使骨强度降低，骨折风险增加。骨强度取决于骨量和骨质量。

每日营养标准

能量：参照能量需要量。

蛋白质：参照推荐摄入量。

脂质：占总能量的20%～30%。

碳水化合物：占总能量的50%～60%。

食盐：参照目标摄入量。

钙：700～800 mg。

磷、镁：参照推荐摄入量。

维生素D：600～800 IU（15～20 μg）。

维生素K：250～300 μg。

★营养治疗原则

（1）摄入钙的同时，摄入优质蛋白质，均衡、规律饮食。

（2）充分摄入维生素D、维生素K、镁。

（3）控制高磷食品的摄入，如：加工食品、即食食品、碳酸饮料等。

（4）摄入和雌激素结构相似的异黄酮。

（5）不过量摄入食盐。

（6）避免极端过量摄入膳食纤维。

（7）限制饮酒和含咖啡因的饮料。

★营养治疗的方法和膳食举例

（1）食物中的钙质无法全部被吸收。根据年龄、体质和食物种类的不同，吸收率也不同。据报道，牛奶中钙的平均吸收率约50%、小鱼约30%、深色蔬菜约20%。为了使钙更好地为人体所吸收，在保证足量摄入钙的同时，还要摄入蛋白质以及维生素K、铜、锌等骨骼形成所必需的营养素。

摄入小鱼、海藻、大豆制品、深色蔬菜等含钙量高的食物。

牛奶和奶制品中含有乳糖、蛋白质、酪蛋白钙肽和髓鞘碱性蛋白，建议每日摄入200～400 mL的牛奶或奶制品。不习惯牛奶味道者：可选择酸奶，或将牛奶加入咖啡等其他食物中。喝牛奶出现腹泻时：减少单次饮用量、分多次饮用；加热后慢速饮用；或选择酸奶、芝士等其他乳制品。在菜肴中添加牛奶或奶制品。

每餐要有富含蛋白质的食物，如：肉、蛋、鱼、奶及奶制品等。

（2）镁是骨骼形成的必需营养素。镁和钙关系密切。在肾脏活化的维生素D可以帮助钙在肠道内的吸收。维生素K可以促进参与骨骼代谢的蛋白质的合成，维持骨骼的质量。

鱼介类、大豆、脱脂牛奶、牛蒡、坚果等富含镁的食物，建议和钙一起食用。

鲣鱼、鰤鱼等鱼类、动物肝脏等富含维生素D的食物，建议和钙一起食用。

维生素K在纳豆、深色蔬菜中含量较多，参见附录一（⇒P464）。

（3）当磷摄入较多时，会在消化道内与钙结合，阻碍钙的吸收。理想的钙磷摄入比为1∶1。通常不会出现磷摄入不足，加工食品常添加磷酸盐以保存食品，因此反倒容易出现磷摄入过剩的问题。

肉类、鱼介类、蛋类、牛奶及其制品、豆制品、加工食品中的磷含量较高，由于天然食物中的磷是无法控制的，所以应避免加工食品的选用。

(4) 大豆及其制品中含有异黄酮，对骨质疏松有治疗效果(⇒P405)。

(5) 钠摄入过多时，会增加尿钙排泄量。参见附录一高盐食品(⇒P452)。

(6) 极端的膳食纤维摄入过量时，钙会被膳食纤维吸附并随之排出，进而影响钙的吸收。参见附录一高膳食纤维食物(⇒P456)。

(7) 酒精会弱化维生素 D 的作用，进而影响钙的吸收。咖啡因是骨质疏松的危险因子之一。

相当于啤酒 500 mL(中瓶 1 瓶)、日本酒 180 mL(1 合)、威士忌 60 mL(双份 1 杯)。

咖啡每日不超过 2 杯。

并发症

驼背、身高缩短、睡觉翻身或起床的动作开始时有疼痛感、脊椎压迫性骨折、大腿股骨颈骨折等并发症。骨折后容易营养摄入不足或运动不足，进而出现虚弱、少肌症和运动障碍综合征甚至恶化，最后导致患者的生活离不开照护。

预防

(1) 为了抑制骨量减少，需纠正不良饮食生活习惯。应禁烟、轻度运动、晒太阳。

(2) 疼痛时可使用矫正带。

专栏 运动障碍综合征(loco motive syndrome)

运动障碍综合征是指骨骼、关节、肌肉等运动器官的功能障碍，需要监护或需要监护的风险较高的状态。运动器官的功能障碍包括脊柱压缩性骨折、脊柱变形、股骨头骨折、变形性关节炎、骨质疏松症、腰椎管狭窄症、类风湿关节炎及其他各类关节炎、截肢等。为了预防或改善运动障碍综合征，需要提供适宜的能量、均衡的饮食、与病情相适应的蛋白质和促进蛋白质合成的维生素 D、维生素 B_6、维生素 K 以及促进骨骼健康的钙等各类矿物质和维生素。另外，配合营养进行阻抗运动(肌肉锻炼)，延缓肌力下降。

营养评估

良好的营养状态和饮食摄入关系密切，需要对饮食习惯、营养素的摄入量、骨量、体重变化、BMI、去脂体重、上臂围(AMC)、三头肌皮褶厚度(TSF)、人血清白蛋白(Alb)、转化蛋白质(RTP)、血红蛋白(Hb)、三酰甘油(TG)、总胆固醇(TC)、骨代谢标志物等进行评估。

二、重度烧伤

关于重度烧伤

受到高热、化学物质致使表皮、皮下组织损伤。一旦被诊断为重度烧伤，需要开始集中治疗。重症烧伤治疗的初期需进行大量的输液以预防烧伤休克，同时还需对呼吸系统和循环系统进行严格管理，尽快实施植皮手术。创伤初期，患者易先出现烧伤创面感染，继而出现导管感染、尿路感染、败血症等继发感染，以及消化道并发症。后期还需进行利尿期的治疗、感染症的管理治疗、坏死组织去除手术，直至植皮成活。整个治疗过程需要严格的营养管理。

临床分期和治疗

初期为休克期(创伤后 48 h 以内)需要进行大量电解质输液、呼吸循环系统管理等治疗以防休克发生。第二期为利尿期(创伤后 48～72 h,再喂养时期)需调整输液量、进行呼吸循环系统管理,对因再喂养综合征引起的肺水肿、心力衰竭等症状进行治疗。从感染期到创面闭合期(72 h 后至数月,植皮手术实施期)实施植皮手术,防止烧伤创面感染,并对症治疗。

每日营养标准

能量:可按照 Harris-Benedict 公式[基础能量消耗(BEE)×系数(1.5～2.0)]计算,或者按正常时体重或 IBW 计算。48 h 后的利尿期需要的能量:正常时体重或理想体重(IBW)×(25～30) kcal;感染期～创面闭合期需要的能量:正常时体重或 IBW×(30～40) kcal[糖耐量异常时可调整为(25～30) kcal]。

蛋白质:利尿感染期可逐步徐缓增量,如果侵袭性感染有所改善,可按照正常时体重或 IBW×(1.2～1.5) g(对肾功能进行评估,根据肾功能的情况可调整至 0.6～1.0 g)计算出蛋白质的摄入量。

由于体表的创面会使大量蛋白质丢失和分解代谢亢进,尿中氮的排泄量也会增加,所以需要补充足够的能量和蛋白质。中度烧伤患者的蛋白质需要量:正常时体重或 IBW×1.5 g;重度烧伤患者的蛋白质需要量:正常时体重或 IBW×2.0 g。非蛋白能量/氮量比(NPC/N:氨基酸有效合成蛋白质所需的能量对氨基酸的比值),中度烧伤是 120～100,重度烧伤是 100 以下。老年患者和肾功能低下的患者需注意血清尿素氮值和肌酐值。在增加蛋白质摄入量时,特别是使用特殊医学用途食品时,需进行监测。初期输液是以从周围静脉输入糖类为主(占总能量的 50%～60%),肠内营养使用糖耐障碍患者用的肠内营养剂(脂肪含量为 40%～50%),静脉营养随脂肪乳剂用量的增加而调整。

高血糖会影响死亡率和感染合并症,所以需将血糖值控制在 10 mmol/L 以下，使用胰岛素时要注意避免低血糖。糖耐量偏低而出现的胰岛素间歇或胰岛素持续给药仍无法控制血糖时，应改变处方增加脂肪的组成量。经静脉给药时，需注意葡萄糖的给药速度的上限[5 mg/(kg · min)]和脂肪乳剂的给药速度的上限[0.1 g/(kg · h)]。血糖值和三酰甘油的监测非常重要。

【营养治疗的方法】

参照褥疮相关章节(1)~(7)(⇒P308)。摄入蛋白质、皮肤合成必需的胶原蛋白、维生素 A 和锌，同时需多摄入水分以补充随渗出液丢失的水分。

营养管理

【创伤后的休克期(创伤后 48 h 内)】

烧伤面积占全身表面积的比例(total body surface area, TBSA)成人在 15%以上，儿童在 10%以上的，在烧伤后 2 h 内开始输液。初期的输液，使用基本等压的电解质输液(乳酸林格氏液等)，以免发生休克。以 4 mL/(kg · %bum)为标准，最初的 8 h 输入 1/2 的量，后续的 16 h 输入剩余的 1/2，确保成人患者的尿量在 0.5 mL/(kg · h)，确保幼儿患者的尿量在 1.0 mL/(kg · h)以上。接下来的 24 h 并用白蛋白等胶状输液，减少输液量，维持胶质渗透压，抑制腹腔内压上升。为了减少总输液量，改善呼吸功能，可以考虑在受伤后 24 h 内给予大量的维生素 C。营养疗法对烧伤患者非常重要，应尽可能从早期开始 GFO®[1]、肠内营养。多数烧伤患者的胃肠功能正常，可从胃管投送营养开始，建议在进入 ICU 后 12~24 h 内开始。营养输送开始后的第 3 日至 1 周内按受伤前体重×(20~25) kcal 投送营养，并逐步增量。

【利尿期(48~72 h)，再喂养时期】

计算各类营养素的需要量，选择营养供给方式(经口进食、肠内管饲、肠外途径)。烧伤创面会使水分丢失,需及时增加补充必需的水分。利尿期在创伤后 72 h 左右,会出现因肠道水肿导致营养液从鼻饲管逆流、腹泻等症状,但在此之后基本可以继续顺畅投予,需根据病情和脏器功能评估需要的营养量。

【感染期~创面闭合期(72 h 以后~数月,植皮手术实施期)】

注意防止水分不足,在并用输液、增加肠内营养量的同时,尽可能积极地增加经口进食。

【烧伤围手术期的营养管理】

重度烧伤患者,需要实施数次至 10 次左右的去除坏死组织和植皮手术以闭合创面,在此阶段需掌握营养补给量,强化在手术前后使用肠内营养和特殊医学用途食品进行补充营养。

营养评估

体重和人血清白蛋白(Alb)会受到创面渗出液和输注白蛋白制剂的影响,需对转甲状腺素蛋白(TTR)、视黄醇结合蛋白(RBP)、转铁蛋白(TRF)、总胆固醇、三酰甘油(TG)进行评估。根据尿肌酐(Ucr)、尿尿素氮(UUN)计算氮平衡,评估体蛋白质的异化。

注释

[1] GFO 是日本大塚制药生产的含有谷氨酸、水溶性纤维、低聚糖的粉末状清凉饮料。

三、慢性阻塞性肺疾病

关于慢性阻塞性肺疾病(COPD)

90%的慢性阻塞性肺疾病(简称慢阻肺)患者有吸烟史,吸入的有害物质(烟草等)引起呼吸道、肺部慢性炎症，导致气流阻塞。长期吸烟会进一步破坏肺泡，造成肺气肿和气道狭窄，引起阻塞性通气障碍，造成呼吸急促（劳作时呼吸困难）。慢阻肺患者出现体重减轻、营养不良的比率较高。由于预后情况和体重减少有关，因此，营养治疗非常重要。

每日营养标准

能量：基础能量消耗（BEE）×活动系数×应激系数。

基础能量消耗（BEE）：使用 Harris-Benedict 公式，可根据性别、身高、体重、年龄计算得出。

活动系数：居家时（1.2）、外出散步时（1.3）、普通外出从事轻度工作时（1.4）等。

应激系数：一般呼吸数的 1.5 倍时（1.4），因感染导致发烧时（每升高 1℃增加 0.1）。

Harris-Benedict 公式（表 1－7－1）：基础能量消耗（BEE，kcal/d）。

表 1－7－1　Harris-Benedict 公式

男性	66.47+13.75×（Wt）+5.0×（Ht）−6.76×（Age）
女性	655.1+9.56×（Wt）+1.85×（Ht）−4.68×（Age）

注：Wt，体重（kg）；Ht，身高（cm）；Age，年龄（岁）。

蛋白质：占总能量的 15%～20%。

脂质：与碳水化合物和蛋白质相比，脂质产生的二氧化碳量 VCO_2 较少。因此，脂质提供的能量应占总能量的 30%～35%。选择具有抗炎作用的 EPA、DHA 和 α 亚麻酸。

碳水化合物：占总能量的 50%。

维生素：与糖代谢相关的维生素 B_1、维生素 B_2 应随能量同步增加。发生贫血时氧气的输送会受影响，所以要注意确保维生素的摄入。

矿物质：充分摄入对呼吸肌收缩起到重要作用的钾、钙、镁。

食盐：按照目标量。

★营养治疗原则

（1）选择高能量、高蛋白质饮食，确保维生素和矿物质的摄入。

（2）注意进食量。

（3）选择易消化食物。

（4）细嚼慢咽。

（5）预防便秘和腹泻。

（6）预防肥胖和营养不良。

（7）菜肴勾芡。

（8）饮酒不过量。

（9）选择低盐饮食，预防心功能不全。

（10）经口进食困难时，使用鼻空肠管（8F）或胃造瘘（PEG）给予肠内营养。选择脂肪含量较高的肠内营养制剂。

★营养治疗的方法和膳食举例

（1）每餐按照主食、主菜、副菜的搭配方式，摄入水果和牛奶（奶制品）。常规饮食 1 800～2 000 kcal/d，食物包括：稻米 150 g、芋薯类 50 g、水果 150 g、鱼类 80 g、肉类 60 g、鸡蛋 1 个、豆腐 150 g、牛奶 400 mL、植物油 20 g（2 大勺）、色拉调味汁 20 g、鲜奶油 10 g、深色蔬菜和其他蔬菜合计 350 g、作为调味料的砂糖 6 g（2 小勺）、味噌 6 g（1/2 大勺）、番茄酱 18 g（1 大勺）。

（2）一餐大量进食会增加呼吸运动的负担，宜少食多餐。

（3）低氧会导致胃蠕动减弱，宜选择易消化的食物和烹调方式。参照软食（⇒P190）。

（4）吃得快会增加胃的负担。饮食时空气会随着食物一起进入胃，并在肠道内聚集，妨碍横膈膜的运动。另外，碳酸饮料、大豆、芋薯类等食物易胀气，需控制摄入量。

（5）水溶性膳食纤维有益于便秘和腹泻的治疗。富含膳食纤维的食物参见附录。

（6）控制体重，防止过度肥胖或过度消瘦。当体重发生变化时需引起注意。参照肥胖症相关章节（⇒P87）蛋白质-能量营养不良参照（⇒P92）。

（7）流质饮食容易引起呛咳，可做成黏稠状。可以利用市售的各种调整食品来调节食物的黏稠度（的食品）。

（8）虽然可以少量饮酒，但过量时会使呼吸困难。不要选饮气多的啤酒、香槟。

（9）控盐饮食，参照高血压（1）（⇒P110）。

并发症

由于存在营养障碍，不仅出现体脂减少，肌肉也会减少并出现少肌症，严重的还会跌倒骨折甚至长期卧床。随着体重的减少，慢阻肺也易出现恶化，不利于预后。

预防

严格禁烟。确保饮食均衡摄入。进行呼吸康复训练，提高日常生活能力（ADL）。

营养评估

由于基础代谢量增加，营养状态也受影响。容易出现伴有全身炎症的分解代谢亢进。需对饮食习惯、营养素摄入量、体重变化、BMI、去脂体重、上臂肌围（AMC）、肱三头肌皮褶厚度（TSF）、人血清白蛋白（Alb）、C 反应蛋白(CRP)、淋巴细胞计数、握力、最大吸气压和最大呼气压进行评估。

专栏 肌少症

肌少症是全身进行性肌肉量减少,肌肉力量和身体功能低下的状态,死亡风险随之提高。其原因可以分为单纯由年龄增加引起的原发性肌少症和因无法运动、低营养状态引起的继发性肌少症。肌少症多见于老年人,由于运动、身体功能出现障碍,导致跌倒引起骨折,无法独立生活。为了预防和治疗肌少症,摄入足够营养和保证日常运动,以维持骨骼、关节、肌肉的正常功能。营养方面参考老年营养(⇒P296),运动方面参考运动障碍综合征(⇒P166)的预防方法。

Part 2

第二篇　营养补充方法

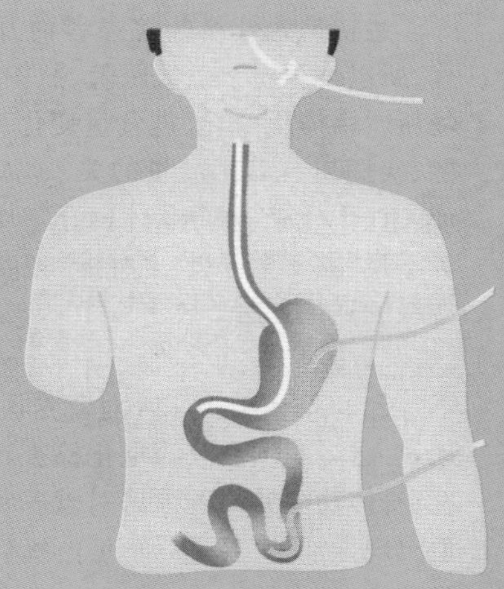

第一章　营养筛查与评估

关于营养筛查和营养评估

营养筛查是诊断患者有无营养障碍的方法，广泛用于营养评估的最初阶段。在入院时、住院后等阶段，通过了解患者病史、身体状况、体重、体重变化等信息定期评估营养状态，对是否存在营养风险进行评价。

营养评估是结合多种营养参数和临床指标所进行的综合评估和判断。营养评估的意义在于：① 判断是否有营养障碍并掌握其程度；② 对营养治疗是否恰当进行判断；③ 选择适当的营养治疗方法；④ 营养疗法的效果；⑤ 对营养疗法进行定期的评估和修正；⑥ 预后的预测。

营养筛查中的营养评估工具

【主观整体评估(subjective global assessment，SGA)】

最初是为外科住院患者而开发的。由于简便易操作，所以被利用于急救医院、照护机构、家庭护理等不同场所。由体重变化、进食量变化、消化系统症状、身体功能、疾病与营养必需量的关系、人体测量共6个项目组成。评估分成“营养状体良好”“中度营养不良”“重度营养不良”共3个等级，也有把“轻度营养不良”列入的4个等级的划分方法。

【客观数据评估(objective data assessment，ODA)】

和SGA相比，ODA对营养状态的评价更加详细，可通过人体测量、血液的生化检查、尿生化学检查、免疫功能、身体功能的检查数据对营养状态进行评估。当检查值出现异常时，需要判断是由疾病造成的还是因营养不良造成的。

【微型营养状态评估表(mini nutritional assessment, MNA)】

适用于对老年人(65岁以上)营养状态的评估。对近3个月的进食量、近3个月的体重下降、身体活动能力、精神心理问题、有无急性疾病、BMI共6个项目进行筛查。如果总评分低于11,则需要扩展到12个项目做更详细的评估。如果总评分低于17,可判定为营养不良;如果总评分在17~23.5之间,则表示有营养不良的可能。

【CONUT(controlling nutritional status)】

根据人血清白蛋白值、外周血淋巴细胞计数和总胆固醇值计算得出CONUT评分,用于评估营养状态。分成正常、轻度营养不良、中度营养不良和重度营养不良共4个等级。

营养素摄入量的评估

通过统计饮食进食量、经口特殊医用食品、管饲营养等肠内营养以及中心静脉营养、周围静脉营养等肠外营养,计算出能量、蛋白质、碳水化合物、脂质和各自的能量比率。使用休息能量消耗计算公式(harris-benedict equation、HBE)计算必需营养量,也可以使用标准体重[使用BMI计算时,日本人饮食摄入量标准(2020年版)仅限于成人(18岁以上)]或当前体重计算必需营养量。对营养摄入量和必需营养量进行对比评估。

水分摄入量需根据饮食、饮水以及输液、肠内营养制剂、管饲补给等获得的水分,结合排尿、排便、排液、不感蒸发、体重等情况,评估水分的出入,避免脱水或摄入过量。

营养补充方法

营养补充法分为肠外营养法和肠内营养法。只要消化道可以使用,就应尽可能地利用消化道进行营养补充。

在消化道功能和强制营养疗法的使用期间进行评估与分析是必不可少的。

生命体征与人体测量

【生命体征】

（1）心跳：成人每分钟 60～80 次，老年人每分钟 60～70 次。

（2）呼吸：成人每分钟正常呼吸次数为 16～20 次。呼吸异常主要有：呼吸过快、呼吸过缓、呼吸过度、睡眠呼吸暂停、潮式呼吸、库斯莫呼吸、蝉鸣样呼吸、端坐呼吸、下颌呼吸等。

（3）血压：正常血压的收缩压不超过 120 mmHg，舒张压不超过 80 mmHg。血压值受测量时间、体位、年龄、饮食、运动等因素的影响。

（4）体温：正常体温在 36～37℃之间。发热是身体的防御反应。当出现发热时，需了解体温比平时高多少、发热的原因是什么，进行精密的检查后给予相应的治疗。发热时，进食量会减少，身体对能量的需求会增加，同时需要注意防止蛋白质的分解代谢亢进和脱水。

【人体测量】

体重是最基础的营养指标。应结合理想体重（IBW）、平时体重（UBW）、现体重和体重变化（LBW）进行评估。

（1）理想体重（IBW）：身高（m）×身高（m）×22。

%理想体重＝实测体重/理想体重×100

%理想体重低于 70%表示重度肌肉蛋白消耗，70%～80%表示中度肌肉蛋白消耗，80%～90%表示轻度肌肉蛋白消耗，90%以上表示正常。

（2）平时体重（UBW）：平时的体重。

%平时体重＝测定体重/平时体重×100

%平时体重低于 75%表示重度营养不良，75%～85%

表示中度营养不良,85%~95%表示轻度营养不良。

(3) 体重变化(LBW):根据体重的增减,对摄入的能量和消耗的能量进行评估。当发现并未充分摄入营养素但体重仍有增长时,需要引起注意(有可能是营养不足或肝硬化引起的腹水、心力衰竭引起的胸水或水肿、肾病引起的水肿等)。建议 X 射线检查,并结合其他指标进行评估。

(4) 体重减少率:每 1~2 周进行 1 次体重测量并进行评估。当体重在 1 个月增减 5%,3 个月增减 7%,6 个月增减 10%时,需要考虑是否有营养不良。

(5) 体重比:现体重与平时体重的比值(%UBW)。当%UBW 低于 74%,属于重度营养不良,75%~84%属于中度营养不良,85%~98%属于轻度营养不良。

(6) 体重指数(BMI):日本肥胖协会把 BMI 低于 18.5 kg/m^2 定为消瘦;BMI 高于 25 kg/m^2 定为肥胖。参照肥胖症一章(⇒P87)。

【身体组成成分的测量】

人体测量除了体重之外,还要掌握体脂、人体蛋白质、骨骼肌等其他人体组成成分。人体组成成分主要包括脂肪、骨骼肌、内脏蛋白、血浆蛋白、细胞外液、骨骼等(图 2-1-1)。

虽然人体分为脂肪组织和脂肪以外的去脂肪组织(代谢组织、细胞内水分、细胞外水分、骨骼),但维持肌肉和内脏蛋白(去脂肪组织的代表)并使其增量在营养学上却最为重要。

(1) 上臂围(AC):测量上臂的围长。用于评估体脂和肌肉量的指标。

(2) 上臂三头肌皮褶厚度(TSF):测量上臂三头肌皮下脂肪的厚度,用于评估体脂的指标。取非惯用手臂的肩峰和尺骨鹰嘴连线中点,将该处的皮肤和下皮组织

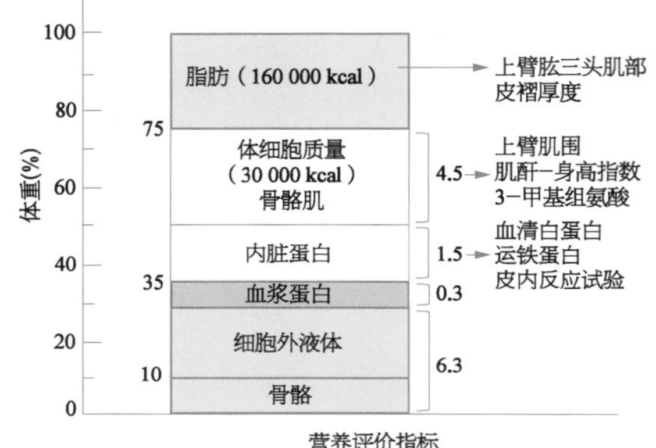

图 2－1－1　身体构成成分与其评价方法

提起（使脂肪和肌肉分离），在该皮褶提起点下方用皮褶厚度计测量。男性标准值为 8.3 mm，女性为 15.3 mm。

（3）上臂肌围（AMC）：可通过上臂三头肌的肌围计算求得，用于评估肌蛋白的指标。

$$AMC(cm^2)=AC(cm)-\pi\times TSF(cm)\div 10$$

（4）上臂肌面积（AMA）：计算上臂肌肉的面积，用于评估肌肉蛋白质的指标。

$$AMA(cm^2)=AMC(cm)\times AMC(cm)-4\pi$$

（5）生物电阻抗分析法（BIA）：利用身体组织电传导性的差异，估测身体组成成分。去脂肪组织（FFM）的含水量较高，电流传导性较强，所以通过让电流从去脂肪组织中传导来推算去脂肪组织（FFM）的体积。另外，由于 FFM 和体内水分总量（TBW）的比是固定值，所以还可以由此推算出体内水分总量。

（6）双能 X 射线吸收测量法（DEXA）：利用 2 种不同的低辐射源，对骨矿物质含量（BMC）、骨密度（BMD）、人体组织（脂肪及去脂肪量）进行测量。

生化营养指标参照检查值一览表(⇒P529)

(1) 血清总蛋白(TP):血液中含量最多的成分,分为白蛋白和球蛋白。

(2) 人血清白蛋白(Alb):负责维持渗透压,转运激素、脂肪酸、锌、钙、铜等物质。人血清白蛋白数量受球蛋白的影响。胶原病、浆细胞瘤等疾病可见免疫球蛋白异常增生。白蛋白偏低时,会出现因炎症而使 C 反应蛋白(CRP)上升的现象,这是因为炎症会使白蛋白、转化蛋白(RTP)在肝脏的合成变弱。

(3) 转化蛋白(RTP):与白蛋白相比,RTP 不易受肌肉、细胞外基质等血管外氨基酸池的影响,可作为早期及中期指标,用于急性期和围手术期的营养状态和营养介入的评估。分为视黄醇结合蛋白(RBT)、甲状腺素运载蛋白(TTR)、转铁蛋白(TRF)。作为蛋白质的营养指标,白蛋白(半衰期为 21 日)可作为长期指标,运铁蛋白(半衰期为 7 日)可作为中期指标,视黄醇结合蛋白(半衰期为 0.5 日)和甲状腺运载蛋白(半衰期为 2 日)可作为短期指标。这些蛋白均在肝脏合成,会受蛋白质的合成低下、分解亢进、炎症等影响而减少。肾功能低下则会使视黄醇结合蛋白上升。

(4) 血浆氨基酸浓度:血浆中的氨基酸在体内游离氨基酸池中有 5%左右,营养不良会致使其浓度降低。肝功能不全时,则会因肝脏的氨基酸代谢障碍使血浆氨基酸浓度升高。

(5) 氨基酸模式:蛋白质营养障碍是指必需氨基酸,特别是亮氨酸、异亮氨酸、缬氨酸这三种支链氨基酸(BCAA)明显降低。

(6) 血清胆碱酯酶(ChE):是在肝脏合成蛋白质的指标。急性肝炎、肝硬化等肝脏疾病或长期营养不良会导致血清胆碱酯酶降低，营养过剩或脂肪肝则会显示数值偏高。

（7）AST、ALT、ALP、GGT：虽然不是直接的营养指标，但是可用来分析营养制剂的使用与肝功能障碍之间的关系，因为使用营养制剂有时会引起肝功能障碍。特别是肠外营养和肠内营养使用初期或加大用量后，指标会出现上升的情况。

（8）血尿素氮（BUN）：尿素氮与肌酐同时升高，可作为评估肾功能障碍严重程度的指标。出现脱水时，BUN 会单独升高。蛋白质分解亢进、消化道出血时，BUN 也会升高。

（9）肌酐（Cr）：受肌肉量的影响。伴有肌肉量减少的肾功能障碍患者，其肌酐不一定会超过标准范围的上限，需要引起注意。

（10）尿肌酐（Ucr）：虽然受肌肉量的影响，但是每日的尿中肌酐量基本是固定的，因此可以使用肌酐身高指数，作为评估蛋白质能量营养不良（PEM）的指标。

（11）无机磷（IP）：营养不良时会出现无机磷偏低现象，因此营养不良的患者需要定期检测该项指标。如果突然大量补充营养，血中无机磷会被用于生成 ATP 而出现严重的低磷血症，损害肝脏、心脏等脏器（再喂养综合征）。

（12）铜（Cu）：铜和锌具有竞争性拮抗作用。铜蓝蛋白［与转铁蛋白（TRF）与铁结合有关］缺乏时，与铁结合的运铁蛋白也会出现缺乏，无法生成足够的红细胞而导致贫血。

（13）锌（Zn）：营养不良患者可见缺锌。缺锌会出现味觉障碍和创伤愈合迟缓。

（14）铁（Fe）：铁进入血液后只有和运铁蛋白结合后才能被输送到全身，其中和运铁蛋白结合的铁用 Fe 表示，未能和运铁蛋白结合的称为不饱和铁结合力(UIBC),两者之和为血浆总铁结合力(TIBC),可用来表示TRF的量。TIBC和TRF可用作评估中期营养状态的指标。

(15)钠(Na):存在于体内大多数的细胞外基质中(细胞间质液和血浆)。钠含量(如果钠含量增加,则会促进肾脏钠排泄;如果钠含量减少,则会抑制钠排泄)对细胞外液渗透压影响较大,可维持体内含水量。若存在肾功能障碍或肾脏血流不佳,则无法正常调节体内的水分和渗透压。如果输液或肠内营养剂中钠含量不足,有可能会出现低钠血症。

(16)钾(K):90%的钾存在于细胞内液中。从血清钾值可以推算出全身的钾总量。钾受肾脏的影响较大。肾功能不全的患者由于排泄障碍会使血钾值升高。另外,利尿亢进、消化道障碍都会使钾的流失增多,饮食摄入不足也会影响血钾值。肾功能低下时,醛固酮、利尿钠肽、胰岛素等也会影响钠和钾的浓度。

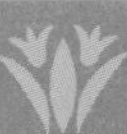

第二章　营养支持小组

关于营养支持小组(NST)

由医生、药剂师、护士和营养师组成的专门团队，针对存在营养障碍或不进行营养干预即会引发营养障碍的患者进行营养管理，以期望达到提升患者生活质量、促进疾病治愈和预防感染等并发症的目的。对患者的营养状态进行筛查，对存在的营养问题进行评估，再开展适宜的营养管理。

【NST 具体工作举例】

（1）判断患者是否需要营养管理，保证尽早开展营养治疗。

（2）核查营养管理是否恰当。

（3）针对不同患者，指导、建议或提供最适合的营养治疗。

（4）预防营养治疗的并发症，或者做到早发现、早治疗。

（5）为患者的主治医师提供相应信息。

（6）整合营养管理相关的资料，统一管理。

（7）通过业务学习等方式，提高医务人员业务水平，并将营养管理扩展到院外。

【医疗保险基本诊疗费中的 NST 收费项目】

NST 收费项目是营养支持小组对患者的诊疗进行评估，当符合以下任一情况时可以收取相应费用。

（1）根据与制定的营养管理计划有关的营养筛查结果，以及患者血白蛋白值低于 30 g/L，评定存在营养障碍的患者。

（2）以向经口进食或肠内营养过渡为目的，施行肠外营养的患者。

(3) 以向经口进食过渡为目的，施行肠内营养的患者。

(4) 经营养支持小组评估，病情可以通过营养治疗得到改善的患者。

另外，营养支持小组需要与褥疮应对小组、感染应对小组、姑息治疗小组或吞咽障碍应对小组等相应的保险医疗机构内的其他小组一起组织讨论会，针对患者的治疗和护理进行合作。

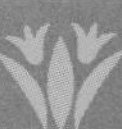

第三章　营养补充方法

关于营养补充方法

作为补充营养素的方法，包括通过消化道吸收营养物质的肠内营养法和直接经过静脉输入营养液的肠外营养法。肠内营养法包括经口摄入的饮食疗法和使用导管、无须咀嚼和吞咽的经管营养法。肠外营养法包括通过中心静脉输入高能量营养液的方法和通过外周静脉输入营养液的方法。

分类

【肠内营养法(enteral nutrition)】

以经由消化道且符合自然生理的方式进行营养补给是肠内营养的特征。前提是患者具有一定程度的咀嚼和吞咽能力。另外，上消化道无阻塞性病变，小肠蠕动正常且具有一定的吸收面积。

(1) 经口营养法(oral nutrition)。① 一般治疗饮食(⇒P188)：流质饮食(⇒P189)、软食(⇒P190)、普食(⇒P194)；② 特殊治疗饮食(⇒P195)：能量控制饮食(⇒P197)、蛋白质控制饮食(⇒P198)、脂质控制饮食(⇒P200)、控盐饮食(⇒P202)、易消化饮食(⇒P203)。

(2) 经管营养法(tube feeding)(⇒P205)。包括鼻腔营养法和瘘管营养法两条路径。输注的营养液要与病情相符：① 天然食物流质(普通流质、自制匀浆、浓厚流质)；② 半消化态营养制剂及食品；③ 消化态营养制剂与成分营养制剂(elementary diet，ED)。

【肠外营养法(parenteral nutrition)】(⇒P212)

(1) 中心静脉营养法(total parenteral nutrition，TPN)。

（2）周围静脉营养法（peripheral parenteral nutrition，PPN）。

营养补充路径的选择（图 2－3－1）

选择营养补充路径时，需要参考疾病的诊断和营养评估结果，以期望达到改善疾病和营养状态的作用。

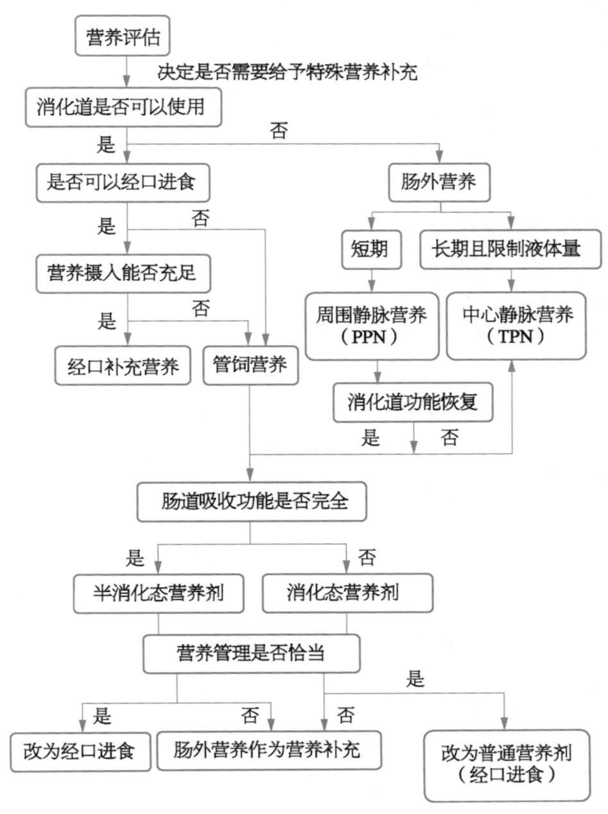

图 2－3－1　营养补充路径的选择

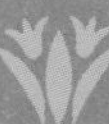

第四章 一般治疗饮食

关于一般治疗饮食

一般治疗饮食在营养方面没有特别的限制，可维持患者良好的营养状态，以期望达到间接改善疾病为目的，与日常饮食相接近。

患者自身的体力状况对疾病的恢复具有直接的影响，所以，提高全身的体力状态非常重要。由此可见，一般治疗饮食和特殊治疗饮食一样都属于治疗中的一个重要环节。

一般治疗饮食需要做到：① 提供合适的营养量（提供与年龄、性别及疾病状态相符的合理饮食）；② 美味可口且多样。

分类

根据年龄可分成老年人饮食、成人饮食、孕产妇饮食、学龄儿童饮食、婴儿辅食、调制乳等。根据主食形态可分成流质饮食（⇒P189）、软食（⇒P190）、普食（⇒P194）。

适用疾病

参照流质饮食、软食、普食的具体相关章节。

每日营养标准

参照流质饮食、软食、普食的具体相关章节。

一、流质饮食

关于流质饮食

流动状、易消化吸收、食物残渣少、机械性刺激少，或者在口中很快变成流动状的食物，统称为流质饮食。流质饮食的主要目的是补充水分。由于选取的主要是水分比较多的碳水化合物类食物，营养价值比较低。因此，需要尽可能地缩短流质饮食的食用时间，症状一旦恢复就应升级到软食并逐步过渡到普通饮食。为了弥补因食用流质饮食而出现的营养不良，可适量添加优质蛋白质，增加能量摄入，预防或减少体内蛋白质的消耗。

适用疾病

消化系统重症疾病，开腹手术后，高热，极度的食欲不振，全身衰弱，咀嚼能力低下，吞咽、口腔、喉咙、食管阻碍。

每日营养标准

能量：500~700 kcal。

蛋白质：10~25 g。

脂质：10~20 g。

碳水化合物：100~120 g。

★营养治疗原则

（1）主食选择米汤。考虑到胃肠道的消化吸收能力，为了不给其带来过多负担，以碳水化合物类食物为主，适量加入优质蛋白质类的食物（鸡蛋、白身鱼、鸡脯肉、豆腐、牛奶等），避开脂质类食物。

（2）1 日 5~6 餐，每餐 300~500 mL 的量。

（3）在调整流质饮食时，需要特别注意卫生。

（1）米汤（粳米 30 g，水 400 mL，成品约 200 mL），葛粉汤（葛根粉 8 g，砂糖 10 g，水 180 mL），浓汤（potage）、果汁、果汁啫喱、香蕉汁、白身鱼汤、豆腐汤、味噌汤、牛奶、酸奶、卡仕达酱、布丁、巴伐露斯（bavarois）、冰激凌。

（2）食谱举例。

早餐：米汤、味噌汤、牛奶；10 点：葛粉汤、苹果汁；午餐：米汤、肉汤、牛奶奶昔（milkshake）；15 点：蔬菜汤、果汁啫喱；晚餐：米汤、浓汤（potage）。

（3）根据流质饮食的食谱，每一餐的制作都会比较麻烦。可以将做好的食物分成小份放入冰箱冷藏或冷冻保存，但是一次不要做太多。另外，食品保存的卫生管理非常重要，绝对不容忽视。

二、软食

关于软食

从流质饮食过渡到普食之前的一种饮食。根据不同时期的饮食要求，通过改变食物的软硬度、内容物、浓度等形态，使其便于咀嚼、吞咽和消化。主食的形态为粥。根据粥的厚稠度不同，可以分为一分粥饮食（混有米粒的米汤）、三分粥饮食、五分粥饮食、七分粥饮食、全粥饮食等。根据疾病症状的不同，选择相应的粥食。由于软食水分较多，营养素的摄入量受限，需要根据疾病的恢复情况，按照三分粥饮食、五分粥饮食、七分粥饮食、全粥饮食的先后顺序逐渐过渡，以保证营养素摄入量的增加，利于疾病恢复。

适用疾病

消化系统疾病，术后食欲不振，口腔、食管阻碍，咀嚼能力低下。

每日营养标准举例(表 2－4－1)

表 2－4－1 每日营养标准举例

区 分	三分粥饮食	五分粥饮食	七分粥饮食	全粥饮食
能量(kcal)	1 000～1 200	1 300	1 400	1 500～1 700
蛋白质(g)	40～50	50～60	50～60	65
脂质(g)	25	30	35	40～50
碳水化合物(g)	150～180	200	200	220～250

★营养治疗原则

(1) 三分粥：熟米∶米汤＝3∶7。三分粥的配菜和流质饮食的配菜类似，需过筛成糊状。

(2) 五分粥：熟米∶米汤＝5∶5。适用于三分粥饮食的食材，同样适用于五分粥饮食。烹调以蒸、煮、炖、焯水等方式为主，所有食物烹至软烂。

(3) 七分粥：熟米∶米汤＝7∶3。七分粥饮食的配菜参照五分粥饮食的标准。

(4) 全粥饮食：熟米∶米汤＝10∶0。全粥饮食的配菜参照普食的标准，但不选用脂肪多的肉和鱼，以及残渣多的蔬菜。另外，应避免油多的煎炸食物。

★营养治疗的方法和膳食举例

【烹调的关键点】

(1) 谷类选择白米、面包、乌冬面等。不选糙米、黑麦面包、拉面、红小豆糯米饭。

(2) 选择新鲜食材。为了便于消化,需要在切配方法和烹调方式上下功夫。

(3) 避免膳食纤维多的蔬菜、菌菇类、魔芋、腌渍食品(腌梅干除外)。

(4) 选择脂肪含量较少或在胃内停留时间较短的食物(如:黄油、生奶油、蛋黄、蛋黄酱)。

(5) 食物煮软后过筛,使用碾刮、搓茸、剁碎等加工手段,随着粥的黏稠度逐渐增高,配菜也相应地从半固态逐渐转变成固态。

(6) 烹调方法以蒸、煮、焯水、凉拌等日式料理为主,赋味宜清淡。

(7) 不使用油炸或用油(猪油、牛油)多的烹饪方法。建议使用乳化脂肪(蛋黄酱、黄油、沙拉酱)和优质植物油。

(8) 进食量少的时候,需补充足量的维生素和矿物质。

【具体的膳食举例】

(1) 三分粥饮食。

谷类:三分粥、煮软的乌冬面、面包粥。

芋薯类:薯类过筛、山药泥丸汤。

豆类:豆腐味噌汤、炖豆腐、煮花豆(过筛)、纳豆(剁碎)。

蛋类:白煮蛋(嫩)、玉子豆腐、水波蛋、蒸蛋羹、蛋奶冻、布丁。

鱼介类:煮白身鱼(去刺后将鱼肉碾碎)、蒸鱼(去刺后将鱼肉碾碎)、鱼饼、蒸鱼茸、鱼肉松。

肉类:肝脏泥、肉汤。

乳制品:牛奶、酸奶、脱脂牛奶、生奶油、乡村奶酪、芝士粉。

蔬菜:菜汤、浓汤、菜泥。

水果：果汁、苹果泥、桃子泥、罐头水果、果冻。

其他：威化饼干、蛋奶小球饼干、冰激凌。

（2）五分粥饮食。

谷类：五分粥、煮乌冬面、吐司面包。

芋薯类：薯类（煮软）、土豆泥、山药泥。

豆类：豆腐汤、纳豆碎、煮冻豆腐、豆腐皮。

蛋类：荷包蛋、嫩煎蛋饼、西式炒蛋、日式蛋卷、蛋花汤。

鱼介类：煮鱼、蒸鱼、生鱼片、鱼丸、萝卜泥煮鱼块、牡蛎、鱼糕。

肉类：煮瘦肉丸、煮肉末。

乳制品：白酱煮、奶油浓汤。

蔬菜：蔬菜（煮软）、拌蔬菜、蒸蔬菜、番茄（去籽去皮）、黄瓜（去籽去皮）。

水果：苹果、香蕉、甜瓜、罐头水果。

其他：清蛋糕、小饼干。

（3）七分粥饮食。

谷类：七分粥、煮乌冬面、吐司面包、法国吐司。

其他：食物参考五分粥饮食。

（4）全粥饮食。

谷类：全粥、煮乌冬面、吐司面包、法国吐司、三明治。

芋薯类：煮芋薯类、盐水土豆、山药泥。

豆类：豆腐汤、纳豆碎、煮冻豆腐、豆腐皮。

蛋类：荷包蛋、嫩煎蛋饼、西式炒蛋、日式蛋卷、蛋花汤。

鱼介类：煮鱼、蒸鱼、生鱼片、牡蛎、西京酱烤鱼排、黄油嫩煎鱼排、法式香煎鱼排、烤鱼、照烧、鱼肉制品。

肉类：煮肉片（肥肉少的薄切肉片）。

乳制品：白酱煮、奶油浓汤、奶焗千层面。

蔬菜：水煮蔬菜、拌蔬菜、烫蔬菜。

水果：苹果、香蕉、甜瓜、西瓜、罐头水果。

其他：清蛋糕、小饼干。

【不适用于软食的食物举例】

谷类：糙米、七分糙米、红小豆饭、黑麦面包、拉面。

芋薯类：魔芋。

油脂类：猪油、牛油等动物性脂肪。

鱼介类：熏制类、海鲜干货、章鱼、乌贼、牡蛎之外的贝壳类、脂肪多的鱼、鱼子、腌制类。

肉类：脂肪多的肉、硬肉、培根、肉肠。

蔬菜：纤维多的蔬菜(牛蒡、竹笋、莲藕、薇菜)、香味浓的蔬菜(水芹、韭菜、土当归、芹菜)、菌菇、海藻(海苔除外)、腌渍食物(腌梅干除外)。

其他：酒精饮料、碳酸饮料、咖啡、可可、红茶、油炸果子、甜馅点心、香辛料、干果(葡萄干、菠萝干)。

三、普食

关于普食

普食适用于营养素无特别限制的一般患者，接近于日常饮食。主食为米饭。普食的作用是为患者提供必需的营养量，维持良好的营养状态，促进疾病恢复。

适用疾病

普通患者，外科疾病，病症较轻或处于康复期的患者。

每日营养标准

使用日本人的饮食摄入标准。选择合适的能量需要量及营养素量[脂质、蛋白质、维生素 A、维生素 B_1、维生

素 B_2、维生素 C、钙、铁、钠(食盐)及膳食纤维]。另外,需要考虑患者的体位、症状、身体活动水平及体重变化等。

能量：1 800~2 000 kcal。

蛋白质：70~75 g。

脂质：50 g。

碳水化合物：270~300 g。

食盐：参照目标摄入量。

达到每日营养标准量的食物组成

谷类 280 g,坚果类 2 g,芋薯类 50 g,砂糖 15 g,油脂 20 g,豆类 75 g,其他豆类 2 g,鱼贝类 85 g,小鱼类 5 g,肉类 60 g,蛋类 50 g,乳类 215 g,深色蔬菜 120 g,其他蔬菜 230 g,水果类 100 g,海藻类 1 g,调味料 25 g。

★饮食治疗的原则

(1) 尊重患者的饮食习惯和喜好,考虑食谱内容、食物选择、烹调方法、调味、摆盘等。

(2) 避免不易消化、刺激性强的食物,适当使用香辛料以增进食欲。

(3) 摄入足够的蔬菜和水果,以防矿物质、维生素缺乏。

(4) 食盐 7 g/d 以下。

★营养治疗的方法和膳食举例

高盐食物参见附录一(⇒P452)。

控制食盐的摄入。参照控盐饮食相关章节(⇒P202)。

四、特殊治疗饮食

分类

作为对疾病的直接治疗手段,依据健康保险法的规定,并根据疗养所需费用的计算方法,分为自费特殊饮食和非自费特殊饮食。不同疾病的饮食内容都有各自的特点，可用病名分类。伴随着临床营养学的进步，根据饮食内容的营养成分特点，将特殊治疗饮食分成不同的种类，也有越来越多的案例证明，按照营养成分进行营养管理有利于各类疾病的治疗。

根据营养成分分类的饮食

能量控制饮食(⇒P197)，蛋白质控制饮食(⇒P198)，脂质控制饮食(⇒P200)，控盐饮食(⇒P202)，易消化饮食(⇒P203)。

自费特殊饮食

法律规定，当住院患者需要某些特定的治疗饮食时，需要额外缴纳一定额度的诊疗费用，此类饮食称为自费特殊饮食。使用条件如下。

(1) 可以提供住院饮食疗养的机构。

(2) 可以作为疾病的直接治疗手段的治疗饮食，如：肾病饮食、肝病饮食、糖尿病饮食、胃十二指肠溃疡饮食、贫血饮食、胰腺病饮食、脂质异常饮食、痛风饮食、苯丙酮尿症饮食、枫糖尿病饮食、同型胱氨酸尿症饮食、半乳糖血症饮食及治疗乳、适用于心脏疾病和妊娠高血压综合征的低盐饮食、术后饮食、低残渣饮食、高度肥胖饮食、无菌饮食、检查饮食(潜血饮食、大肠 X 射线检查或大肠内窥镜检查的低残渣饮食)等。

(3) 按照医生开具的饮食单进行操作。

(4) 参照特殊饮食菜单列表中的食谱制作时，如参照肾病饮食食谱制作的餐食等。

非自费特殊饮食

医保中无须额外付费的特殊饮食。

第五章　特殊治疗饮食

一、能量控制饮食

关于能量控制饮食

通过控制每日的总能量，确保蛋白质、脂质(占能量的20%～25%)、碳水化合物、维生素和矿物质等营养素在此能量范围内可以均衡摄入的一种治疗饮食。当控制能量摄入在某种疾病的治疗中被认为是最有效的手段时，应使用能量控制饮食。限制能量摄入会引起体内能量代谢的变化，促进体内脂肪燃烧，起到节约胰岛素的作用。代谢亢进引起能量需要量增加时，需要补充能量。

适用疾病

需要限制能量：糖尿病、脂肪肝、肥胖症。

和能量需要量相等：慢性肝炎、肝硬化代偿期、高血压、心脏病、痛风、高尿酸血症。

能量需要量以上：甲状腺功能亢进、哺乳期、肺气肿、慢性阻塞性肺疾病。

每日营养标准举例(表 2－5－1)

表 2－5－1　能量控制饮食的每日营养标准举例

能量(kcal)	800	1 000	1 200	1 400	1 600	1 800	2 000	2 200
蛋白质(g)	50	50	60	60	70	75	80	80
脂质(g)	25	30	35	45	45	50	60	60
碳水化合物(g)	110	150	180	200	230	260	280	320

★营养治疗原则

(1) 蛋白质、脂质、碳水化合物配比均衡。

(2) 补充能量限制所缺乏的维生素和矿物质。

(3) 控制油脂的使用。

(4) 使用低能量食品或不促进胰岛素分泌的甜味剂。

(5) 调整食谱保证饱腹感。

(6) 采取容易去除脂肪的烹饪方式。

(7) 控制盐分的使用。

(8) 禁酒。

★营养治疗的方法

参照各类疾病的营养治疗方法。

二、蛋白质控制饮食

关于蛋白质控制饮食

蛋白质调整的饮食,分为低蛋白质饮食和高蛋白质饮食。适用于通过控制蛋白质的摄入可起到有效治疗作用的疾病。低蛋白质饮食适用于蛋白质代谢产物处理能力不足的疾病,高蛋白质饮食适用于蛋白质代谢亢进的疾病。

【低蛋白质饮食】

在低蛋白质饮食中,为了提高蛋白质的利用率,建议选用优质蛋白质,同时需要确保提供足够的能量。低蛋白质饮食可以抑制蛋白质代谢产物(尿素、尿酸、肌酐、氨等)的产生,减轻肾脏负担。

当身体进入低能量状态时,体内蛋白质会分解(氨基酸糖异生)生成蛋白质代谢产物,为了防止身体陷入低能量状态,需要灵活使用不含蛋白质的食物。

低蛋白质饮食在体内蛋白质(氨基酸)代谢异常,或疾病的治疗和营养状态的维持方面具有重要的作用。

适用疾病

（1）低蛋白质饮食：肝病（肝硬化非代偿期、肝功能不全）、肾病（肾小球肾炎、急慢性肾功能不全、糖尿病性肾病、血液透析等）。

（2）高蛋白质饮食：发热、营养不足、营养失调等。

每日营养标准举例（表 2－5－2）

表 2－5－2　蛋白质控制饮食的每日营养标准举例

项　目	Ⅰ	Ⅱ	Ⅲ	Ⅳ	Ⅴ	Ⅵ	Ⅶ
能量（kcal）	1 500	1 600	1 800	1 800	2 000	2 000	2 000
蛋白质（g）	20	30	40	50	60	70	80
脂质（g）	45	45	60	55	60	60	60
碳水化合物（g）	250	270	280	280	300	300	290
水分（mL）	800	900	1 000	1 000	1 000	1 200	1 300

★营养治疗原则（低蛋白质饮食）

（1）通过碳水化合物和脂质提供充足的能量；使用粉饴、淀粉食品、中链脂肪酸（MCT）、低蛋白质食品等。

（2）由于限制蛋白质总量，需要摄入优质蛋白（氨基酸评分高的蛋白质）。

（3）限制食盐，根据病情调整钾、磷、水分等。

（4）肝硬化非代偿期的患者使用氨基酸制剂时，需要针对不同的制剂调整能量和蛋白质。

★营养治疗的方法

参照各类疾病的营养治疗方法。

三、脂质控制饮食

关于脂质控制饮食

通过限制脂质的“量”，抑制其对消化道的刺激，限制消化酶的分泌，可以舒缓炎症（A 饮食）。通过考虑脂质的“质”，改善体内的脂质代谢，可以有效预防动脉硬化（B 饮食）。

适用疾病

（1）A 饮食：急性肝炎、胆石症、胆囊炎、急慢性胰腺炎。

（2）B 饮食：脂质代谢异常Ⅱa 型、Ⅱb 型、Ⅲ型。

每日营养标准举例（表 2－5－3）

表 2－5－3　脂质控制饮食的每日营养标准举例

项　目	A1	A2	B1	B2
能量（kcal）	1 500	1 800	1 400	1 600
蛋白质（g）	60	70	70	75
脂质（g）	20	30	40	50
碳水化合物（g）	270	300	200	220

★营养治疗原则

【A 饮食】

（1）使用低脂食品（鸡脯肉、低脂奶、脱脂奶、白色鱼肉、豆腐）。

（2）选择以蒸、煮、烤为主的烹饪方式以利于消化。

（3）胆石症、急慢性胰腺炎的患者，饮食应从流质开始，循序渐进地过渡。

【B 饮食】

（1）限制饱和脂肪酸较多的食物（畜肉类、牛奶、肝脏）。

（2）选择网烤、涮锅等可减少脂肪摄入的烹饪方式。

（3）限制胆固醇高的食物（蛋、蛋黄酱、肝脏、鳗鱼、鱼子）。

（4）使用不饱和脂肪酸多的植物油及制品。

（5）增加 n－3 不饱和脂肪酸、DHA、EPA 含量高的鱼类。

（6）充分摄入膳食纤维（水溶性膳食纤维可促进胆汁酸的排泄）。

（7）食盐控制在 6 g 以下，以预防并发症。

（8）内源性三酰甘油（高 VLDL）水平高时，限制砂糖、水果、酒精饮料。

★营养治疗的方法

参照相应疾病的营养治疗方法。

按照脂肪含量分类的蛋白质类食物（表 2－5－4）

表 2－5－4　按照可食部 100 g 含有的脂肪量（g）分类的蛋白质类食物

<5	乌贼、虾、牡蛎、鲣鱼、梭子鱼（烤）、鲽鱼、蟹、金枪鱼（红肉）、贝（蛤仔、蚬子）、鳕鱼、牙鲆鱼、鱼饼、鱼丸、鸡脯肉、鸡腿肉（去皮）、鸡肝
5～10	鲹鱼、鲑鱼（生）、鲭鱼、鸡腿肉、猪肩肉（去膘）
10～15	生沙丁鱼干、鸡腿肉（带皮）、里脊火腿、全蛋
15～20	鲭鱼、秋刀鱼、鲱鱼、鰤鱼、牛里脊、猪腿肉（带膘）、鸡翅尖、牛肉糜

20~25	鳗鱼、金枪鱼(油脂多的部位)、牛、猪肩肉(带膘)、猪肉糜、小肉肠
>25	猪、牛五花肉、培根、加工干酪

四、控盐饮食

关于控盐饮食

控盐饮食适用于高血压、水肿(心脏病、脑血管疾病、妊娠高血压综合征、肾病等)、低钠血症(药物引起的钠排泄增加,或患者习惯于低钠饮食,无法接受高钠饮食)。另外,在医疗领域,食盐和盐分基本可作为同义使用。

适用疾病

肾病、心脏病、高血压、妊娠高血压综合征、低钠血症等。

每日营养标准

参照各类疾病的营养标准。

★营养治疗原则

(1) 疾病本身有相应营养治疗方法时,营养素的量参照该疾病的营养素推荐量。

(2) 疾病本身没有相应营养治疗方法时,根据病情,参照相应饮食(普食、软食、流质饮食)的营养素量。

(3) 食盐摄取量的分类:普通饮食不超过 7 g,控盐饮食的盐分按照 0 g、3 g 以下、6 g 以下三类。

★营养治疗的方法和膳食举例

参照各类疾病的营养治疗方法。

【低钠饮食】

（1）限盐不失美味。可灵活使用咸味之外的味道（如酸味、焦香味、香辛料、香草等）来提升菜肴的鲜美度。

（2）干的、没有汤汁的烹调方式（烤、油炸）比炖煮用盐少。

【高钠饮食】

（1）选择味道浓的烹调方式。

（2）使用酸梅干、腌渍食品等增加食欲。

五、易消化饮食

关于易消化饮食

易消化饮食对食物的质和量同时进行了调整，以满足保护消化道的需求。适用于消化道器质性或功能性障碍。

一般情况下，消化器官疾病的患者大多存在消化吸收障碍的问题，所以，减轻消化道的负担和提供足够的必需营养素对治疗和康复至关重要。原则上采取保护疗法，随着病情的好转，可过渡到普食。为了防止疾病复发，可持续采用治疗饮食。

适用疾病

急慢性胃炎、胃溃疡、十二指肠溃疡、消化性溃疡、急慢性肠炎、溃疡性结肠炎、克罗恩病、过敏性肠综合征、腹泻、食欲不振、咀嚼困难、吞咽困难等。

每日营养标准

参照各类相应疾病的营养标准。

★营养治疗原则

（1）确保营养成分的质和量。

(2) 饮食少量、清淡。

(3) 避免纤维硬的食物。

(4) 避免刺激性强的蔬菜和香辛料。

(5) 避免酒精类饮料。

(6) 脂肪多的食物少量使用。

(7) 避免碳酸饮料、咖啡等影响胃液分泌的食物。

(8) 选择在胃内停留时间短的食物。

(9) 易消化饮食为少渣饮食。

(10) 食物温度控制在常温程度,避免过热或过冷的食物。

(11) 禁烟,放松身心,避免太大压力。

★营养治疗的方法

参照各类相应疾病的营养治疗方法。

第六章 经管肠内营养法(鼻饲营养法和瘘管营养法)

关于经管肠内营养法

当完全无法通过经口进食补充营养,或者经口进食无法满足营养需求时所采取的一种营养补给方法,即通过插入消化道的导管给予浓厚流质饮食,以期望达到维持或改善营养状态的方法。

被纳入健康保险法中的自费特殊饮食,其中的浓厚流质在各类营养素的组成成分和质量都经过了充分的调整设计,保证 1 mL 含有 1 kcal 左右的能量。与肠外营养法相比,由于肠内营养法使用肠道,因此更符合生理特点且更安全。

【从导管注入的内容物需要满足的条件】

(1) 流动性。

(2) 以最小的容量提供最大的营养。

(3) 营养配比均衡。

(4) 形态易于营养素吸收。

(5) 无腹泻或其他副作用。

(6) 调制方法简单。

(7) 口味好,气味小等。

营养剂的种类

【天然食物流质饮食(普通流质饮食、糊状饮食、浓厚流质饮食)】

常规食物形态无法充分提供营养时使用此饮食。通过经口或经管的方式,尽可能地满足 1 日营养摄入要求。此饮食仅使用天然食材,特别选择容易消化的食物烹制而成。优点是味道较好,腹泻及其他副作用较少等,缺点是导管较粗(直径 3~4 mm,8Fr 以上),否则食物无法顺畅通过。

【半消化态营养剂】

半消化态营养剂的蛋白质、碳水化合物、脂质配比均衡，电解质、维生素、微量元素等适量，不存在营养方面的问题。营养剂中的蛋白质和脂肪未经消化，碳水化合物有一定程度消化。天然食材经人工处理后，调制成高蛋白质、高能量的半消化态营养剂。蛋白质来源为大豆蛋白质和氨基酸，碳水化合物为糊精、蔗糖和单糖类，脂质为玉米油、大豆油、米糠油、奶类脂肪以及中链脂肪酸等。可以使用直径 2～3 mm，8Fr 的导管。为了防止腹泻，有些半消化态营养剂中添加了膳食纤维；有些黏度可变型半消化态营养剂可以预防腹泻或反流（胃内 pH 较低，此类营养剂可在胃内由液态变为半固态）。半消化态营养剂分食品类和药品类两种，很多制剂可以在市场上直接购买。

有针对不同疾病（糖耐量异常、肾功能不全、肝病、慢性阻塞性肺疾病）、围手术期（免疫调节营养剂等）、败血症、急性呼吸窘迫综合征（ARDS）等各类疾病状态专用的半消化态营养剂。根据营养素配比和添加营养种类不同，选择合适的营养剂。参照经皮内镜下胃造瘘术（PEG）的营养管理相关章节。

【消化态营养剂、要素膳】

作为无须消化即可直接吸收的营养制剂，氮源为晶体氨基酸或二肽、三肽（氮源由 L 型晶体氨基酸构成）。碳水化合物使用糊精或二糖类，以防止渗透压过高。脂肪含量较少，长期使用容易导致必须脂肪酸的缺乏。维生素、电解质、微量元素适量。要素膳容易在水中溶解，无须消化，在上消化道被快速吸收，完全没有残渣，适用于消化功能低下、有胆管或胰腺疾病的患者，以及吸收面积小的短肠综合征等疾病的患者。可以满足高能量、高氮的需求。由于脂肪含量较少，所以不容易引起腹泻，可以经由细导管（直径 1 mm，5Fr）给予营养液。

给予肠内营养剂时的注意事项

当胃具有足够的储存能力时，肠内营养推注、间歇喂养或持续喂养等方法均可选用。与胃相比，空肠的储存能力较弱，给予的营养剂容易向肛门方向流动，容易引起腹泻、腹痛等消化道症状。因此，当选择将营养剂直接输注到空肠时，建议使用持续喂养。

PEG 的营养管理

【PEG 的适用情况】

适用于消化功能正常，且预估生存期超过 4 周的成人及儿童。另外，不仅在医学层面，也需要在伦理层面给予评估是否适用。

适用：咀嚼或吞咽障碍、反复误吸性肺炎、炎性肠道疾病、减压治疗。

【PEG 的禁忌】

绝对禁忌：一般内镜检查的绝对禁忌，即内镜无法通过咽喉或食管狭窄、胃前壁和腹壁无法接近、无法纠正的出血倾向和消化道闭塞（减压排液为目的除外）。

相对禁忌：大量腹水、极度肥胖、明显的肝肿大、胃部炎性病变、急性黏膜病变、胃部手术后、有其他上腹部手术的既往史、横膈膜疝气、出血倾向、妊娠、门静脉高压、腹膜透析、癌性腹膜炎、全身状态不良等。

【营养管理】

PEG 术后，会出现暂时性胃排泄功能低下的情况。

手术当日：禁食。

手术次日：开始肠内营养。

术前：若使用肠内营养，保证浓度恒定，第一日从提供一日必需营养量的1/3开始给予，第三日达到一日必需营养量。如果是要求禁食的，持续微量注入渗透压低的制剂，一边观察消化系统的情况，一边增加制剂量以期望达到必需营养量。

【半固态营养剂】

半固态的食物流入胃中会产生生理性扩张，进而使肠胃蠕动并开始生理性的排泄。所以，当半固态的营养制剂通过胃瘘注入胃中，可以激活胃的生理运动和消化功能。PEG术后进行营养输注时，容易出现腹泻、胃食管逆流、呕吐等问题，而半固态营养剂则具有防止腹泻、倾倒症状和胃反流等方面的优势。平时在家里可以用粉碎机将食物打成糊状，只要调整好黏度就可以通过胃瘘注入。

【输注方法】

输注前需要确认胃内是否有内容物残存。根据胃容量大小，将400~600 mL的营养剂在5~15 min内缓慢输注。在半固态营养剂输注开始前30 min和输注结束2 h后，注入液态水[必要水分量：现体重×(30~35) mL]。如果在半固态营养剂注入后直接注入液态水，营养剂的黏度会降低，容易引起食管反流。如果选用啫喱状的半固态水，即使在营养剂输注刚结束后也可以立即注入半固态水。但是，仍需确认是否存在腹泻、反流等消化系统方面的症状。

【营养剂的种类】

根据不同的黏度和浓度，选用合适的营养剂。使用时需查看制剂上有无标注过敏原。患者或家属在家中使用自制匀浆时，匀浆黏稠度的调整非常重要，应给予必要的指导。

【注意事项】

根据食谱的不同，自制匀浆容易丢失或缺乏某些营养素,需考虑额外添加些营养补充食品。同样,使用市面上出售的营养剂时也需要确认营养素是否全面。关注营养素半衰期的变化,可能的话定期进行血液检查。总之,为了长期有效通过 PEG 进行营养补给,需在各方面多加注意。

各类营养剂的适用疾病和病情(图 2-6-1)

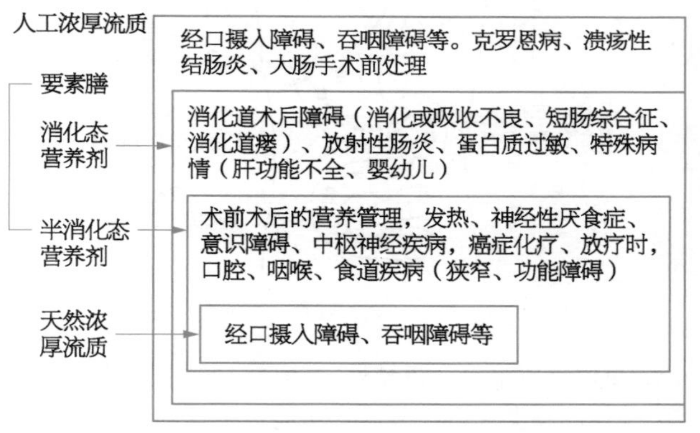

图 2-6-1 各类营养剂的适用疾病和病情

导管的留置

包括导管从鼻子进入胃的鼻饲营养法,以及直接将营养物注入胃或肠道的瘘管营养法(图 2-6-2⇒P210)。

肠内营养治疗的禁忌

与肠外营养相比,由于肠内营养可以使用肠道,所以具备很多优点,如符合生理特点地消化吸收营养成分,免疫器官工作正常,没有大的并发症,容易管理等。但当出

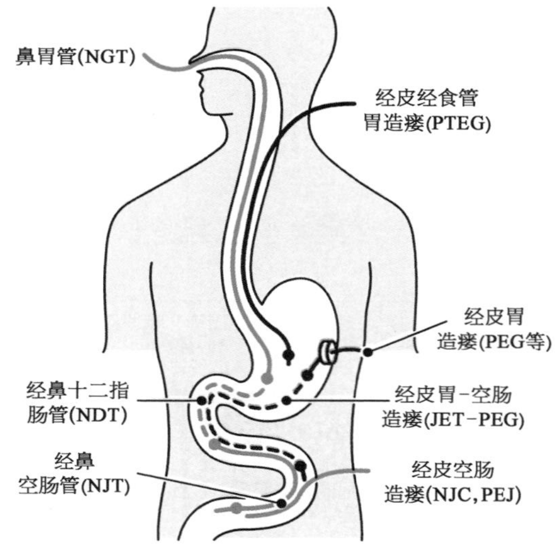

图 2-6-2　肠内营养路径的种类

现大量消化道出血、(机械性、麻痹性)肠梗阻、难治性腹泻、急性胰腺炎、休克、多器官功能不全等细胞水平进展性障碍等情况时,应禁止使用肠内营养。

副作用及其对策

【腹泻】

(1) 若先前存在禁食期,则会出现肠道黏膜萎缩、肠道菌群紊乱,容易引发腹泻。

先从使用低渗透压的营养剂开始,少量、低流速(从 20 mL/h 开始,持续输注)。一边关注消化道症状,一边按照 10~20 mL/h 的增幅逐步提高输注流量。建议可从 GFO®(以谷氨酰胺、膳食纤维、低聚糖为主要成分的营养剂)等营养剂开始。

(2) 输注量从目标量的 1/3~1/2,低速开始。

（3）使用添加膳食纤维的营养剂。

（4）降低脂质能量占比，或选用不含脂肪的营养剂。

（5）若出现乳糖不耐受，选择用不含乳糖的营养剂。

（6）为防止因细菌污染引起的腹泻，建议选用 RTH（ready-to-hang）营养剂。若选用其他营养剂，需在开封后 8 h 内用完。输注器具需充分洗净。

（7）使用抗菌药物时，正常的肠道菌群出现紊乱，病原菌增殖，容易引起腹泻。

（8）出现细菌性腹泻时，应停用引发腹泻的抗菌药，选用对该病原性细菌敏感的抗菌药和乳酸菌制剂。

（9）确认是否使用了引发腹泻的药物。

【腹胀】

（1）降低输注速度和输注量。

（2）使用高浓度营养剂。

【恶心、呕吐、腹泻】

（1）减少输注量或暂停输注。

（2）输注时，上半身抬高 30°～45°。

（3）若一直出现胃内较多残留的情况，可绕过十二指肠悬韧带将导管留置于空肠内。

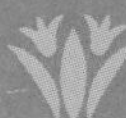

第七章　肠外营养疗法

关于肠外营养疗法

将导管插入静脉输注营养液的方法。分为将导管插入中心静脉输注营养液的全肠外营养疗法(total parenteral nutrition, TPN)和将导管插入外周静脉输注营养液的周围静脉营养疗法(peripheral parenteral nutrition, PPN)。

适应证

当肠内营养法(enteral nutrition, EN)无法施行,或包括经口摄入在内的EN无法给予水分和其他营养素时,可选用肠外营养疗法。

一般根据肠外营养法预计实施时间的长短来决定使用TPN还是PPN(2周以内的使用PPN,2周以上的使用TPN)。PPN适用于营养状态比较良好,非发病时或轻度发病时的短期营养管理;TPN适用于改善营养状态或营养障碍严重时。

营养补充路径

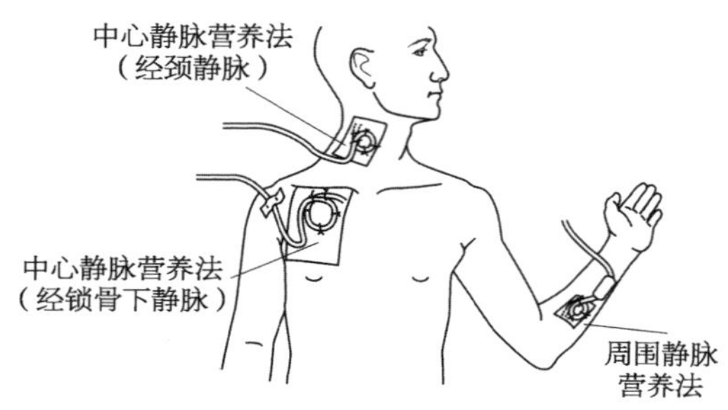

图2－7－1　肠外营养补充路径

一、全肠外营养疗法

关于全肠外营养疗法

从中心静脉插入导管(central venous catheter, CV 导管),给予高浓度的营养液。由于补给的是高能量营养液,也被称为 IVH(intravenous hyperalimentation),但是原则上还是称作 TPN。通常在颈静脉或锁骨下静脉穿刺插入导管。参照图 2-7-1。

全肠外营养制剂的种类

用于 TPN 输液的制剂有如下几种。

【高能量静脉营养液】

高能量静脉营养液中含有糖类,钠、钾、氯、镁、钙等电解质和微量元素的锌。糖类的浓度在 15%~36%,种类主要为葡萄糖,如由葡萄糖、果糖、木糖醇调配成的曲帕灵复合营养剂(Triparen®)。当胰岛素抵抗偏高时,可使用木糖醇、果糖等配成的营养液。

【氨基酸制剂】

有 10%~12%的氨基酸制剂,用于补充蛋白质。有必需氨基酸和非必需氨基酸比(EAA/NEAA)为 1 的 FAO/WHO 标准和支链氨基酸增量 30%、EAA/NEAA 比为 1.4 的 TEO 标准。TEO 标准的制剂可在肌肉中被代谢,因而既可以作为能量来源被有效利用,还能在肌肉中促进蛋白质合成、抑制蛋白质分解。

【脂肪乳剂】

脂肪乳剂有 Intralipos®,分别有 10%(1.1 kcal/mL)和 20%(2.0 kcal/mL)两种规格。长期(3 周以上)的无脂肪静脉营养输注容易因必需脂肪酸缺乏、糖类过剩而引发高血糖和脂肪肝,需要注意预防。由于脂肪乳剂的乳糜微粒无法经过常规的输液管过滤器，所以需要通过周围静脉或精密过滤输液器输注。另外，脂肪乳剂中的微生物容易繁殖，用经静脉注射时每 24 h 需更换输液管，同时还需注意输液速度，不能超过上限。

【复合维生素制剂】

实施 TPN 时，维生素的补充必不可少，特别是维生素 B_1 可以预防乳酸性酸中毒。患者在发病期，对半衰期为 1 周的水溶性维生素的需要量大增。脂溶性维生素的半衰期较长，使用时需注意切勿引起维生素过剩症。

【微量元素制剂】

高能量营养液中除了锌没有其他微量元素，因此需要通过微量元素制剂进行补充。但是微量元素制剂中并不包含所有人体必需的微量元素（人体必需微量元素为铁、锌、镁、碘、钴、铬、硒、钼），如钴、铬、硒、钼就不包含其中，所以，实施 TPN 时需引起注意。

【高能量营养液复合制剂】

以高能量营养剂为基础液，额外加入一袋氨基酸制剂的复合型制剂，分为双腔袋和单腔袋。需要与脂肪乳剂并用时，可以使用在糖类和氨基酸中加入了水溶性和脂溶性维生素和微量元素的复合制剂（ELNEOPA®）。

【疾病专用型营养制剂】

有肾功能不全型高能量营养液（HICALIQ® RF）和肾功能不全型及肝功能不全型氨基酸制剂。HICALIQ® RF 中的糖类含量高达 50%，电解质浓度为最低限度，不含钾和磷。肾功能不全型氨基酸制剂（キト　ミン®、ネオアミュー®）的 BCAA 配比率高达 40%以上。肝功能不全型氨基酸（アミノレバ　ン® EN、モリヘバ　ミン®、テルフィス®）的 BCAA 配比率较高，Fisher 比（BCAA/AAA）分别高达 37.05、54.13、37.03。

并发症

【再喂养综合征】

对于长期饥饿或低营养状态的患者，突然大量给予营养时所产生的异常反应。会出现因低磷血症、低钾血症、低镁血症等电解质异常和细胞外液量增加引起的充血性心衰，心律不齐、高血糖，严重的还会出现昏迷等重危病症。对应方法如下。

（1）对于连续 5 日以上没有任何营养摄入，或者基本不摄入营养的患者，在最初的 2 日，输注不超过必需营养量 50%的营养制剂。

（2）最初给予的营养量按每千克体重 10 kcal/d（重症时，5 kcal/d）的标准输注，用 4～7 日的时间将输注量逐渐增加到必需营养量。输注开始后要监测循环血液量、体液平衡和生命体征。

（3）治疗开始前，需口服或静脉注射维生素 B_1 或复合维生素。当钾、磷、镁偏低时要及时补给并监测纠正。

【肠道菌群移位】

长期的 TPN 容易使肠道内防御机构受损，出现肠道的上皮黏膜萎缩，细胞、毒素等侵入体内等现象。

【糖代谢异常】

高血糖引起的高渗透压性利尿、高渗透压性非酮性脱水或昏迷等。当胰岛素需求增强并出现高胰岛素血症时，若停止静脉营养输液则会出现低血糖现象。

【氨基酸代谢异常】

氨基酸的过量输注会引起高尿酸血症或高氨血症。氨基酸制剂中的氯离子过高会产生高氯酸中毒。不使用肝功能不全或肾功能不全专用营养剂，则容易出现血清氨基酸模式异常。

【脂质代谢异常】

通过输注脂肪乳剂补充脂肪。输注速度一般低于0.1 g/(kg · h)。如果输注速度过快,则会出现脂质代谢异常症,或引起网状内皮系统及免疫功能受到抑制。施行 TPN 时,如果不输注脂质乳剂会出现必需脂肪酸缺乏的现象。

【电解质代谢异常】

肾功能异常时会引发高钾血症,出现呕吐、腹泻等现象,而这些症状又会导致消化液的大量流失,进而引发低钠血症和低钾血症。复合营养制剂的输注容易引发高钾血症、高磷血症和高钙血症。

【维生素与矿物质代谢异常】

施行 TPN 时,如果不补充维生素 B_1,乳酸会大量堆积引发乳酸性中毒。甚至有诱发韦尼克脑病的情况。

二、周围静脉营养疗法

关于周围静脉营养疗法(PPN)

以补充水分、电解质及其他营养素为目的,通过四肢体表下静脉输注营养液。由于使用低能量营养液,所以不适于长期单独使用,多与经口肠内营养并用。当全肠外营养无法施行或不被患者接受时,使用周围静脉营养疗法。长期持续使用,易引发血栓性静脉炎。

细胞外液补充液

以生理盐水为代表的营养液,钠含量与血液中钠浓度相似,1 L 生理盐水中含钠 130~154 mmol。在手术或休克等体液快速流失时使用。

维持液

用于补充每日中代谢排泄的钠和水分。除了钠，还含有钾、氯、乳酸等。由于渗透压升高容易引起静脉炎，因此，糖类浓度以 5%～10% 的葡萄糖为界限；添加氨基酸时，糖类浓度按照 3%（混合）进行调配。用于维持无代谢异常患者的水分和电解质。

【脂肪乳剂需单独使用】

仅用脂肪乳剂的输注，短期（7～10 日）使用。

专栏　脂肪乳剂

脂肪的原料为大豆油，主要成分是大豆油三酰甘油。添加高纯度蛋黄卵磷脂作为乳化剂。添加静脉注射用甘油作为等渗调节剂。脂肪乳剂是一种结构类似于人体乳糜微粒的人造脂肪颗粒，悬浮在溶液中。脂肪颗粒的中心由多个 TG 分子构成，外层有磷脂，其亲水性部分朝向表面，如此乳化后得以溶于水中。

三、营养补充食品

高蛋白质食品

与一般食品相比，蛋白质含量较多的一类食品。适用于消瘦或术后营养不良的患者，多以饮料、啫喱、汤等形式用于正餐或加餐。

低蛋白质高能量食品

用于补充能量的食品。

【低糖度淀粉水解甜味剂】

使用淀粉加工而成的甜味剂，能量密度与砂糖相同，但甜度却只有砂糖的1/3~1/7,因此可以大量使用。市场上可以买到使用麦芽糊精、糊精等甜味剂制作的果冻、慕斯等食品。

【中链脂肪酸食品】

中链脂肪酸可以直接从小肠经过门静脉进入肝脏,既易消化吸收,又能快速转化成能量。有粉末型中链脂肪酸和液体型中链脂肪酸可供选择,添加到调味汁、汤或炖菜中。市场上可以买到添加了中链脂肪酸的饮料、果冻、副食品等产品。

【淀粉食品】

使用小麦粉等淀粉制作而成的食品,包括米饭、稻米、面条、年糕、面包、小麦粉、松饼粉等。

【低蛋白质食品】

将精白大米浸在含有蛋白酶或乳酸菌的液体中,去除或降低大米中的蛋白质含量,制作成低蛋白质大米,并以低蛋白质大米制作成米饭、面包、面条、点心等食品。

低能量食品

低能量食品是将能量降低至同种食品的50%以下。

【低能量甜味剂】

可作为砂糖的替代品使用。

【添加了低能量甜味剂的食品】

如:果酱、饴糖、布丁等食品。

【降低了脂肪含量的食品】

如:无油沙拉酱、50%脱脂蛋黄酱等。

低磷低钾食品

磷、钾含量是正常食品的50%以下,主要有牛奶、奶粉、饮料等形式。

减盐或低盐食品

钠含量是正常食品的50%以下，如：低盐酱油、低盐高汤等。

铁强化食品

强化添加了铁的食品。如：添加血红素铁或焦磷酸铁的果冻、饮料等。

钙强化食品

强化添加了钙的食品。主要有威化饼、圆松饼等形式。

维生素与矿物质强化食品

强化添加了维生素和矿物质的食品。主要有饮料、果冻等形式。搭配添加膳食纤维、乳酸菌、精氨酸、肉碱等物质。

Part 3

第三篇　不同年龄段的营养疗法

- 第一章　低出生体重儿
- 第二章　婴儿
- 第三章　幼儿
- 第四章　学龄儿童
- 第五章　青少年
- 第六章　成人
- 第七章　孕产妇
- 第八章　更年期
- 第九章　老年期

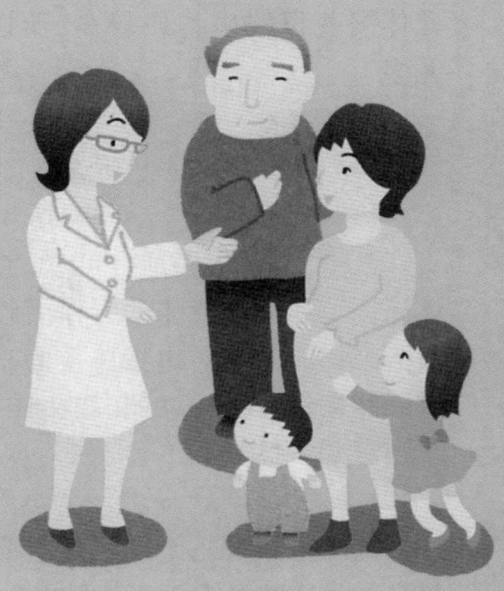

第一章　低出生体重儿

一、低出生体重儿的营养

关于低出生体重儿的营养

【生理特点】

无论孕期多长，出生体重不足 2 500 g 的产儿均称为低出生体重儿，不足 1 500 g 的产儿称为极低出生体重儿，不足 1 000 g 的产儿称为超低出生体重儿。

现在，日本人的平均出生体重约为 3 000 g，低出生体重儿的比例约 10%。

【营养特点】

为了接近子宫内的生长速度，即按照子宫内生长的速度作为目标，积极执行包含母乳、低出生体重儿奶粉在内的营养管理是非常必要的。成熟儿体内的矿物质基本上是在出生前约 2 个月内蓄积的，低出生体重儿体内蓄积的矿物质较少，所以矿物质需求量比成熟儿多。

每日营养标准

【能量（0 月：110～120 kcal/kg 出生体重）】

其中，基础代谢约占 40%，生长所需约占 20%，运动、体温调节和食物特殊动力作用约占 30%，通过粪便和尿液流失约占 10%。出生体重为 1 000 g 的婴儿需要按此目标能量喂养 14～21 日，出生体重为 1 500～2 000 g 的婴儿则需要 7～10 日。

【蛋白质（0 月：2.8～3.0 g/kg 出生体重）】

低出生体重儿比成熟儿需要更多的蛋白质，而且对蛋白质品质的要求更高。低出生体重儿专用奶粉增加了更容易消化吸收的乳清蛋白的比例，降低了酪蛋白的比例，使其更接近母乳的比例。

【脂肪（0月：参照母乳，适宜的脂肪量约占总能量的45%）】

低出生体重儿对脂肪的消化和吸收能力较差，原因在于胆汁酸盐的合成能力较低，胰脂肪酶的分泌量较少。而低出生体重儿的母亲的母乳中含有较多的中链脂肪酸（MCT），MCT无须胆汁酸盐参与便可被消化吸收。因此，低出生体重儿专用奶粉中增加了MCT的配量。

哺乳的关键点

（1）如果新生儿的血氧饱和度（SpO_2）降低到80%，哺乳时可以喂几口便停一会儿，间断式进行。当体重接近2 000 g时，可以正常哺乳。

（2）低出生体重儿的主要营养来自母乳，低出生体重儿专用奶粉作为营养补充（⇒P224）。

（3）对于母乳喂养的超低出生体重儿，在出生后4周，可以使用母乳添加剂，以补充单纯母乳时所缺乏的蛋白质、钙和磷。

营养方法（哺乳）的实际应用

（1）胎内时间超过35周且没有呼吸障碍的婴儿可以经口哺乳。不足35周的婴儿，原则上需要使用经管肠内营养。

（2）低出生体重儿的经口喂养计划表，需要根据体重增加的目标量（15~20 g/d），个体化地制定喂养量。经口喂养计划表参见Avery and Fletcher经口喂养计划表（表3-1-1）。最近，婴儿的首次喂养，使用5%的葡萄糖液代替无菌水。

表 3-1-1　低出生体重儿经口喂养计划表

出生体重	量及频率	首次喂养无菌水	接下来的哺乳（12～72 h）母乳或配方乳	最终哺乳计划母乳或配方乳
出生体重不足1 000 g	量	1 mL	每次增加 0.5～1.0 mL 最大量 3～5 mL	每次 6～12 mL 总量 120～150 mL/（kg · d）
	频率	间隔 1 h	间隔 1 h	间隔 2 h
出生体重1 001～1 500 g	量	2～3 mL	每次增 1.0 mL 最大量 7～10 mL	每次 18～28 mL 总量 150 mL/（kg · d）
	频率	间隔 2 h	间隔 2 h	间隔 3 h
出生体重1 501～2 000 g	量	4～5 mL	每次增加 2.0 mL 最大量 12～15 mL	每次 28～37 mL 总量 150 mL/（kg · d）
	频率	间隔 2 h	间隔 2～3 h	间隔 3 h
出生体重2 001～2 500 g	量	10 mL	每次增加 0.5 mL 最大量 20 mL	每次 37～50 mL 总量 150 mL/（kg · d）
	频率	间隔 3 h	间隔 3 h	间隔 3～4 h

注：水分摄入量 140～160 mL（尿比重 1.008～1.010），能量需要量 90～110 kcal/kg，不足部分通过静脉补充。

二、低出生体重儿专用奶粉

关于低出生体重儿专用奶粉

与足月儿相比，出生体重不足 2 500 g 的新生儿（低出生体重儿）在消化、吸收、代谢功能方面发育更不成熟。为了不再增加不必要的负担，保持与子宫内发育相同的生长曲线，需要进行必要的营养管理。易消化且含有免疫防御因子的母乳是新生儿最理想的食物。但是在母乳分泌不足等情况下，需要使用低出生体重儿专用奶粉。低出生体重儿专用奶粉虽然含有发育必需的营养素，但其中含有异体蛋白，营养素利用效率不高等问题亦需要引起关注。

营养成分的特点

蛋白质：以乳清蛋白为主，容易消化吸收。含硫氨基酸中的牛磺酸达到了母乳中的含量水平，有利于脑、神经系统的发育等多种的生理功能。

脂质：脂肪酸的组成接近母乳，强化了有利于脑和视网膜发育的 DHA。另外，还增加了中链脂肪酸（MCT），更易消化吸收。

糖类：添加了有利于双歧杆菌增殖的母乳低聚糖等。

维生素：强化了维生素 K、β 胡萝卜素、肌醇等低出生体重儿特别需要的维生素。

矿物质：为了不给发育尚未成熟的肾脏增加负担，强化了体内贮存较少的钙和磷，同时调整了钠、钾、氯的配比。

其他：参照母乳中成分，添加了核苷酸（DNA 和 RNA 的组成成分），具有促进消化道发育和成熟等作用。添加了蔗糖等可溶性多糖，以防止渗透压过低。添加了母乳中含有的乳铁蛋白和溶菌酶，有利于预防感染。

市售的低出生体重儿专用奶粉的营养成分参见表 3－1－2。

实际使用

为了达到即便哺乳量少，也能够尽可能多地摄入营养素的目的，标准的配奶浓度为 15%～16%或稍高。另外，厂家不同，奶的颜色也有差异。当体重达到 2 000～2 500 g 时，可以换成普通的配方奶粉。喂养量参照低出生体重儿经口喂养计划表（表 3－1－1）。

低出生体重儿专用奶粉的营养成分表（表 3－1－2）。

表 3－1－2　低出生体重儿专用奶粉的营养成分表

成分名称		配方奶的标准（100 kcal）		母乳	明治 softcurdmilk LW94 含乳量为 15%/100 mL	森永乳业 Drymilk GP－P 含乳量为 15%/100 mL	雪印 BeanstalkPM 含乳量为 16%/100 mL
		下限	上限				
能量	kcal	65～75/100 mL		65	70.1	77	76
蛋白质	g	2.1	3.1	1.1	2.01	2.03	2.11
脂质	g			3.5	2.6	4.05	3.15
碳水化合物	g			7.2	9.65	8.07	9.86
灰分	g	0.36	0.57	0.2	2.2	0.45	0.45
水分	g				—	—	
钙	mg	50	—	27	65.3	74	68
磷	mg	25	—	14	40.5	49	36.8
铁	mg	1	—	0.1	1.5	1.5	1.6
钠	mg	20	60	15	24.8	33	32
钾	mg	80	200	48	7.5	98	96
氯	mg	55	150	38	52.5	57	68.8

续　表

成分名称		配方奶的标准（100 kcal）		母乳	明治 softcurdmilk LW94 含乳量为 15%/100 mL	森永乳业 Drymilk GP－P 含乳量为 15%/100 mL	雪印 Beanstalk PM 含乳量为 16%/100 mL
		下限	上限				
镁	mg	6	—	3	6.8	8.3	7.7
锰	μg			—	15	10.5	3.8
铜	μg			30	53	65	50
锌	mg			0.25	0.42	0.54	0.42
碘	μg				3.9	4.5	
维生素 A	IU	250	500	170	1 200	750	960
维生素 B_1	mg	0.04	—	0.01	0.3	0.23	0.22
维生素 B_2	mg	0.06	—	0.03	0.3	0.3	0.22
维生素 B_6	mg	0.035	—	0.01	0.15	0.23	0.19
维生素 B_{12}	μg	0.12	—	痕迹	0.9	0.75	0.48
维生素 C	mg	8	—	5	30	30	32
维生素 D	IU	40	80	0.42	270	375	256
维生素 E（α 生育酚）	IU	0.7	—	0.48	2.25	2.3	1.6
维生素 K	μg			0.5	2.9	3.8	2.34
烟酸	mg	0.25	—	0.2	3.6	2.7	2.7
泛酸	mg			0.2	0.75	0.9	0.96
叶酸	μg			0.014	0.18	0.075	0.05
肌醇	mg				9	15	9.6
β 胡萝卜素	μg			12		15	5.3

成分名称		配方奶的标准（100 kcal）		母乳	明治 softcurdmilk LW94 含乳量为 15%/100 mL	森永乳业 Drymilk GP－P 含乳量为 15%/100 mL	雪印 BeanstalkPM 含乳量为 16%/100 mL
		下限	上限				
肉碱	mg			1.94		2.6	
亚油酸	g	0.3	—	0.41	0.45	0.47	0.44
DHA	mg				8	15	8.3
牛磺酸	mg					4.5	4.7

三、母乳添加剂

关于母乳添加剂

没有经历钙、磷等矿物质蓄积的妊娠后期就出生的极低出生体重儿（出生体重不足 1 500 g），单纯的母乳喂养无法满足蛋白质等营养素的需求。

与足月儿的母乳相比，在最开始的 4 周左右，早产儿的母乳所含有的蛋白质、钠、氯等浓度较高，可以满足极低出生体重儿快速成长的需要，但 4 周之后母乳差别变小。如果继续单纯母乳喂养，则容易出现体重增长缓慢、低蛋白血症、低磷血症等现象。为此，开发出了弥补母乳营养的母乳添加剂。

分类

日本：HMS－1®（森永乳业）。

欧美：粉剂 Enfamil Human Milk Fortifier®（MEad Johnson）、Eoprotein®（Milupa）；液体 Similac Natural Care®

(Ross)。

实际使用

参照标准营养安排表，开始使用母乳添加剂时，通常哺乳量应达到 120 mL/(kg·d)以上。当体重达到 2 200~2 500 g 时，可不再使用母乳添加剂。

使用 HMS－1®时，每 30 mL 母乳添加 1 包(0.8 g)，充分混合后使用。通常，出生 2 个月左右使用肠内营养。

效果

使用母乳添加剂既能发挥母乳的优点，又能弥补不足的营养，可以有效预防低蛋白血症、发育不良、佝偻病和贫血。

第二章 婴儿

一、婴儿营养

关于婴儿营养

【生理特征】

(1) 0~1岁的乳儿称为婴儿。出生后4个月内,身体快速生长,3个月时的体重达到出生时的2倍左右,身高约1.25倍。5个月左右,乳牙(中切牙)萌出。

(2) 运动发育:3~4个月可以抬头,6~7个月可以翻身和坐立。神经发育:3~4个月可以对人声作出回应,可以180°追视物体。

(3) 进食功能也在发育,3个月左右,可添加稀释过的果汁、蔬菜汁,但是毕竟不是必需营养,注意不要过量喂予。5~6个月左右开始逐渐断奶。

【营养特征】

(1) 母乳是新生儿的最佳营养来源。每日测量体重,只要体重没有大幅减轻(出生体重的10%),就不要轻易使用配方奶粉;只有当母乳分泌不足、母亲需要工作、乳头异常无法哺乳等情况时,才使用人工喂养。

(2) 初次哺乳后以及出生1周后,补充维生素K_2滴液,预防新生儿出血和婴儿特发性出血症。1个月补充3次。

(3) 出生后5~6个月左右开始添加辅食,添加方法参照表3-2-7(⇒P241)。

每日营养标准(表 3-2-1)

表 3-2-1 婴儿每日营养标准

月龄	能量需要量 kcal		蛋白质（推荐量）	脂肪占总能量比例(推荐量)
0~5	男 550 kcal	女 500 kcal	10 g	50%
6~8	男 650 kcal	女 600 kcal	15 g	40%
9~11	男 700 kcal	女 650 kcal	25 g	40%

专栏 关于母乳喂养、混合喂养和人工喂养的调查

2010 年日本厚生劳动省发布的婴幼儿身体发育情况调查报告显示,2010 年的人工喂养相比 2000 年和 2005 年有所减少(表 3-2-2)。

2015 年的母乳喂养占比,出生后 1 个月为 51.3%,出生后 3 个月为 54.7%。加上混合喂养,使用母乳的比例可达到:出生后 1 个月为 96.5%,出生后 3 个月为 89.8%。

表 3-2-2 关于母乳喂养、混合喂养和人工喂养的调查

月龄	2000 年(%)			2005 年(%)			2010 年(%)		
	母乳	人工	混合	母乳	人工	混合	母乳	人工	混合
1~2	44.8	11.2	44.0	42.4	5.1	52.5	51.6	4.6	43.8
2~3	42.3	21.1	36.6	41.4	12.8	45.7	55.0	9.5	35.5
3~4	39.4	30.2	30.5	38.0	21.0	41.0	56.8	13.2	30.0
4~5	35.9	39.5	24.5	36.8	30.7	32.5	55.8	18.1	26.1

母乳喂养方法

（1）分娩后，当新生儿恶心干呕消失，母亲如果没有什么特殊问题，应尽早开始哺乳。1 周左右，母乳分泌量会开始增加。虽然新生儿吃奶时间不规律，但是要逐渐过渡到每间隔 2～2.5 h 哺乳 1 次。

（2）出生后 1～2 个月，间隔 3 h 哺乳 1 次，1 日哺乳 7～8 次。

（3）出生后 2～3 个月，间隔 3.5 h 哺乳 1 次。

（4）出生后 4 个月，间隔 4 h 哺乳 1 次，1 日 5～6 次，夜间哺乳的间隔时间可以适当延长。

（5）虽然单次哺乳时间为 10～30 min，但是在最初的 5 min，婴儿已经吃了全部量的 70%～80%。

（6）人工喂养使用配方奶粉、特殊用途奶粉（大豆奶等）、特殊牛奶（针对代谢异常）。

（7）出生后 5～6 个月，随着辅食的逐步添加，母乳的哺乳量会逐渐减少，但完全没有必要因此而断奶；联合国儿童基金会和世界卫生组织提倡母乳喂养持续至婴儿 2 岁，直至婴儿自己不愿吃母乳时再停止母乳喂养。

（8）如果婴儿发育良好，可以在出生后 5～6 个月开始添加辅食。开始添加辅食的时间见表 3－2－7（⇒P241）。

二、婴儿配方奶

关于婴儿配方奶

配方奶是营养成分经过调整的奶，包括配方奶粉和液体配方奶。婴儿配方奶可以作为母乳替代食品使用。

营养成分和种类

（1）婴儿配方奶的成分参考了《日本人饮食摄入标

准》、FAO/WHO 建议值(1994 年)、母乳营养成分等资料。

（2）蛋白质：强化添加了牛磺酸、胱氨酸、色氨酸丰富的 α 乳白蛋白。

（3）脂质：增加了中链脂肪酸(MCT)，使脂肪酸的组成与母乳接近，进而提高了消化吸收率。同时还添加了多不饱和脂肪酸(DHA)和花生四烯酸(ARA)。

（4）糖类：提高了乳糖含量，混合了母乳中含有的果糖，使糖类组成与母乳接近。

（5）其他：强化添加了 β 胡萝卜素。参照 FAO/WHO 的建议值，调整了维生素 K 等微量元素含量。

实际使用

液体配方奶可以直接使用。粉末状配方奶粉在冲调时，可选择普通的自来水或冲调专用水等，烧开后冷却到 70℃左右最佳。使用矿物质水可能会破坏奶粉中矿物质的平衡，应避免使用。不同月龄的用量参照表 3-2-3。

【不同月龄推荐哺乳量(表 3-2-3)】

表 3-2-3　不同月龄推荐哺乳量

月　龄	每日哺乳次数	每次哺乳量(mL)
~1/2	7~8	80
1/2~1	6	120
1~2	6	140
2~3	6	160
3~4	5	200
4~5	5	200
5~6	5(1 次放在辅食后面)	200
6~9	5(2 次放在辅食后面)	200

三、特殊用途奶粉和特殊液态奶

关于特殊用途奶粉和特殊液态奶

当无法母乳喂养，普通的配方奶粉又不适合婴幼儿时，使用特殊用途奶粉或特殊液态奶作为母乳替代食品。特殊用途奶粉虽在市场有售，但需在医生和营养师的指导下使用。特殊液态奶则必须在医生的指导下使用，一般无法在市场上直接购买。该特殊液态奶是乳业厂家在卫生部的推动下基于《特殊液态奶共同安全开发企业》开发而成。

特殊用途奶粉

表 3－2－4 是特殊用途奶粉的基本分类。

【特殊用途奶粉(表 3－2－4)】

表 3－2－4　特殊用途奶粉

分　类	适应证	市售商品名
糖类吸收障碍	乳糖不耐受 短暂性腹泻	明治ラクトレス 森永ノンラクト
蛋白质吸收障碍	牛奶蛋白不耐受	和光堂ボンラクトi 明治ソーヤミール
	牛奶及大豆过敏 难治性腹泻	森永ニューMA－1 森永 MA－1 明治ミルフィーHP 明治エレメンタルフォーミュラ ビーンスタークペプディエット
脂质吸收障碍	脂质吸收障碍	明治 MCTフォーミュラ 明治必须脂肪酸强化 MCTフォーミュラ

特殊液态奶

表 3－2－5 展示了特殊液态奶共同安全开发企业提供的成分特征。除此之外的特殊液态奶还有很多。如：明治乳业的フォーミュラ®，去除了其中的必需氨基酸和精氨酸，适用于氨基酸代谢异常的精氨酸血症；明治乳业的ケトンフォーミュラ®将其中的脂质上调至 71.8%，糖类调整至 8.8%，以适用于小儿难治性癫痫。

【特殊液态奶及其成分特征(表 3－2－5)】

表 3－2－5　特殊液态奶及其成分特征

分　类	适 应 证	成 分 特 征
糖类代谢异常	半乳糖血症 原发性乳糖不耐受	去除乳糖、半乳糖
	肝糖原累积症	去除大豆蛋白质、高糖质、乳糖
蛋白质、氨基酸代谢异常	苯丙酮尿症	去除苯丙氨酸、增加酪氨酸
	同型胱氨酸尿症 （胱硫醚合成酶异常症） 高甲硫氨酸血症	去除甲硫氨酸、增加胱氨酸
	高氨血症 瓜氨酸血症 精氨酰琥珀酸尿症 高鸟氨酸血症 （伴有高氨血症）	低蛋白质 配合中链脂肪酸(MCT) 增加精氨酸、天门冬氨酸
有机酸代谢异常	异戊酸血症	去除亮氨酸
	甲基丙二酸血症	去除异亮氨酸、缬氨酸、苏氨酸

分 类	适应证	成分特征
有机酸代谢异常	丙酸血症	同上(去除部分甲硫氨酸、甘氨酸)
电解质代谢异常	特发性高钙血症	去除维生素 D、低钙
	副甲状腺功能低下	高钙低磷型
	假性副甲状腺功能低下	低钾低磷型
	异位肾上腺皮质功能不全	低钾高钠
吸收障碍	原发性脂质吸收障碍	配合 MCT 油、强化必须脂肪酸
	先天性蛋白质分解酶异常 胰腺囊性纤维性变	使用氨基酸、MCT

四、苯丙酮尿症

关于苯丙酮尿症

先天缺乏将苯丙氨酸(Phe)转化成酪氨酸的苯丙氨酸羟化酶,使得血中苯丙氨酸增加,影响大脑发育,导致智力低下。若不接受营养治疗,会导致运动和语言发育迟缓,合并癫痫,引起抽搐。

每日营养标准

摄取的能量和三大营养素的配比与同龄健康儿童基本相同。

当蛋白质摄入较少时,有可能会使苯丙氨酸值升高。因此,蛋白质的摄入量应参照以下标准:婴儿期为 2.0 g/kg,幼儿期为 1.5~1.8 g/kg,学龄期及之后的年龄段为不超过 1.0～1.2 g/kg。

★营养治疗原则

终生需要营养治疗。由于苯丙氨酸是必需氨基酸，在给予发育所必需的苯丙氨酸的同时，还要防止血中的苯丙氨酸过剩。

★营养治疗的方法

哺乳期和断奶期，以无苯丙氨酸的配方奶为主，并根据血苯丙氨酸值调整母乳或配方奶粉的用量。断奶期以后，无苯丙氨酸配方奶与低苯丙氨酸食品搭配使用。常见食品的苯丙氨酸含量参见《修订版营养治疗指南》(特殊配方奶共同安全开发委员会编)。

五、半乳糖血症

关于半乳糖血症

缺乏将乳糖组成成分的半乳糖转变成葡萄糖的酶，导致半乳糖-1-磷酸蓄积，哺乳开始后 1～2 周内哺乳能力低下，出现腹泻、呕吐、发育障碍，继续母乳喂养将引起重症肝功能障碍，甚至死亡。

每日营养标准

参照营养摄入标准。

★营养治疗原则

立即停止母乳和普通的配方奶粉，用无乳糖奶粉替代。断奶后应避免含有乳糖以及半乳糖的食品。

★营养治疗的方法

断奶期以后，参考《含有或不含乳糖食品一览表(特殊液态奶情报 5.1982,4-8)》和《是否含有乳糖的加工食品一览表(特殊液态奶情报 21.1990,42-58)》，制作不含乳糖和半乳糖的饮食。

六、枫糖尿症

关于枫糖尿症

先天缺乏支链 α 酮酸脱氢酶(BCKDH)复合物,导致尿中支链氨基酸中的亮氨酸(Leu)、异亮氨酸(Ile)、缬氨酸(Val)及其代谢物排泄增多,使得尿液有枫糖的味道。

主要症状表现为不活泼、哺乳困难、呕吐、肌张力降低、痉挛等。发展成重症后,将出现严重的后遗症,不处理将导致死亡。

每日营养标准

参照营养摄入标准。给予足够的能量,避免能量不足。

★营养治疗原则

以去除支链氨基酸的配方奶为主,从调制奶粉和普通食物中摄取最小必需量的支链氨基酸。

正确掌握食品中亮氨酸的摄入量,将血中亮氨酸值控制在 152.50~381.25 μmol/L。

★营养治疗的方法

常见食品的亮氨酸含量参见《修订版营养治疗指南》(特殊配方奶共同安全开发委员会编)。

七、同型胱氨酸尿症

关于同型胱氨酸尿症

缺乏将甲硫氨酸(Met)转化成胱氨酸(Cys)的酶(胱硫醚酶),导致同型半胱氨酸在血液中蓄积,并由尿液排出。主要症状表现为精神障碍、痉挛、骨骼异常、眼球水晶体异位、血栓。

每日营养标准

参照营养摄入标准的同时，参考枫糖尿症的营养标准（P236），根据血中甲硫氨酸值调节营养供给量。

★营养治疗原则

以低甲硫氨酸高胱氨酸配方奶为主，从调制奶粉和普通食品中摄入最小必需量的甲硫氨酸。确定甲硫氨酸的摄入量，保证血中甲硫氨酸值不超过 76.25 μmol/L。

★营养治疗的方法

常见食品的甲硫氨酸含量参见《修订版营养治疗指南》（特殊配方奶共同安全开发委员会编）。

八、辅食

关于辅食

当婴儿单纯从母乳或配方奶粉中摄入营养素，无法满足营养要求，引起贫血、肌肉发育不佳、抵抗力低下时，需要通过添加辅食来补充营养。辅食对于摄食功能和消化功能的发育，以及促进婴儿精神的发育有着重要的作用，因此，在恰当的时期给予合适的饮食是非常重要的。

断奶是指从母乳或配方奶粉等乳液营养过渡到幼儿食物的过程。开始断奶的合适时间为出生后 5~6 个月。参照婴儿营养相关章节（⇒P230）。但是，出生后 3 个月左右开始即使添加了稀释的果汁、蔬菜汁等液状食物，此时也不能算作断奶。

每日营养标准

辅食（包括果汁等）提供的营养量如下。当然，婴儿除了辅食之外，也从母乳（或配方奶粉）中获取营养。

例如，5～6个月（断奶初期）时，从母乳（或配方奶粉）中摄入的能量比辅食多600～700 kcal。

不同月龄辅食（含果汁等）提供的营养量，参见表3－2－6。

表3－2－6　不同月龄辅食（含果汁等）提供的营养量

月　　龄	能量（kcal）	蛋白质（g）
5～6（断奶初期）	85～171	2.4～5.7
7～8（断奶中期）	248～296	8.2～10.2
9～11左右（断奶后期）	499～635	15.9～19.6
12～18左右（断奶结束期）	700～780	19.6～22.9

（关于哺乳与断奶援助指南策定的研究会，哺乳·断奶的援助指南，厚生劳动省，2007）

饮食指导要点

辅食添加的渐进方法，参见表3－2－7。断奶初期，主要目的是适应食物味道和训练吞咽，先从泥状食物开始，每日1勺1种新食物。由于乳磨牙在1岁后萌出，所以不能过早地添加硬的食物。另外，断奶初期，一日一餐的时间最好安排在早上10点左右。当然，根据婴儿或家庭具体情况，安排在早餐时间或午餐时间也可以。

断奶各时期的食物烹调方法见表3－2－8。为了防止肉毒杆菌中毒引起肉毒症，1岁以后才能食用蜂蜜。

表 3－2－7　辅食添加方法推荐表

项目		断奶开始——→断奶结束			
		以下列举事项仅为推荐标准,还需根据婴儿的食欲、生长发育情况进行调整			
		断奶初期 5~6 个月	断奶中期 7~8 个月	断奶后期 9~11 个月	断奶结束期 12~18 个月
推荐的饮食方法		视婴儿的反应,可先从每日1次,每次1勺开始。母乳或(奶粉)配方奶?只在婴儿想喝的时候提供	1日2次,尽可能固定进食时间。 让婴儿用舌头尝试各种味道和食物的口感,增加食品种类	1日3次,规律进食时间。和家人一起体验并积累餐桌前进食的乐趣	1日3次的规律饮食非常重要,调整生活作息。从用手抓着吃开始,培养孩子自己动手吃饭的乐趣
推荐的饮食烹调形态		软滑泥茸状	可以用舌头舔碎的软硬度	可以用牙龈压碎的软硬度	可以用牙龈咬碎的软硬度
单次推荐量(g)	谷类	从烂粥开始。尝试蔬菜泥等。 习惯后,再尝试碾碎的豆腐、白鱼肉、蛋黄等	全粥 50~80	全粥 90~软饭 80	软饭 80~米饭 80
	蔬菜、水果		20~30	30~40	40~50
	鱼类,或 肉类,或 豆腐,或 蛋类,或 乳制品		10~15 10~15 30~40 1 个蛋黄~1/3 全蛋 50~70	15 15 45 1/2 全蛋 80	15~20 15~20 50~55 1/2~2/3 全蛋 100
牙齿萌出的标准		/	乳牙开始萌出	一岁左右,8 颗切牙萌出。断奶结束期后半段,磨牙(第一乳磨牙)开始萌出	
进食功能的标准		逐渐可以闭上嘴吞咽	逐渐可以用舌头和下巴碾碎食物	逐渐可以用牙龈碾碎食物	逐渐可以食用牙齿

注:需充分考虑食物的卫生并提供容易吃的烹调过的食物。

表 3-2-8　辅食的烹调方法

月龄（个月）	5~6	7~8	9~11	12~18
米	五分粥搅碎成糊状	七分粥~全粥	全粥~软饭（1份米：3~4份水）	饭团或炒饭均可
面包	放入汤或奶中煮熟后用勺子碾碎	切成 1 cm 左右的方块略煮	法式吐司切小后，让宝宝自己用手拿着吃。也可以选择咸苏打饼干	吐司或三明治卷
土豆 红薯 芋艿	煮软碾成泥后用汤水或牛奶稀释	煮软碾成泥	煮软后粗粗碾碎	切成 1~1.5 cm 的方块、煮熟
乌冬面 龙须面	煮烂后碾成泥	煮软切碎	煮软后切成 1~2 cm 长小段	煮软后切成 3~5 cm 长小段，用手抓着吃，炒乌冬面亦可
鸡蛋	蛋黄完全煮熟后碾碎，加汤稀释	8个月左右开始可以吃高温加热过的全蛋	西式蛋饼或荷包蛋等（充分加热）	西式蛋饼、荷包蛋、炒蛋
豆腐	烧熟碾成泥后稀释	煮熟后碾成泥	煎炒均可。也可以使用老豆腐或油煎豆腐	用高汤浸的油炸豆腐也可食用
鱼	白鱼肉煮熟碾成泥后稀释勾芡；小鱼干用热水去盐后剁碎放入粥中	红鱼肉（鲑鱼等）也可食用。切小后和切碎的蔬菜同煮	青背鱼（青花鱼、秋刀鱼）也可食用。烤、煮后拆下鱼肉	煮鱼、煎鱼、炸鱼
肉	/	将鸡胸肉冷冻后刨成泥，或者直接用刀剁碎和蔬菜一起煮。还可使用供婴儿食用的动物肝脏	可以食用猪肉末或牛肉末。煮肉米或肉丸	做成肉饼、烧卖、薄肉片、火腿、去皮小肉肠

续　表

月龄（个月）	5~6	7~8	9~11	12~18
蔬菜	煮软碾成泥	碾碎或切成3~5 mm的细丝后煮熟。萝卜和胡萝卜可以搓成泥状生食。海藻炖烂	粗粗压碎或者切成5~8 mm左右，煮熟或做成沙拉	切成1 cm左右的小丁块。3 cm左右的长条蔬菜用手拿着吃
水果	刮泥	粗粗切碎（用糖水煮）、粗泥	切成粗一些的末或薄片	切成薄片后用手拿着吃。做成沙拉或糖水水果
油脂类	6个月左右可以在粥里添加黄油或人造黄油。可以在炖菜中加入些色拉油	花生酱	蛋黄酱、碾碎的芝麻	可以食用少量培根、油炸食物
砂糖	淡淡的甜味	淡淡的甜味	婴儿点心类	食用清蛋糕、果冻、布丁时需控制量（避免巧克力和麦芽糖）

第三章　幼儿

一、幼儿营养

关于幼儿营养

【生理特征】

（1）与婴儿期相比，幼儿时期身体发育的速度逐年下降，但依然很快。

（2）开始能够独自行走，可以吃固体状的食物，逐步过渡到可以和大人吃一样的食物。

（3）身高的增长速度要超过体重的长速，体型变得细长，逐渐匀称。

【营养特征】

（1）儿童期生长发育旺盛，对能量和蛋白质的需要量约是成人单位体重的2.5~3倍。

（2）幼儿期是建立饮食习惯的基础时期。此时，家人的饮食习惯变得特别重要。

（3）饮食上的问题逐渐出现，如偏食、饮食不定、边玩边吃、食欲不振、肥胖等。

每日营养标准(表3－3－1)

表3－3－1　幼儿每日营养标准

年龄(岁)		能量需要量	蛋白质（推荐量）	脂肪总能量占比（目标量）
1~2	男	950 kcal	20 g	20%~30%
	女	900 kcal	20 g	20%~30%

续 表

年龄(岁)		能量需要量	蛋白质（推荐量）	脂肪总能量占比（目标量）
3~5	男	1 300 kcal	25 g	20%~30%
	女	1 250 kcal	25 g	20%~30%

注：详细内容参见附录《日本人的饮食摄入标准(2020 年版)一览》。

★饮食指导的原则

从培养良好饮食习惯的角度出发，以下几点需要牢记。

（1）定时定点的规律饮食至关重要。

（2）做个不挑食的元气宝宝。

（3）能习惯清淡饮食。

（4）多喝牛奶及食用奶制品。

（5）全家人一起愉快地就餐。

（6）牢记：手工制作的点心更好。

（7）关心托儿所或幼儿园的饮食。

（8）养成全家亲子游的习惯。

（源自原厚生省《健康饮食生活指南》1990）

★饮食指导的方法和膳食举例

（1）当入睡、起床、午休的时间不规律时，正餐和加餐的时间也会变得不规律。因此，需要规范全部的日常时间安排，包括玩耍时间。

（2）为了预防偏食，从断奶期便让孩子习惯各类食物。同时，家人也要好好吃饭、不能偏食。

（3）日式饮食可以预防因脂肪摄入过剩引起的生活习惯病，但是日式饮食含盐量较高。2017 年的日本国民健康营养调查数据显示，20 岁以上的男性每日食盐的摄入量为 10.8 g，女性为 9.1 g，远远超过 2020 年版《日本人饮食摄入标准》要求的成年男性每日食盐摄入量不超过 7.5 g，女性不超过 6.5 g。所以在幼儿时期，就要养成清淡饮食的习惯。

（4）不要单纯用牛奶喂养，可以将牛奶与其他食材一起做成奶油炖菜、千层面等菜品，灵活使用牛奶。

（5）与家人一起就餐，不仅可以防止偏食和食欲不振等饮食问题，对于心理的生长也有很大的帮助。

（6）零食提供的能量，1～2 岁时占总能量的 10%～15%，3～5 岁时占 15%～20%。在固定的时间吃零食，最好选用手工制作的零食补充三餐欠缺的营养素。选购市售点心时，注意不要选择糖类含量高的饮料和香辛料多的休闲类点心等。

（7）托儿所内的饮食，以厚生劳动省制定的营养供给目标为基础，1～2 岁幼儿的午餐和零食所提供的营养量占 1 日营养摄入标准的 50%；3～5 岁，占 40%（钙、维生素 A、维生素 B_2 为 50%）。将托儿所的饮食等情况向家长汇报，有助于调整家庭内的食谱，以及在洗手等卫生教育方面发挥作用。

（8）户外玩耍时的适量运动，可使儿童在就餐时有饥饿感。另外，在外就餐和在家就餐氛围不同，这有助于改善偏食和食欲不振。

二、偏食

关于偏食

偏食是指对于食物表现出强烈的喜好和厌恶，因而引起饮食不均衡的状态。偏食和正常饮食之间很难有明确的分界线，偏食的定义尚未明确。偏食容易发生在断奶期和自我意识发育的 2～4 岁。另外，对食物的喜好有

70%~80%是在婴儿期养成的，所以在这个时期纠正偏食至关重要。

2015 年日本厚生劳动省的婴幼儿营养调查显示，儿童偏食比例分别是：2~3 岁为 32.1%，3~4 岁为 30.6%，4~5 岁为 32.9%，5 岁以上为 28.5%。

偏食的内容

日本厚生劳动省的调查显示，最不被喜欢的食物为蔬菜，其他依次为肉类、牛奶及乳制品、鱼。随着年龄的增长，出现蔬菜的进食量逐渐增加，肉的进食量逐渐减少的倾向。

★偏食的原因

偏食的原因主要有以下几点。

（1）断奶期，食品选择有偏颇，食物烹调形态不恰当。

（2）家人，尤其父母有偏食倾向。

（3）不喜欢特定食品的气味、颜色和触感等。

（4）对于特定食物，因有食物中毒等不良经历而产生了恐惧心理。

（5）就餐时间不规律。

（6）过于溺爱，只给孩子吃喜欢吃的食物。另外，有些孩子在叛逆期会对母亲烹饪的食物表现出嫌弃。

★饮食指导的方法和膳食举例

（1）不推迟添加辅食的开始时间，添加多种食物，使孩子接触各类气味和口味。

（2）纠正家人的偏食行为，在孩子面前对于食物的好恶、饮食内容的评价要谨慎，努力营造愉悦的就餐氛围。

（3）设法让孩子吃些不喜欢的食物。

不喜欢蔬菜：蔬菜切碎后和肉末混合制作成大阪烧、可乐饼、汉堡等。也可以借用模具将蔬菜切成动物、花朵等各种形状。

不喜欢肉类：肉切成末，做成油炸土豆肉饼、烧卖、菜包肉等。可以先从火腿片、肉肠等加工食品开始，让其逐步习惯肉的味道。

不喜欢鱼：为了鱼皮、鱼鳍等不被看到，可以挂面糊炸成天妇罗，或将鱼肉刮茸，或使用鱼丸、鱼肉可乐饼等，可以先从罐头鱼或加工产品开始。

不喜欢牛奶：使用酸奶、芝士、冰激凌等乳制品，或将牛奶加入咖喱饭、土豆牛肉饼等食物中，给孩子留下美味的印象。或者将牛奶加入香蕉汁、可可等饮料中，通过加热或冰冻丰富食物的口感。

希望通过以上这些方法，使孩子在成长过程中逐渐接受原先不喜欢的食物。

（4）当因恐惧等心理因素不肯进食时，不要强制。

（5）为了在就餐时间使其有空腹感，应适当安排运动，并控制加餐量。

（6）减少不喜欢食物的食用次数和食用量，一旦吃了应给予表扬以增强其信心，然后逐渐增加食用量。避免只给孩子喜欢的食物，防止营养失衡。

专栏　《针对发育期进食吞咽障碍儿童(患者)吞咽调整饮食分类 2018 年》

为了给儿童或发育期出现进食吞咽障碍的患者提供与发育相适应的饮食，日本吞咽障碍康复学会发表了《针对发育期进食吞咽障碍儿童(患者)吞咽调整饮食分类(2018 年)》。在此饮食分类中，基于哺乳、断奶支援指南中列举的辅食“软硬度”，展示了四个阶段的食物形态。主食分为四类，分别是：糊状粥、啫喱状粥、碎米粥、碎米软饭。副菜的食物形态分为四个阶段，分别是：聚糊状、慕斯状、泥状、软菜。因此，可以根据不同发育期个性化地选择相应的食物类型。

三、幼儿肥胖

关于幼儿肥胖

在幼儿期存在欧美型饮食习惯、吃快餐、运动不足、熬夜等生活方式，加上脂肪摄入量增加，能量消耗减少等因素引起肥胖，同时由肥胖引起的生活习惯病也会增加。除了极端情况，婴幼儿期肥胖大多可以自然恢复。很多的研究报告显示，幼儿期之后的肥胖有 30%～50% 会持续到成年。

2017 年日本国民健康和营养调查显示，1～6 岁幼儿的脂肪摄入量占总能量的比例为 27.6%，接近脂肪摄入量的上限。

肥胖的评价

体脂肪量的增加与肥胖有直接的关系，但体脂肪量

表 3－3－2　幼儿肥胖评价公式

Ⅰ公式：肥胖度(%)＝(现体重－标准体重)/标准体重×100
轻度肥胖：20%～30% 中度肥胖：30%～50% 高度肥胖：50%以上
Ⅱ公式：考普指数[1]＝体重(kg)/身高(cm)^2×10^4
消瘦：<13 偏瘦：13～15 正常[2]：15～19 偏胖：19～22 肥胖：22 以上

注：[1] 考普指数公式计算单位换算后和 BMI 公式相同。

[2] 不同年龄阶段的正常值范围有所差异。婴儿(3 个月以下)：16～18；满 1 岁：15.5～17.5；满 2 岁：15～17；3～5 岁：14.5～16.5。

无法直接测量，目前针对成人使用的方法有水下称量法、生物电阻抗法、CT 法等间接测量法。但是，对于幼儿来说，受到测量方法和标准值的限制，因此，使用肥胖度（Ⅰ公式，婴幼儿身体发育值）或考普指数（Kaup index，Ⅱ公式），对幼儿的肥胖进行评价（表 3－3－2）。

营养治疗原则

幼儿期肥胖，应避免饮食过量，不仅需要避免脂肪过量，也需避免糖类过量。另外，把每日坚持运动当作日常生活的一部分。

肥胖出现病症时，应听取并参考家族史、家庭结构、日常生活安排、食物的好恶等信息，纠正父母在饮食方面的误区，改善饮食生活。

营养治疗的方法和膳食举例

幼儿期是成长的重要时期，应避免极端的饮食限制。以下几点需注意。

（1）减少总能量摄入，但必要的蛋白质、维生素和矿物质不能减少；

（2）由于过量摄入的糖类会转变成三酰甘油并在皮下蓄积，需要定量并控制摄入谷类、薯类、点心类、饮料类、水果类等碳水化合物丰富的食物。

（3）不同部位的肉类，脂肪含量差异很大，在挑选时需要注意。

（4）减少黄油、人造黄油、蛋黄酱、沙拉油的用量，使用树脂加工的平底锅或无油调味料等。另外，天妇罗或裹面粉油炸的方式改成不裹面粉干炸的方式等。

（5）使用蔬菜（南瓜和莲藕的能量较高，使用时需注意）、海藻、菌菇、魔芋等低能量食物，增加饱腹感。

四、过敏

关于过敏

外来物侵入人体后，作为抗原引起体内产生抗体，抗体与抗原结合发生免疫应答。当免疫应答反应过强时，就会引起过敏的现象。过敏症状的出现与遗传因素（引起遗传性过敏）和非遗传因素两方面因素有关。非遗传因素包括吸入性抗原，如螨虫、真菌、花粉、猫上皮等，以及食源性抗原，如蛋、小麦、牛奶、大豆等。

过敏反应的分类

过敏反应有Ⅰ~Ⅳ型，包括 IgE 抗体参与的Ⅰ型过敏反应、没有 IgE 抗体参与而与致敏 T 淋巴细胞有关的Ⅳ型过敏反应等。

专栏　关于免疫球蛋白

免疫球蛋白（immunoglobulin, Ig）是能够与抗原反应的血清蛋白质（抗体）的总称。免疫球蛋白由 B 淋巴细胞分化的浆细胞合成，目前已知的免疫球蛋白有 5 种，分别是 IgG, IgM, IgA, IgD 和 IgE。IgG 和 IgM 是针对感染性微生物而产生的，IgA 在防御经由黏膜侵入的病原体方面起着主要作用，IgE 在防御寄生虫方面起着主要作用。IgE 在包含过敏性休克的Ⅰ型过敏反应中起着主要作用。

过敏性疾病

日常生活中常见的过敏性疾病分类如下。

【食物过敏】

当摄入食物中的特定成分出现过敏症状时，其中引起免疫反应的症状称为食物过敏(food allergy),没有引起免疫反应的过敏症状称为食物不耐受(food intolerance)。过敏症状会发生在消化道、皮肤、呼吸器官、眼睛乃至全身,特别是发生在消化道时,可以直接称为消化道过敏。

食物过敏的治疗方法有饮食治疗和药物治疗。其中,饮食治疗包括完全去除过敏原的食物疗法、不完全去除过敏原的食物疗法和食物循环法(同一食物间隔一段时间后再摄入)。

【药物过敏】

出现药物过敏症状时,无法明确区分激活免疫反应、药物不耐受、特异体质等致敏因素的情况并不少见。容易引起全身过敏反应症状的药物有青霉素类抗生素、匹林类解热镇痛药、疫苗等。

【昆虫过敏】

(1) 吸入性昆虫过敏:蟑螂或摇蚊的粪便、尸体是过敏性支气管哮喘的主要原因。

(2) 蜂过敏:马蜂、蜜蜂、胡蜂等引起,严重时会出现全身过敏反应症状。

(3) 蚊过敏:推测为Ⅲ型过敏反应。叮咬后出现局部的发红、肿胀、水肿、水泡。

【消化道过敏】

以消化道为靶器官的免疫特异反应,出现腹痛、恶心、呕吐等各种症状。抗原多为食物蛋白质。大多数为免疫球蛋白 E(IgE)介导的过敏反应,但是也存在非 IgE 介导的过敏,如婴儿的胃肠道食物过敏。

【物理性过敏】

物理性过敏由寒热、运动、机械性刺激等物理性因素引起。仅仅挠一下皮肤就会引起机械性荨麻疹、温热荨麻疹、日光性荨麻疹等。

【花粉过敏】

由花粉引起。以过敏性鼻炎为主,也可出现过敏性结膜炎、过敏性哮喘等症状。

【寄生虫过敏】

引起过敏的寄生虫有阿米巴原虫等原虫类,蛔虫、异尖线虫等线虫类,日本血吸虫等吸虫类、绦虫等条虫类。虫的体成分、分泌物或代谢成分是引起过敏的过敏原。

异位性皮炎

异位性皮炎是以复发性、瘙痒性湿疹为主要表现的疾病,患者多由遗传性因素引起。

专栏　异位性皮炎与食物过敏

由于异位性皮炎在婴幼儿期多发,所以容易将异位性皮炎等同于食物过敏。虽然不同文献报道之间存在偏差,但是和食物过敏相关的异位性皮炎占20%~50%以上。

异位性皮炎的营养治疗原则

在异位性皮炎的治疗中,回避炎症的全身治疗,包括去除抗原和给予口服抗过敏药物。去除抗原包括去除吸收性抗原、接触性抗原(螨虫、霉菌等),以及去除食物抗原(完全去除和不完全去除)。虽然去除了含有抗原的食物,但是对于没有改善的难治性病例,可以适当地使用抗过敏药物等基本的治疗。

由于需要去除过敏原的食物种类较多,如果要严格到微量程度的话,那么在营养和生命质量(QOL)方面都会容易出现很多问题,所以建议在许可范围内最低限度地去除致敏食物。停止无过敏原饮食的时间因人而异,一般情况下，多数食物过敏会随着年龄增长逐渐减轻(outgrow)。除了像荞麦、虾等致敏食物可能会终身致敏，其他如婴幼儿期常见的蛋、牛奶、大豆过敏，多数会随年龄的增长而减轻。因此，2~3 岁时，可从摄入少量含有过敏原的食物开始，逐步解除过敏。

五、过敏饮食(脱敏饮食、替代饮食、循环饮食)

关于过敏饮食

食物过敏的治疗原则是限制引起过敏的食物，即去除含有过敏原的食物。

但是，不可自行判断限制食物，需在专业医生的指导下，就整体生活的改善等进行沟通，并制定治疗方法。

分类

【脱敏饮食疗法和替代饮食】

完全去除过敏原的饮食(包含加工食品)，适用于过敏性休克和已明确过敏原的 6 个月内的婴儿。确认已经出现的症状，以每 3~6 个月的血液检查为参考，逐渐解禁被去除的致敏食物，在许可范围内最低限度限制致敏食物的种类。表 3－3－3(⇒P256)列举的是常见的致敏食品(蛋、牛奶、大豆)和替代食品。当禁食大豆时，大豆油一般无须禁用。当禁食芝麻时，纯度低的芝麻油有可能会被禁用，需引起注意。另外，还应使用专用锅具等烹饪工具，与其他人的食物分开烹调。不完全去除过敏原的饮食，在选择加工食品、加热烹调的食品时，可从含有少量过敏原的食物开始，不同程度地去除过敏原。

【循环饮食】

作为一种不完全去除过敏原的饮食疗法，循环饮食一般采用 5 日循环法(同一食物每隔 5 日吃一次的方式)。这种方法既可以防止频繁摄入同一食物,同时还有助于寻找过敏原,如果每5日出现过敏症状,则可以确定该食物为过敏原。

每日营养标准

参照营养摄入标准。

★营养治疗原则

(1) 婴儿期以母乳为主。

(2) 牛奶过敏时,灵活使用过敏专用型奶粉。

(3) 辅食从不容易致敏的食物(蔬菜、谷类)开始。

(4) 幼儿期的供餐和在外就餐时,需事先向供餐方详细说明过敏情况,避免过敏食物。

(5) 随着年龄的增长,对食物过敏的种类也在变化。

(6) 在校时,应取得教职员工和同班同学的理解和配合。

(7) 儿童的食物过敏会随着年龄的增长而改善,尤其是对鸡蛋、牛奶、小麦、大豆等过敏时,需要每6个月至1年重新对过敏进行评估。

(8) 成人过敏也不容忽视。症状比较明显时应及时就医。

★营养治疗的方法和膳食举例

(1) 一般情况下,食物抗原在加热后致敏活性会降低,所以食物应在加热处理后食用,避免生食。

(2) 出现过敏时,限制含有假性变态反应原的食品(新鲜度降低的金枪鱼、青占鱼、沙丁鱼、茄子、番茄、笋、芝士、香蕉、鳄梨等),但不需要绝对禁食该类食品。

(3) 避免含食品添加剂(防腐剂、着色剂、增白剂等)的食品。

脱敏食品和替代食品(表3-3-3)

表3-3-3 脱敏食品和替代食品

致敏食物	需要脱敏的食品	替代食品
蛋类	鸡蛋及其他蛋类、鸡肉 使用鸡蛋的菜肴或加工食品：蛋包饭、炒蛋、水蒸蛋、日式蛋卷、鱼饼等，油炸面衣、天妇罗粉、高汤粉 使用鸡蛋的点心：清蛋糕、曲奇、布丁、冰激凌、饼干、含糖仙贝米果、休闲面包 蛋黄酱	明确不使用鸡蛋的食物，如鱼子、肉、大豆及其制品 不加鸡蛋的自制点心 自制色拉调味汁
牛奶	牛奶、奶粉、牛肉 含牛奶的饮品：咖啡牛奶、水果牛奶等含乳饮料、酸奶等乳酸菌饮料 含牛奶的点心：蛋糕、饼干、曲奇、布丁、冰激凌、巧克力、牛奶糖、面包 乳酪制品：黄油、芝士、人造黄油 使用牛奶的菜肴或加工食品：千层面、奶油烩菜、即食咖喱、汤料包	豆奶、小鱼、海藻 不含牛奶的特殊用途奶粉 100%果汁等 不使用牛奶的自制食品 用纯果汁做的冰沙 明确不含牛奶的日式糕点、果酱、柚子酱 不使用牛奶的特殊用途奶粉 特殊用途奶粉需在医生的指导下使用
大豆	大豆、毛豆 大豆制品：豆腐、纳豆、油豆腐、油豆饼、豆腐渣、豆粉、味噌、酱油 豆奶 大豆油(必须去除大豆时)：大多数市售的食用油	使用鱼、蛋、肉及其制品(明确不含大豆或大豆油) 特殊用途奶粉 经鉴定完全不含大豆油的食用油

续 表

致敏食物	需要脱敏的食品	替代食品
大豆	用大豆油做的菜和加工食品：油炸食品、天妇罗、薯条、薯片 其他豆类：红豆、花生、刀豆、豆芽、荷兰豆、可可、咖啡	用芋艿或南瓜代替豆沙

第四章　学龄儿童

一、学龄儿童的营养

关于学龄儿童的营养

【生理特征】

(1) 身高增速渐渐放缓，在青春期时又急速增加。

(2) 恒牙开始萌出，心脏、肺的重量在青春期显著增加。

(3) 日常生活逐渐可以自立。

(4) 容易陷入情绪不稳定。

【营养特征】

(1) 各类营养素的需要量增大。

(2) 男女的差别、年龄的差别越来越大。

每日营养标准(表 3-4-1)

表 3-4-1　学龄儿童每日营养标准

年龄(岁)	能量需要量(身体活动水平)		蛋白质(推荐量)		脂肪占总能量比例(目标量)
	男	女	男	女	
6~7	1 550 kcal	1 450 kcal	35 g	30 g	20%~30%
8~9	1 850 kcal	1 700 kcal	40 g	40 g	20%~30%
10~11	2 250 kcal	2 100 kcal	45 g	50 g	20%~30%

★饮食生活的问题点

(1) 吃早餐的人少。

（2）加餐和夜宵多。

（3）糖分、脂肪多。

（4）即食食品、休闲食品多。

（5）膳食纤维不足。

（6）钙不足。

（7）维生素 B_2 不足。

（8）肉类多，鱼不足。

（9）食盐多。

（10）偏食多。

食物种类少。

★饮食指导的关键点

（1）根据1998年日本学校保健会针对熬夜、睡眠不足的人数调查，小学3、4年级男生占31.9%，女生占34.7%。不吃早饭的人数也在增加。为了纠正不吃早餐的坏习惯，一定要养成规律的作息时间，不睡懒觉。

（2）两餐间适量加餐非常重要，但是不规律的过量加餐和夜宵，容易引起肥胖、脂质代谢异常症等生活习惯病。

针对问题点（2）和（3），三餐比例的分配建议，早餐25%，午餐35%，加餐15%，晚餐25%；或早餐30%，午餐30%，加餐10%，晚餐30%。

加餐能量参照：6~8岁150~250 kcal，9~11岁200~300 kcal。糕点糖果的能量控制在100 kcal左右。

（3）不过量摄入蛋糕、甜味饮料、巧克力等能量高的零食，逐渐减少摄入量。

（4）休闲食品和即食食品虽然有利于缓解精神压力，但是过量食用容易导致糖分和脂肪摄入过量，因此，应尽量减少在加餐时摄入。

（5）相关报告称，40%的小学1年级学生在校就餐期间会把深色蔬菜剩下不吃。蔬菜、海藻、菌菇类、水果等富含膳食纤维的食物,具有降低胆固醇的作用。

(6) 钙摄入不足,不仅会增加骨折的概率,也容易导致精神不安。因此,摄入充足的钙非常重要。

(7) 维生素 B_2 摄入不足,通常与深色蔬菜摄入不足有关,也会导致 β 胡萝卜素摄入不足。

(8) 由于肉类食物摄入增加、鱼类摄入减少,所以会导致动物性脂肪的摄入增加。

(9) 减少食盐摄入,有助于预防生活习惯病,所以习惯清淡饮食非常重要。食盐的目标摄入量:6~7 岁(少于 4.5 g/d),8~9 岁(少于 5.0 g/d),10~11 岁(少于 6.0 g/d)。

为了解决食盐多和偏食多的问题,需要增加食物摄入种类,这对于提高营养素的均衡摄入有着重要意义。若无法做到每日摄入 30 种食物,可以尝试从每日增加 1 种食物开始,逐步达成目标。

二、学龄儿童营养过剩

关于学龄儿童营养过剩

随着欧美饮食方式的流行以及生活方式的变化,饮食过量(营养过剩)、运动不足引起肥胖,最终会导致生活习惯病的发生。

学龄期肥胖,不仅会给儿童带来自卑感,还会引起运动能力低下、代谢异常(糖耐量异常、血清脂质异常、高尿酸血症)、高血压、心肺功能低下、肥胖低通气综合征、脂肪肝等疾病。

肥胖程度的分类和特征

(1) 轻度肥胖(肥胖度 20%~30%):穿衣状态下看不出肥胖,但是脱掉衣服后给人“还是挺胖的”印象。

(2) 中度肥胖(肥胖度 30%~50%):无论穿不穿衣

服，都能明显看出肥胖。但是，还不至于妨碍运动。

（3）重度肥胖（肥胖度 50%以上）：一眼就能看出“过度肥胖”，给人“稍微动一下就会很吃力”的印象。

每日营养标准（轻度肥胖）（表 3－4－2）

表 3－4－2 轻度肥胖儿童每日营养标准

年龄（岁）	能量需要量（身体活动水平）		蛋白质占总能量比例	脂肪占总能量比例（目标量）
	男	女		
6～7	1 550 kcal	1 450 kcal	13%～20%	20%～30%
8～9	1 850 kcal	1 700 kcal	13%～20%	20%～30%
10～11	2 250 kcal	2 100 kcal	13%～20%	20%～30%

注：维生素和矿物质等参照附录《日本人的饮食摄入标准（2020 年版）一览》。

★饮食指导的关键

【轻度肥胖儿童】

（1）在不减少能量摄入量的基础上，重新调整加餐在内的饮食结构。以蛋白质占总能量的 13%～20%，脂质占总能量的 20%～25%为目标。

（2）鼓励多运动，增加能量消耗。

（3）在校就餐不必特别限制饮食，不要给孩子“不让吃”的感觉。

（4）熟食中的脂肪和食盐量要比家庭自制饮食多，需要引起注意。

（5）进行集体营养指导。

【中度、重度肥胖儿童】

（1）每日的营养需要量减少 15%～20%，能量减少

240 kcal,相当于1个月内减轻1 kg体重所需能量。

(2) 确保蛋白质占总能量比的20%,减少糖类和脂质摄入。注意防止甜点、饮料等西化饮食带来的糖类、脂质的过量摄入。

(3) 加餐占1日总能量摄入的10%~15%,减少夜宵和在外就餐的次数。另外,一定要吃早餐,避免狼吞虎咽,全家一起养成细嚼慢咽的习惯。

(4) 有必要进行个人单独营养指导。

三、儿童糖尿病

关于儿童糖尿病

儿童糖尿病同样以1型糖尿病和2型糖尿病为主。儿童糖尿病因胰岛β细胞被破坏,导致内源性胰岛素分泌不足,通常为胰岛素分泌绝对不足。大部分原因是由胰岛特异性自身免疫引起(ⅠA型)。日本的儿童2型糖尿病以胰岛素分泌不足为主,家族史比例较高,与无糖尿病的儿童相比,出生时低体重或高体重的比例较高。

每日营养标准

能量:参考饮食摄入标准规定的推荐能量摄入量。

根据年龄、性别、体重、运动量调整能量摄入。当身高的标准值与年龄标准值有差异时,以身高对应的体重作为标准体重。参考附录二膳食摄入标准中的参考体格(P482)。

【1型糖尿病、2型糖尿病】

碳水化合物:占总能量的50%~60%。

蛋白质:参考饮食摄入标准。

脂质:占总能量的20%~30%。

维生素和矿物质:参考饮食摄入标准。

★营养治疗原则

健康的饮食有利于改善血糖的控制，预防糖尿病引起的并发症。儿童、青春期的饮食应当满足日常活动和生长所需要的能量，不能不足也不能过剩，同时还需注意营养素的均衡。

【1 型糖尿病】

（1）摄入与成长发育相符的能量。

（2）增加进餐的次数以防低血糖。

【2 型糖尿病】

（1）摄入适当的能量，既可改善肥胖又不影响生长发育。肥胖儿童应将能量调整到标准体重所对应的必需能量的 90%～95%。

（2）营养素均衡摄入。

（3）适量加餐。

★饮食治疗的方法和膳食举例

（1）针对营养治疗原则（1）和（3），摄入适当的能量。

1 日的能量均分成 4 份，三餐各 1 份，2 次加餐合计 1 份。

在没有特殊饮食限制的情况下，当能量和营养分配变化大时，需要对饮食进行调整。

注意避免频繁地在外就餐，学习在点餐时如何选择菜品和如何调整胰岛素。使用碳水化合物计数（⇒P76）和 GI（⇒P73）。

（2）加餐，以预防低血糖。

进行胰岛素治疗时，饮食和胰岛素作用的误差容易引起低血糖，此时应该补充些小食。

傍晚以后注射中效胰岛素时，为了保证夜间胰岛素的效果最大化，建议睡前加餐。

早晨注射中效胰岛素和午间注射速效胰岛素，容易在傍晚出现低血糖，所以 15 点至 16 点时需要加餐。

早晨注射中效胰岛素后，到中午的这段时间发生低血糖的概率较大，因此上午 10 点半至 11 点左右，需要加餐。

每日多次胰岛素注射法和持续皮下胰岛素输注法（CSII），可减少非进食时间段的低血糖的发生，加餐的必要性不高。

（3）保证各类营养素的均衡摄入。

每日 3 顿正餐，每餐的饮食结构为：主食+主菜+配菜。

（4）加餐的目的是为了控制血糖和防止低血糖，同时也会增加儿童的乐趣。

不吃含有砂糖的点心，可食用谷薯类。

食谱举例：烤糯米团子、年糕、烤红薯、三明治、使用低甜度甜味剂的果冻等。

运动开始前，摄入少量食物，建议每小时摄入 30 g 或者每千克体重摄入最多 1 g 的碳水化合物。可以使用上述食谱中列举的食物等。

当出现 16.7 mmol/L 以上的高血糖或出现酮尿时，需控制运动。低血糖通常由计划外的运动引起。应对低血糖的方式是使用葡萄糖、果汁或者糖果等其他高 GI 的食物。

管理目标

清晨、餐前空腹血糖：5.0～8.1 mmol/L。

餐后血糖：5.0～10.0 mmol/L。

临睡前血糖：6.7～10.0 mmol/L。

HbA1c<7.5%（超过 9.0% 为高风险）。

运动：1 型糖尿病，当血糖稳定时，推荐进行运动治疗（各类运动项目均可）。2 型糖尿病，肥胖儿童选择有氧运动，以增加能量消耗（每日 30 min 以上，可以消耗 10% 的每日能量推荐摄入量）。

并发症

合并感染症状时，监测血糖以预防酮症酸中毒。1 型糖尿病参照成人 1 型糖尿病相关章节(⇒P79)，2 型糖尿病参照成人 2 型糖尿病相关章节(⇒P74)。

营养评估

儿童 1 型糖尿病参照成人 1 型糖尿病的营养评估(⇒P79)，2 型糖尿病参照成人 2 型糖尿病的营养评估(⇒P75)。观察婴幼儿的成长过程，注意其是否沿着生长曲线(身体发育曲线)正常生长，是否与生长曲线有大幅度偏离等。

四、儿童慢性肾脏病

关于儿童慢性肾脏病

慢性肾脏病(CKD)是指肾小球滤过率(GFR)低下或低下可能性较高的状态。儿童 CKD 的原因分别如下：1 期多因后天肾病引起；2～5 期多因先天性肾脏、尿路疾病以及生活习惯病引起。

【儿童 CKD 阶段分类(2 岁以上)(表 3－4－3)】

表 3－4－3　儿童 CKD 阶段分类(2 岁以上)

病期	疾病程度说明	按进行程度分类 GFR[mL/(min·1.73 m^2)]	治疗
1	虽然存在肾功能障碍[1]，但是 GFR 正常或亢进	≥90	
2	存在肾功能障碍，GFR 轻度低下	60～89	[2]

续 表

病期	疾病程度说明	按进行程度分类 GFR[mL/(min·1.73 m^2)]	治疗
3	GFR 中度低下	30~59	
4	GFR 重度低下	15~29	
5	晚期肾衰	<15	[3]

注：[1] 肾功能障碍是指通过尿检(蛋白尿)、影像检查(肾脏形态异常)发现病理异常。

[2] 如果进行移植治疗，采用 1－5 T。

[3] 如果进行透析治疗，采用 5D。

(日本肾脏学会编，基于 CKD 诊疗指南 2013，2013.167，部分修改)

CKD 的定义(儿童基本上也参照此概念)

(1) 尿液异常，影像诊断、血检、病理等检查结果明确显示患有肾功能障碍，特别是蛋白尿的存在最为关键。

(2) 肾小球滤过率(GFR)<60 mL/(min·1.73 m^2)。

无论(1)还是(2)，或者两者兼有，持续 3 个月以上。

【日本 2 岁以下儿童血清 Cr 值(μmol/L)和 CKD 阶段(男女通用)(表 3－4－4)】

表 3－4－4　日本 2 岁以下儿童血清 Cr 值(μmol/L)和 CKD 阶段(男女通用)

年　龄	病期阶段		
	3	4	5
3~5 个月	36.24~70.72	71.60~141.44	142.32~
6~8 个月	39.78~77.79	78.67~155.58	156.47~

续 表

年 龄	病期阶段		
	3	4	5
9~11个月	39.78~77.79	78.67~155.58	156.47~
1岁	41.55~81.33	82.21~162.66	163.54~

(Uemura, O. et al. Clin Exp Nephrology, 2011, 15, 694-699)

每日营养标准

能量、蛋白质、食盐、脂质、磷：参照饮食摄入标准。

蛋白质：有限制时为0.8~1.1 g/kg。

食盐：肥胖或高血压患者应控制在6 g以下，当病症急剧恶化，出现浮肿、心脏扩大时，应更加严格限盐。

★营养治疗原则

(1) 考虑到儿童的生长，对蛋白质不作限制，但是当出现高氮血症时需限制蛋白质摄入。

(2) 能量的摄入与健康儿童相同。

无法经口摄入的儿童(尤其2岁以下)可考虑经管肠内营养。

摄入与体格相对应的能量后，若仍不见成长，应逐渐增加摄入量。

(3) 有高血压或肥胖症的儿童，应限制饮食。

膳食口味宜清淡，同时限制点心摄入。

(4) 有脑水肿、高血压等疾患时，需限制盐分和水分，纠正循环血量。

(5) 有高钾血症时，应限制钾的摄入。

(6) 为了将儿童的钙磷乘积控制在60以下，婴幼儿控制在65以下，应将全段甲状旁腺激素(intact-PTH)浓度保持在 150 pg/mL 以下。

控制乳制品、巧克力、可乐的摄入。

选用低磷奶。

使用磷结合剂。

(7) 为了预防贫血,应在 CKD 早期就开始摄入蛋白质、铁、维生素 B_{12}、维生素 C 和叶酸。

★营养治疗的方法和膳食举例

针对营养治疗原则中的(1)、(2)、(5)、(6),参照慢性肾衰竭相关章节(⇒P140)。

针对营养治疗原则中的(3),参照高血压相关章节(⇒P110)。

针对营养治疗原则中的(7),参照缺铁性贫血相关章节(⇒P159)。

需要确认是何种贫血。

并发症

CKD 容易导致电解质异常、慢性代谢性酸中毒、高血压、心功能不全、慢性营养障碍等。对于长期肾性贫血和处于病程阶段 2~5 期的儿童,为了预防并发肾性骨营养不良症,需将血钙和磷值维持在正常范围内。确保必需营养量的摄入也是非常重要的。

【intact-PTH 浓度管理的目标值(表 3-4-5)】

表 3-4-5 intact-PTH 浓度管理的目标值

年龄	下限	上限	年龄	下限	上限	年龄	下限	上限
0 个月	5.00	7.70	3 个月	4.48	7.10	6 个月	4.18	6.70
1 个月	4.80	7.50	4 个月	4.38	6.95	7 个月	4.10	6.63
2 个月	4.60	7.30	5 个月	4.27	6.80	8 个月	4.01	6.58

续 表

年龄	下限	上限	年龄	下限	上限	年龄	下限	上限
9 个月	3.95	6.50	5 岁	3.90	5.80	12 岁	3.60	5.80
10 个月	3.90	6.41	6 岁	3.90	5.80	13 岁	3.50	5.80
11 个月	3.90	6.40	7 岁	3.90	5.80	14 岁	3.33	5.70
1 岁	3.86	6.23	8 岁	3.85	5.80	15 岁	3.20	5.50
2 岁	3.80	6.00	9 岁	3.80	5.80	16 岁	3.08	5.30
3 岁	3.80	5.90	10 岁	3.75	5.80	17 岁	2.90	5.10
4 岁	3.85	5.80	11 岁	3.70	5.80			

【intact－PTH 浓度管理的目标值】

CKD 2~3 期：正常值。

CKD 4 期：100 pg/mL 以下。

CKD 5 期、5D 期：100~300 pg/mL。

[日本肾脏学会，针对慢性肾病的饮食疗法基准 2014 年版，日本肾脏学会志，2014，56(5)，582]

营养评估

尿毒症会导致食欲不振和慢性营养不良，继而影响到生长发育，所以需要定期对身高、体重变化、体脂肪量、肌肉量、人血清白蛋白(Alb)、转化蛋白质(RTP)、血脂、贫血、钙磷 intact－PTH 浓度、营养素摄入量、膳食摄入情况进行评估。

【CKD 各阶段及各年龄段的营养状态评估间隔(表3-4-6)】

表 3-4-6　CKD 各阶段及各年龄段的营养状态评估间隔

CKD阶段	评估间隔(月)									
	1 岁以下			1~3 岁			3 岁以上			
	2~3	4~5	5D	2~3	4~5	5D	2	3	4~5	5D
营养摄入状况	0.5~3	0.5~3	0.5~2	1~3	1~3	1~3	6~12	6	3~4	3~4
身高	0.5~1.5	0.5~1.5	0.5~1	1~3	1~2	1	3~6	3~6	1~3	1~3
生长率	0.5~2	0.5~2	0.5~1	1~6	1~3	1~2	6	6	6	6
体重	0.5~1.5	0.5~1.5	0.25~1	1~3	1~2	0.5~1	3~6	3~6	1~3	1~3
BMI	0.5~1.5	0.5~1.5	0.5~1	1~3	1~2	1	3~6	3~6	1~3	1~3
头围	0.5~1.5	0.5~1.5	0.5~1	1~3	1~2	1~2	—	—	—	—

[KDOQI Work Group. Clinical Practice Guideline for Nutrition in children with CKD：2008 update. Executive summary.引用 AmJ Kidney Dis. 2009. 53 (3Suppl2), S11 - S104.]

五、儿童肾病综合征

关于儿童肾病综合征

肾小球障碍引起的重度蛋白尿、低蛋白血症和全身水肿。分为容易治疗的微小病变型肾病综合征和较难治疗的非微小病变型肾病综合征。

儿童肾病综合征的定义

(1) 肾病综合征：重度蛋白尿[夜间蓄尿 40 mg/

(h·m^2)以上]+低白蛋白血症(人血清白蛋白25 g/L以下)。

(2) 类固醇敏感性肾病综合征：每日服用泼尼松龙,4 周内可缓解。

(3) 复发：缓解后出现尿蛋白 40 mg/(h·m^2)以上,或者用试纸法检测显示连续 3 日晨尿蛋白 1 g/L 以上。

每日营养标准

能量：参照推荐能量摄入量。

蛋白质：肾功能在正常范围时,参照饮食摄入标准。出现浮肿的话,按浮肿的程度进行调整。

食盐：参照儿童慢性肾病的标准(⇒P267)。

★营养治疗原则

(1) 能量和蛋白质的摄入和正常健康儿童相同。

(2) 出现水肿或高血压时,限制食盐和水分。

(3) 血钾高时,限制钾摄入。

★营养治疗的方法和膳食举例

(1) 参照学龄儿童的营养(⇒P258)。

(2) 参照高血压相关章节(⇒P110)和血液透析疗法相关章节(⇒P148)。

(3) 参照慢性肾衰竭相关章节(⇒P140)。

并发症

多次复发型肾病综合征容易因类固醇的不良反应引起肥胖、发育障碍、高血压、糖尿病、骨质疏松、肾上腺功能不全等。

注意事项

预防因长期注射异位肾上腺皮质激素引起的饮食过量,进而导致肥胖。

营养评估

类固醇是治疗肾病综合征的主选药物。但是类固醇的使用伴有发育障碍(低身高)、骨密度低下、压迫性骨折的风险。所以需要对发育、体重变化、体脂量、肌肉量、人血清白蛋白(Alb)、转化蛋白质(RTP)、血脂、贫血、钙磷 intact - PTH 浓度、营养素摄入量和饮食摄入情况进行评估。

六、儿童肾功能衰竭

关于儿童肾功能衰竭

儿童肾功能衰竭是肾功能低下造成的,无法使体液维持平衡的状态。主要由伴有尿路异常的肾功能障碍、先天性肾病、肾病综合征等因素引起。

每日营养标准

能量:参照推荐摄入量。

蛋白质:体重(kg)×(0.8~1.1)g/kg。

处于 CKD5 期时,蛋白质的摄入应考虑正氮平衡。

食盐:参照饮食摄入标准,控制在 6 g 以下。

急性恶化,出现水肿、心脏扩大时,应进一步严格限盐。

【透析期】

能量:采用腹膜透析治疗时,需考虑从透析液中吸收的葡萄糖而增加的能量。

食盐:参照饮食摄入标准,6 g 以下或者更严格的限制。如果有积水,则更应严格限盐。

蛋白质:血液透析治疗时,参照饮食摄入标准。腹膜透析治疗时,为了弥补因透析导致的蛋白质流失,在推荐量的基础上再增加 0.4 g/kg。

【持续腹膜透析治疗中的儿童所需蛋白质的推荐量】

0～1 岁：3.0 g/kg；2～5 岁：2.5 g/kg；6～10 岁：2.0 g/kg；11～15 岁：1.5 g/kg。

★营养治疗原则

（1）为了控制高氮血症、高磷血症、代谢性酸中毒，需注意控制蛋白质摄入量，避免过量摄入。

（2）为了预防体内蛋白质的分解代谢亢进，确保充分摄入能量。

（3）有积水和高血压时，需限制食盐摄入。

但是，对于因先天性肾尿路畸形而引起的肾功能衰竭，当出现尿钠流失时，应补充食盐摄入。

（4）根据病情限制水分摄入。

（5）血钾值高时，限制钾摄入。

★营养治疗的方法

透析治疗时，参照血液透析疗法(⇒P148)或腹膜透析疗法相关章节(⇒P153)。

（1）（2）参照慢性肾衰竭(1)、(2)(⇒P140)。

（3）参照高血压(1)(⇒P110)。

（4）参照血液透析疗法(4)(⇒P149)。

（5）参照慢性肾衰竭(5)(⇒P141)。

营养评估

尿毒症会引起食欲不振和慢性营养不良，进而导致体蛋白质分解代谢亢进，所以需进行间接能量测定、对血糖值、血尿素氮(BUN)、血清肌酐(Cr)、动脉血中酮体比、血中氨浓度、血中氨基酸、营养摄入量、饮食摄入情况等进行监测，对代谢动态作出正确的评估。

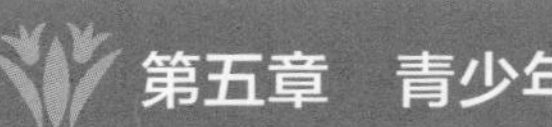

第五章　青少年

一、青少年的营养

关于青少年的营养

【生理特征】

（1）青少年时期，男女均开始出现第二性征，不久就会进入青春期，直至身高增长停止。另外，青少年时期也被称为第二次发育急速期，身高增长迅速。

（2）性意识萌生，从依赖家长向能够自立过渡，精神逐渐成熟，精神压力开始出现，由此产生的饮食障碍等问题也随之而来。

【营养特征】

（1）由于身体的发育和活动量的加大，能量需要量也随之增加。

（2）随着体重的增加，造血能力增强，铁的需要量增大。女性随着月经的来潮，开始出现生理性铁流失。

（3）骨骼生长能力增强，钙的贮存量和吸收率均增大。

每日营养标准（身体活动水平Ⅱ级时）（表3－5－1）

表3－5－1　青少年每日营养标准（身体活动水平Ⅱ级时）

年龄（岁）		营养需要量	蛋白质推荐量	脂肪占总能量能量比例
12～14	男子	2 600 kcal	60 g	20%～30%
	女子	2 400 kcal	55 g	

续　表

年龄(岁)		营养需要量	蛋白质推荐量	脂肪占总能量能量比例
15~17	男子	2 850 kcal	65 g	20%~30%
	女子	2 300 kcal	55 g	

注：详细信息参照附录《日本人的饮食摄入标准(2020 年版)一览》。

★营养治疗原则

(1) 早、中、晚三餐保持均衡。

(2) 增加食物摄入量，特别是牛奶及其制品。

(3) 摄入足够的蔬菜和水果。

(4) 注意防止饮食过量、偏食和节食。

(5) 避免太多加工食品和方便食品。

(6) 不恰当的夜宵易引起疾病。

(7) 和伙伴们一起就餐，愉快享受食物。

(8) 适当运动，促进健康。

★营养治疗的方法和膳食举例

(1) 根据 2015 年大阪府健康营养调查的结果，72.5%的高中生每日都吃早餐，8.8%的高中生每周 4~5 日吃早餐，4.6%的高中生每周 2~3 日吃早餐，14.1%的高中生从不吃早餐。早餐，不仅含有人体需要的营养素，而且细嚼慢咽的过程有利于活跃大脑和增强学习欲望。另外，在外就餐，尤其是快餐类，能量、脂肪虽然足够，但维生素和矿物质、膳食纤维容易缺乏，需要引起注意。

(2) 在外就餐时，为了纠正营养不均衡，最好摄入 300~400 mL 的牛奶。

(3) 根据 2012 年的日本国民健康营养调查，在每日蔬菜摄入量这一项,7~14 岁的青少年是 245 g,15~19 岁是 264 g,没有达到《健康日本 21(第二次)》推荐的 350 g 的目标值。生的蔬菜的体积较大,经过烹调烧熟后体积变小,进而可以增加摄入量。

(4) 所谓通过减少饮食来减轻体重的减肥方法其实是不科学的,因为这样会使肌肉等去脂体重比体脂肪减少得更多,而且会使体力和抵抗力下降。所以应该根据个人的饮食喜好,均衡适量地摄入各类食物。

(5) 虽然加工食品、速食食品非常的便利,但是食用前应了解此类食品的营养成分,知道哪种成分较多、哪种成分不足。

(6) 根据 2015 年日本崎阜县高中生饮食生活现状调查,每日吃夜宵的比例为 6.4%,1 周 4~5 次夜宵的比例为 3.9%,1 周 2~3 次夜宵的比例为 15.5%,完全不吃夜宵的比例为 70.7%。由于夜宵是引起肥胖和导致第二日不吃早餐的原因之一,因此需尽可能地减少。

二、青春期贫血

关于青春期贫血

即使在物质丰富的年代,青春期仍然容易出现缺铁性营养障碍。青春期的多数贫血属于自身缺铁。根据 2009 年东京预防医学会的贫血检查,不贫血的学生比例分别为:初中男生 92.99%、高中男生 98.20%、初中女生 90.66%、高中女生 85.74%。也就是说,约 10%的初中女生、15%的高中女生存在贫血状况。

青春期贫血的诊断标准【美国疾病预防控制中心（CDC）的标准】（表 3－5－2）

表 3－5－2　青春期贫血的诊断标准

年龄（岁）		血红蛋白（g/L）	血球比例（%）
6～12		<120	<36
12～18	男性	<130	<37
	女性	<120	<36

重度贫血时，红细胞数量会有所减少，但是红细胞数量尚处于正常值范围、糖化血红蛋白浓度偏低的重度贫血多为缺铁性贫血。因此，糖化血红蛋白值对青春期贫血的检测更为灵敏。但当叶酸、维生素 B_{12} 缺乏引起贫血的可能性较大时，也会有糖化血红蛋白浓度升高的情况出现。

每日营养标准（表 3－5－3）

表 3－5－3　青春期贫血每日营养标准

年龄（岁）	铁（推荐摄入量）			铁（平均需要量）			铁（UL）	
	男性	女性		男性	女性		男性	女性
6～7	5.5 mg	5.5 mg		5.0 mg	4.5 mg		30 mg	30 mg
8～9	7.0 mg	7.5 mg		6.0 mg	6.0 mg		35 mg	35 mg
		无月经	有月经		无月经	有月经		
10～11	8.5 mg	8.5 mg	12.0 mg	7.0 mg	7.0 mg	10.0 mg	35 mg	35 mg
12～14	10.0 mg	8.5 mg	12.0 mg	8.0 mg	7.0 mg	10.0 mg	40 mg	40 mg
15～17	10.0 mg	7.0 mg	10.5 mg	8.0 mg	5.5 mg	8.5 mg	50 mg	40 mg

注：详细参照附录《日本人饮食摄入标准（2020 年版）一览》。

★营养治疗原则

容易引起青春期缺铁的饮食生活包括以下几种情况。

【容易引起铁摄入不足的饮食生活】

（1）某一顿或几顿不吃、独自吃饭的情况较多。

（2）错误的节食或运动不足导致总摄入量减少。

（3）偏食、挑食。

（4）摄入较多饮料或甜食，导致普通食物摄入不足。

（5）在外就餐偏好选择铁含量少的饮食。

【铁吸收低下的饮食生活】

（1）饮食中肉、鱼等动物性食物较少。

（2）饮食偏向植酸盐或膳食纤维多的食物。

（3）维生素 C 等含量高的水果、新鲜的蔬菜等摄入较少。

（4）就餐时单宁多的浓绿茶饮用较多。

★营养治疗的方法和膳食举例

青春期的铁需要量仅次于妊娠时的铁需要量，饮食需注意以下几点。

（1）不仅仅是和家人一起吃点心或喝咖啡，也要和家人一起用餐，养成认真吃三餐的习惯。

（2）适当运动，保证身体活动水平达到Ⅱ级，积极的日常活动可以避免食欲不振。

（3）日本人从日常饮食摄入的铁，6%～10%为血红素铁，90%～94%为非血红素铁。因此，需要设法提高非血红素铁的吸收率。

由于植酸盐（谷类、麦麸、米糠、豆类中较多）会阻碍铁的吸收，而维生素 C 可减少植酸盐的阻碍作用，建议同时摄入。另外，植酸盐在加热后，阻碍作用会减弱，所以可以选择加热烹调。大豆做成豆腐后，阻碍铁吸收的作用会消失。

由于茶、咖啡中的单宁会阻碍非血红素铁的吸收，因此，正餐时可以饮用单宁含量少的饮品，把单宁含量多的食物放在两餐之间。

100 g 液体中的单宁含量：咖啡 60 mg，红茶 100 mg，玉露茶（嫩叶绿茶）230 mg，绿茶 70 mg，番茶（大叶绿茶）30 mg，玄米茶 40 mg，乌龙茶 30 mg。

（4）在外就餐或食用半成品加工食品时，容易出现只选择喜欢的食物和摄入过量的饮料等情况，导致饮食不均衡、铁摄入不足。而为了摄入吸收率高的血红素铁过量摄入畜肉类，又会增加动物性脂肪的摄入，引起生活习惯病。所以建议饮食应以日本的传统饮食为基础，摄入鱼肉，铁含量高的海苔、花蛤等海产品，同时摄入豆腐、菠菜等蔬菜以及维生素 C 含量高的水果等。另外，还要努力提高非血红素铁的吸收率。

三、进食障碍（神经性贪食症、神经性厌食症）

关于进食障碍

进食障碍包括为了变瘦而自己故意拒绝进食引起的神经性厌食症（即厌食症），和暴食与呕吐反复交替出现的神经性贪食症（即贪食症），以及厌食症伴有发作性贪食的情况。无论哪一种都伴有自我引吐、乱用泻药或利尿剂等情况。与上述情况不同的过度进食被归类为贪食性障碍。

进食障碍的诊断标准概要（表 3－5－4）

表 3－5－4　进食障碍的诊断标准概要

神经性厌食症	低体重； 对体重增加有强烈恐惧，不断干预体重增加； 对体重和体型的感觉有障碍，体重和体型对自我评价的影响过大，缺乏对低体重严重性的认知。 过度进食，无导泻行为，神经性厌食症（限制进食型）； 过度进食或兼有导泻行为，神经性厌食症（过度进食导泻型）

神经性贪食症	反复的过度进食； 为了防止体重增加，重复不恰当的代偿行为； 平均每周 1 次以上的过度进食或导泻行为； 体重和体型对自我评价的过度影响
贪食性障碍	能够感知痛苦的反复过度进食； 平均每周 1 次以上的过度进食； 无不恰当的代偿行为

每日营养标准(表 3－5－5)

表 3－5－5　进食障碍每日营养标准

年龄	能量（kcal/d）	计算方法	蛋白质（按现体重计算）
		AN 患者的基础代谢量+AN 患者身体活动的能量消耗量(kcal/d)	
11～15 岁	1 500～1 800	(1 000～1 200)+(500～600)	1.5 g/kg
16～19 岁	1 350～1 700	(900～1 200)+(450～500)	1.5 g/kg
20～29 岁	1 350	900+450	1.5 g/kg

★营养治疗原则

（1）营养教育时，不可强势，耐心倾听患者，努力建立信任感。

（2）先从患者吃得下的食物开始，逐渐增量。

（3）和行动限制疗法并用。

（4）阶段性地提高饮食量。

★营养治疗的方法和膳食举例

（1）对患者进行营养教育，以患者自身的日常饮食为基础，增加相关的营养知识。不全盘否定患者的日常饮食，从倾听开始。加深彼此的信任，花些时间慢慢纠正患者对营养知识的错误认识，使其意识到营养治疗的必要性。

（2）听取患者的饮食喜好，饮食先从基础代谢量（参照每日营养标准）程度的能量开始。当低营养状态出现紧急状况时，给予高能量输液或管饲肠内营养。

（3）禁止不利于症状改善的外界因素（看电视、读书、打电话、外出、会客等）。规定的饮食需全部吃完，体重增加等目标达成后，可以逐渐减少禁止项目以作为奖赏，然后制定下一个目标，循序渐进地执行。

（4）由于患者厌恶体重增加，当饮食达到目标摄入量（如 1 000 kcal）时，可在 1～2 周内维持同样的摄入量，以减轻其对体重增加的恐惧感。之后，增加 200 kcal 的摄入量，以 1 200 kcal 为目标，此时，再使用营养治疗原则（3）的行动限制疗法。

住院期间，先给予低能量饮食，可以从能量控制饮食（糖尿病饮食）的粥开始，因为粥的水分大、能量低，属于能量密度较低的食物。另外，入院初期不要向患者提供高能量食品，特别是患者一直回避的如天妇罗等油炸类食品，以免给患者本就虚弱的消化器官增加负担。出院前，尽量达到可以使用普食。

第六章　成人

成人营养

关于成人营养

【生理特征】

成人期属于成熟期，是一生中最旺盛的时期。随着年龄的增长，神经传递速度、基础代谢率、细胞内水分、肺活量等生理功能逐渐下降，适应能力和反应能力也逐渐减弱。

40 岁后，进入中年期，占体重 40%～45%的骨骼肌开始显著流失。

女性则在 40 岁中期逐渐进入更年期。

【营养特点】

随着年龄的增长，基础代谢量持续减少，40 岁后急速下滑，容易陷入潜在的营养过剩状态(持续的营养过剩会引起各种生活习惯病)。

每日营养标准(以身体活动水平Ⅱ级为标准)(表3-6-1)

表 3-6-1　成人每日营养标准

年龄(岁)	能量需要量		蛋白质推荐量		脂肪能量比(目标量)
	男性	女性	男性	女性	
18～29	2 650 kcal	1 950 kcal	60 g	50 g	20%～30%
30～49	2 700 kcal	2 050 kcal	65 g	50 g	20%～30%
50～69	2 600 kcal	1 950 kcal	65 g	50 g	20%～30%

★饮食指导的原则

日常的饮食生活以自我健康管理为基础，注重疾病的预防，做到均衡饮食，以保证摄入合适的必需营养素。

（1）愉快地享受食物。

（2）三餐定时，养成健康的生活节奏。

（3）通过适量运动和均衡饮食，维持适宜体重。

（4）以主食、主菜、配菜为基础，保证饮食结构的平衡。

（5）保证米饭等谷类的摄入。

（6）蔬菜水果、牛奶及奶制品、豆类、鱼类等组合搭配。

（7）控制食盐摄入，关心脂肪的质和量。

（8）灵活使用特产，烹调时令食物。

（9）珍惜食物来源，避免浪费。

（10）加深对饮食的理解，改善自身的饮食生活习惯。

★饮食指导的关键点

（1）以合适的体重为目标，使用体质指数（BMI）。注意不要以错误的体重为目标进行不合理的减重。

BMI 在 18.5 kg/m^2 以下为消瘦，25 kg/m^2 以上为肥胖，22 kg/m^2 时的体重最不容易生病。

（2）根据 2017 年日本国民健康营养调查，成人每日食盐平均摄入量为 9.9 g，60～69 岁男性为 11.4 g，女性为 9.8 g。而根据《日本人饮食摄入标准》，应以男性不超过 7.5 g、女性不超过 6.5 g 为目标。另外，30.8%的成年男性和 39.8%的成年女性的脂肪供能比超过 30%，因而需要将脂肪的供能比降至标准范围内，特别是避免动物性脂肪的过量摄入，同时需针对脂肪的适宜摄入量进行指导。

（3）近年来，出现了谷物摄入减少、脂肪供能比升高、碳水化合物供能比降低的问题。不过，国民营养调查显示：以米饭为主食，鱼、大豆、蔬菜类的摄入增加，动物性脂肪多的食物摄入减少的倾向开始出现，这种饮食生活方式是值得赞赏的。

（4）以常用的食谱为基础，使用多种食材（每日 30 种）相互搭配，烹调成各类主食、主菜（蛋白质来源）和副菜（维生素和矿物质来源），这种均衡的饮食结构非常重要。

第七章　孕产妇

一、妊娠期与哺乳期的营养

关于妊娠期与哺乳期的营养

女性妊娠后，母体为了确保能够同时向自身和胎儿供给营养，生理、生化都会发生变化。胎盘作为巨大的内分泌器官会分泌大量激素，以满足胎儿发育的需求，同时建立并维持一个全新的营养代谢系统。糖类、氨基酸、必需脂肪酸等营养物质可轻易通过胎盘用于胎儿的生长发育，为了适于胎儿生长发育，其中的代谢环境也随之形成。

营养管理

【妊娠期的营养管理】

（1）摄入优质、均衡的营养素，用于胎儿骨骼发育和造血，以及为胎儿出生后的健康打下基础。

（2）如果妊娠前 BMI 低于 18.5 kg/m^2（消瘦），妊娠期间建议体重增加 9～12 kg；如果妊娠前 BMI 为 18.5～25 kg/m^2（正常），妊娠期间建议体重增加 7～12 kg；如果妊娠前 BMI 超过 25 kg/m^2（肥胖），妊娠期间的体重适宜增加量则需视个体情况而定。根据妊娠前的身高体重和妊娠时的体重增加量不同，新生儿体重、妊娠高血压综合征、妊娠糖尿病（易引起巨大儿或胎儿发育障碍）、剖腹产等情况也会有所不同。分娩时，如果胎儿太胖，则有可能引起分娩轻微阵痛、生产时间延长、难产、剖腹产可能性增大、分娩后子宫收缩困难、出血过多、恢复时间延长等一系列问题。

（3）由于胎儿对铁的吸收利用，加上母体循环血量增加等原因，容易加重贫血。

（4）到了妊娠后期，子宫压迫肠胃，容易引起便秘和胃灼热。

（5）据报道，叶酸缺乏或维生素 A 摄入过剩可能导致胎儿先天畸形。

（6）妊娠期母体对钙的吸收率较高，原则上无须额外增加摄入，但是日本人通过饮食摄入的钙往往低于摄入标准，所以有必要在妊娠期和哺乳期积极地摄入钙。

【哺乳期的营养管理】

（1）分娩后，需努力帮助产褥的恢复，包括补充分娩时和产褥期流失的血液等。

（2）乳汁分泌使得各类营养素的需要量增加。

（3）新生儿黑粪症（消化道出血）、特发性婴儿维生素 K 缺乏症（颅脑内出血）都是由于维生素 K 的缺乏引起的。维生素 K 可以促进血液的凝固和骨骼的形成。

（4）新生儿容易出现异位性皮炎。

每日营养标准（表 3－7－1）

标准身高体重（18～29 岁）：158 cm，50 kg。

表 3－7－1　妊娠期和哺乳期每日营养标准

对　　象	能量需要量	蛋白质（推荐量）	脂肪占总能量比例（目标量）
身体活动水平 Ⅱ 级（轻体力活动）	1 700 kcal	50 g	20%～30%
孕初期	+50 kcal	+0 g	20%～30%
孕中期	+250 kcal	+5 g	
孕晚期	+450 kcal	+25 g	
哺乳期	+350 kcal	+20 g	20%～30%

注：详见附录《日本饮食摄入标准（2020 年版）一览》。

★饮食指导的关键点

（1）利用妊娠的机会实行正确的饮食生活方式。每餐尽可能做到要有主食（米饭、面包、面条、芋薯类）+主菜（鱼、大豆及其制品、蛋、禽畜肉）+副菜（蔬菜、海藻、菌菇）的组合。水果、牛奶及奶制品作为加餐时补充。避免油脂摄入过量。控制食盐摄入，尤其是在外就餐和食用加工食品、休闲食品、西式点心、饮料等的食物时，注意隐形盐的摄入量。保证钙摄入达到目标量。

（2）当体重出现增长之势时，应检查饮食生活方式是否恰当。

孕吐时的自由饮食是否在之后一直持续着？

加餐时，点心、饮料是否摄入过量？

是否有“营养不足”或“能量过剩”的情况？

是否在擅自节食？

是否长期在外就餐？

（3）积极应对贫血。建议选择铁含量较高的食物，尤其像动物肝脏、红肉类等动物性铁的吸收率较高的食物。同时，应适量摄入优质蛋白质，保证能量，充分摄入维生素 C、维生素 B_{12}、叶酸、矿物质丰富的深色蔬菜（150 g/d 左右）。

食物举例：牛肝、鸡肝、西太公鱼、蛤仔、牡蛎、油菜、菠菜、萝卜叶、萝卜干。

这些食物相互搭配，铁含量可以达到 20 mg/d。另外，也可食用铁强化乳制品。

（4）积极摄入高膳食纤维的食物以改善便秘，保证膳食纤维摄入在 18 g/d 以上。另外，养成每日早晨大便的习惯。

食品举例：羊栖菜、纳豆、豆渣、萝卜干、菌菇类、海藻、魔芋、芋薯类、蔬菜。

（5）当叶酸摄入不足时，会增加胎儿神经管关闭障碍的风险。因此,积极摄入叶酸(妊娠期和哺乳期的叶酸推荐摄入量约是非妊娠期的2倍),同时注意不要过量摄入肝脏等动物性食物。

(6)注意防止维生素K的缺乏。维生素K主要存在于深色蔬菜、肉类、乳制品、水果、蛋类和其他蔬菜等广泛的食物中。另外,肠道细菌也能合成维生素K。由于抗生素会杀死肠道细菌,因此,在服用抗生素时需引起注意。

(7)过敏是体内免疫应答异常(抗原抗体反应)的现象。最近,食物引起的过敏越来越多,但是不能因此就放弃摄入鸡蛋或牛奶。为了保证婴儿的健康,应尽量做到每日1个鸡蛋、200 mL牛奶。蛋糕、曲奇、冰激凌、泡芙等西点中含有的鸡蛋、牛奶、黄油较多,注意不要过量食用。

无法食用牛奶及其制品时,因为100 g牛奶或16 g芝士含有100 mg钙,所以应从乳制品之外的食物中获取100 mg钙。食品举例:半条香鱼(37 g),2条沙丁鱼(45 g),1人份鳗鱼(65 g),2条柳叶鱼(50 g),1/2切的海鳗(45 g),1/3丁的豆腐(80 g),1/3大的油豆腐(40 g),半棵小松菜(35 g),芜菁叶(40 g),萝卜叶(50 g)。

蔬菜中蛋白质较少,建议和鱼或大豆搭配食用。

二、妊娠剧吐

关于妊娠剧吐

妊娠后身体首先出现的变化就是孕吐。妊娠4~16周,出现短暂性恶心、呕吐等消化道症状,症状轻重程度因人而异。空腹时症状较明显,故称为晨吐。由于恶心、呕吐症状会进一步减少食物的摄入,因此需努力克服。另外,孕吐现象是会突然终止的,当不再发生呕吐且食欲增强时，应注意不要持续过量进食，以免体重过快增长。当孕妇感觉肚子有些饿的时候，比较容易出现呕吐现象，如果因此而不进食的话，呕吐会变得愈加严重，所以，在这种情况下，应优先考虑选择孕妇喜欢吃的食物，可暂时忽略营养量。若消化道症状严重，导致无法经口进食时，容易造成维生素和矿物质、水分不足，引起脱水，需经静脉补充水、糖、维生素 B_1。

饮食治疗的关键点

（1）选择口感好的食物（水分多的蔬菜或水果）。

（2）不想吃东西的时候，也要充分补充水分。

（3）开发些爱吃的食物。

（4）严重恶心的时候不必勉强进食，可以尝试在外就餐。

并发症

食物摄入困难时，容易引起脱水、营养障碍、代谢障碍等症状，甚至引起昏迷。

三、妊娠高血压综合征

关于妊娠高血压综合征

仅在妊娠 20 周以后出现的高血压，称为妊娠高血压综合征。当出现高血压伴有蛋白尿时，称为妊娠高血压肾病，即使无蛋白尿但伴有肝功能障碍、肾功能障碍、神经障碍、血液凝固障或胎儿发育不良时，也被归为妊娠高血压肾病。收缩压在 140 mmHg 以上（重症：160 mmHg 以上）或舒张压在 90 mmHg 以上（重症：110 mmHg 以上）为高血压症状。尿蛋白超过 0.3 g/d（重症：2 g/d 以上）时，视为蛋白尿。

每日营养标准(妊娠高血压综合征诊疗指南2015)

能量：BMI低于24 kg/m^{2}时，标准体重(kg)×30 kcal+200 kcal；BMI超过24 kg/m^{2}时，标准体重(kg)×30 kcal。

蛋白质：标准体重(kg)×1.0 g[预防妊娠高血压综合征时，可达到标准体重(kg)×(1.2～1.4)g]。

维生素：限制动物性脂肪和糖类，选择维生素含量高的饮食。

矿物质：为了预防妊娠高血压综合征，可以增加饮食中钙(900 mg)的摄入量，1～2 g的钙摄入可以达到预防效果。另外，含钾多的海藻，不饱和脂肪酸含量多的鱼油、肝油，以及含镁多的食物也利于预防高血压。

食盐：7～8 g(视病情而定)。

水分：尿量低于500 mL/d或出现肺水肿时，水分摄入限制为前一日尿量+500 mL。

★营养治疗原则

(1) 由于妊娠高血压综合征好发于肥胖孕妇，且过量能量摄入会使症状进一步恶化，因此需限制能量的摄入。

(2) 限制食盐的摄入，避免钠潴留，减轻高血压和水肿。

(3) 尚未确认出现肾功能障碍时，应摄入胎儿发育所必需的蛋白质。

(4) 无尿量异常等情况，无须限制水分摄入时，水分摄入以不感觉口渴为标准。

★营养治疗的方法和膳食举例

(1) 限制能量摄入的关键点。

控制点心、饮料等加餐。特别是零食类点心和坚果类。

选择低能量食材(蔬菜、海藻、菌菇类、魔芋等)来平衡总能量。

注意不要过多摄入水果。

减少在外就餐。

注意不要过多摄入油炸食品、天妇罗、可乐饼。

细嚼慢咽。

(2) 当出现水肿时,注意体重是否增加。限制食盐的摄入并不意味不调味,清淡饮食也不是指少放盐,毕竟将食物做得色香味俱全也是非常重要的。当需要将食盐限制在1日7 g以下时,三餐将各分到约2 g食盐。调味品的称量和合理分配不仅有助于控盐,还可最大限度呈现食物的美味。

1餐2 g食盐时(1人份)膳食举例如下。

调味料中的食盐含量参见附录一(⇒P452)。

酱油1/2小勺3 g(0.5 g食盐)+伍斯特辣酱油一大勺16 g(1.2 g食盐)+蛋黄酱一大勺14 g(0.3 g食盐)。

咖喱酱一人份20 g(2.0 g食盐)。

(3) 摄入优质蛋白质。每日1个鸡蛋,牛奶200 mL,芝士20 g,鱼80 g,大豆制品[豆腐1/2块,纳豆1盒(30 g)],分配到三餐中。

并发症

若营养管理或休息不充分,导致妊娠高血压综合征加重,容易引起影响母亲、胎儿、新生儿生命预后的各类并发症。母亲会发生子痫、肺水肿、脑出血、肝功能障碍、HELLP综合征、肾功能障碍、脑病;胎儿会出现正常位置的胎盘早期剥离、胎儿发育不良、胎儿器官功能不全等异常。

预防

减轻母亲的负担是非常重要的。注意妊娠过程中的体重增加状况，维持合适的体重增长（BMI 低于 18.5 kg/m^2 时，体重宜增长 9～12 kg；BMI 为 18.5～25 kg/m^2 时，体重宜增长 7～12 kg；BMI 高于 25 kg/m^2 时，体重增长应视个体情况而定）。另外，不推荐极端地限制食盐摄入。

第八章　更年期

更年期营养

关于更年期营养

【生理特征】

在1976年的国际绝经学会上，更年期被定义为“由生殖期向非生殖期转变的这段时期”。

日本女性的绝经期平均年龄为50.5岁，绝经期前后的10年被称为更年期。另外，43岁之前绝经称为早绝经，55岁以后绝经称为晚绝经。

在这一时期出现的更年期障碍是指由于内分泌系统的变化[特别是雌激素（卵泡生成激素）、孕激素（黄体激素）的分泌减少]，会出现月经不调、不规则阴道出血、无月经等情况。由于自主神经的变化，会出现出汗、心悸亢进、潮热、畏寒等现象。另外，有些人还会出现一些精神神经方面的症状（如抑郁、不安等）甚至需要接受治疗。由于这些变化，更年期开始出现衰老、绝经，以及疏远子女、工作力不从心等社会心理变化。

【营养特征】

肌肉组织减少，基础代谢量下降。雌激素分泌减少会影响脂质的正常代谢，这是引起脂质代谢异常症的重要因素，同时还会导致骨量开始减少。

每日营养标准(身体活动水平为Ⅱ级时)(表3-8-1)

表3-8-1　更年期每日营养标准

年龄(岁)	能量需要量	蛋白质(推荐量)	脂肪能量比例(目标量)
40~49	2 050 kcal	50 g	20%~30%
50~59	1 950 kcal	50 g	20%~30%

注:详细内容参考附录《日本人的饮食摄入标准(2020年版)一览表》。

★饮食指导的原则

目的是减轻更年期障碍和预防生活习惯病(肥胖、脂质代谢异常症、骨质疏松症等)。

(1) 食物种类多样,防止营养不足或过剩。

(2) 饮食与运动保持平衡,提高基础代谢量。

(3) 控制脂肪、胆固醇的摄入。

(4) 蔬菜摄入种类多样。

(5) 钙摄入充足。

(6) 控制甜食的摄入。

★饮食指导的方法和膳食举例

(1) 更年期的营养素存储能力和吸收能力均开始下降,每餐都应有主食、主菜、配菜。

(2) 适量补充蛋白质和适量增加运动(伸展体操、哑铃体操、步行)可以提高基础代谢量,改善手脚冰冷、肩腰痛等更年期症状。

(3) 雌激素可降低血低密度脂蛋白(LDL)水平,但绝经后雌激素在减少,合成性类固醇激素所必需的胆固醇需要量也在减少,这种情况下容易引起能量摄入过剩,增加脂质异常症的概率。40～50岁的女性中，疑有脂质异常症的比例为2.3%，50岁以后为13.2%（根据2017年日本国民健康营养调查）。因此，脂肪摄入应当控制在总能量的20%～30%，同时控制胆固醇摄入，避免过量摄入肥肉等动物性脂肪。

（4）厚生劳动省发布的《健康日本21》中推荐蔬菜摄入目标量为350 g以上。蔬菜中的膳食纤维和抗氧化维生素具有预防生活习惯病的作用。

（5）雌激素的缺乏会打破骨吸收与骨形成的平衡，骨吸收的增加会使骨量减少，而钙摄入不足会加剧骨量的减少。高钙食物的目标摄入量为牛奶及其制品130 g，豆类100 g，深色蔬菜120 g以上。

（6）甜食（加餐）不仅会引起肥胖，还容易打乱三餐的节律。建议不要将点心放在触手可及的地方。

第九章　老年期

一、老年营养

关于老年营养

【生理特征】

随着年龄的增长，肌肉逐渐萎缩，反应也开始变得迟钝。由于肠道对钙的吸收减少，导致骨钙含量下降，骨骼变得脆弱且容易骨折。另外，几乎全身所有器官的重量都会减轻。肺和肾的功能直线下降，80 岁时会降至 30 岁时的一半。牙齿脱落等问题还会使咀嚼功能下降，味觉减弱，从而容易导致营养失衡。虽然一些老年人外表看起来很健康，可以应对日常的生活，但身体底气不够，应变能力较差，稍有不慎就容易出现各种问题，需要多加注意。

【营养特征】

肌肉量减少，细胞代谢活性降低导致基础代谢量减少。另外，虽然大多数老年人的能量需要量会随之降低，但个体差异仍然较大。单位体重的蛋白质需要量比成人期多。味觉和嗅觉减弱等因素会导致食欲不振，而消化道蠕动功能降低等因素容易引起便秘。

每日营养标准(身体活动水平Ⅱ级时)(表3-9-1)

表3-9-1　老年每日营养标准

年龄(岁)	能量需要量		蛋白质推荐摄入量		脂肪能量占比(目标量)
	男性	女性	男性	女性	
65~74岁以上	2 400 kcal	1 850 kcal	60 g	50 g	20%~30%
75岁以上	2 100 kcal	2 100 kcal	60 g	50 g	20%~30%

注:详细请参考附录二。

★饮食指导的原则

虽然有些老年人的食物摄入量和成人期没有变化(有些甚至吃得更多),但是因食欲不振而吃不下食物的老年人也为数不少。根据日本厚生劳动省公布的《老年人营养管理服务相关研究》显示,1 048位住在医疗养老机构的老年人中,约40%存在中等蛋白质能量营养不良(PEM)风险(人血清白蛋白<35 g/L)。

根据厚生劳动省《健康饮食生活指南》,老年人的饮食需要注意以下几点。

(1) 注意低营养状态,体重降低是危险信号。

(2) 提升烹调技能,保证饮食多样化,尽可能什么都吃,但也需注意避免饮食过量。

(3) 上了年纪后,要优先吃菜。

(4) 饮食生活规律化,细嚼慢咽,不缺餐。

(5) 多运动,饥饿感是最佳调味品。

(6) 学习饮食生活的智慧,饮食生活的智慧是年轻、健康的指南针。

(7) 满怀愉悦,享受食物,内心丰富才是完整的健康生活。

★饮食指导的方法

（1）高龄女性出现低营养状态的较多。需对是否存在饮食摄入量不足，或优质蛋白质摄入不足进行评估，找出引起摄入障碍的因素（咀嚼吞咽障碍、意识障碍、假牙不合适、味觉减弱）。

（2）虽说老年人比较倾向清淡饮食，但也要考虑其长年养成的饮食习惯，对于喜欢重油饮食的老人，可以设法用富含亚麻酸的植物油（紫苏油或菜籽油）代替动物油脂。

（3）为了确保蛋白质的充分摄入，菜肴非常重要。糖耐量降低的老年人，需注意不要过量摄入碳水化合物（主食、点心类）以免引起高血糖。

（4）养成按时进餐的好习惯，防止营养不良。老年人的消化吸收功能较弱，建议晚餐到睡前留有 2 h 的间隔。

（5）身体活动水平较低时，建议设法增加生活活动内容及运动量，以消耗 200 kcal 能量为目标单位。这样不仅可以激发活力，还可以增强体力，但是要注意不要过度运动，另外，运动会增进食欲，千万不要因此过量饮食而影响了健康。

（6）老年人或多或少存在一些疾病，这些疾病多数是由不良生活习惯造成的，所以，了解饮食营养对自身疾病的作用尤为重要。

二、味觉障碍

关于味觉障碍

味觉是人类的五大感觉（听觉、视觉、嗅觉、触觉）之一。能够感知味道的感觉是味觉，当此感觉过程出现问题时，称为味觉障碍。当舌头上的味蕾接触到食物时，接收到的刺激经过味觉神经传递到大脑，从而感受到滋味。虽然味觉神经异常会引起味觉障碍，但是味觉障碍多由味蕾异常引起，可分为味觉减弱、味觉丧失、错味（如把肉或蔬菜的味道错认为鱼的味道）等，另外也存在味觉过度敏感。65 岁以上老年人中有 60%存在味觉障碍。

原因

（1）口腔黏膜疾病引起的味觉障碍。舌炎：扁桃体炎、咽喉炎、感冒。

（2）全身疾病与味觉障碍。维生素缺乏：维生素 A、维生素 B_2 缺乏症；唾液分泌障碍：舍格伦综合征（Sjogren syndrome）；高血压：盐分摄入过多；肝脏疾病：肝硬化、闭塞性黄疸；肾功能衰竭：尿毒症；恶性肿瘤：大肠癌、乳腺癌、肺癌；锌、铜缺乏症：关节风湿病、烫伤、大手术；特发性味觉障碍：感冒。

（3）内分泌性味觉障碍。妊娠、月经；糖尿病：糖尿病性神经障碍、糖尿病性小血管障碍；甲状腺疾病：甲状腺功能低下；肾上腺功能不全：肾上腺功能不全症。

（4）药物引起的味觉障碍。D－甲硫氨酸、卡托普利。

（5）放射线引起的味觉障碍。10～20 Gy。

（6）末梢神经性味觉障碍。中耳炎、颞骨骨折、听神经瘤、什鲁德综合征（Sluder syndrome）、翼腭窝肿瘤、扁桃体摘除、加桑综合征（Garcin syndrome）、颈静脉孔综合征。

（7）中枢性味觉障碍。延髓病变、下丘脑病变、大脑皮质病变。

（8）其他。特纳综合征、Riley－Day 综合征、歇斯底里、酒精中毒、尼古丁中毒、年龄增长。

（9）缺锌。味蕾中含有可以感受味道的味觉细胞，新陈代谢较活跃。锌是新陈代谢必需的一种矿物质，当锌缺乏时,味蕾的味觉细胞会因生成不足而引起味觉障碍。老年人单独生活容易引起饮食不均衡,锌摄入不足,再加上唾液减少或假牙造成的咀嚼能力有限,即使摄入锌含量高的食物,也会因消化吸收减弱而引起味觉障碍。以前,经管营养容易导致锌缺乏,现在所有的浓流质都强化了锌。

(10) 其他情况。许多疾病(肾病、肝病、胃肠病、甲状腺病、糖尿病等)都会引起味觉障碍或味蕾异常。另外,如果药物中含有阻碍锌吸收的成分,同样会引起味觉障碍。降压药、安眠药、精神安定药、心脏病药等数十种药剂,以及一些加工食品中含有的食品添加剂也会阻碍锌的吸收。例如,摄入多聚磷酸、乙二胺四乙酸(EDTA)、羧甲基纤维素钠等品质改善剂时,会造成体内的锌流失。

预防

缺锌时,作为药物疗法可以服用硫酸亚锌,而摄入锌含量高的食物(参见附录)对预防和治疗也有积极的作用。关于每日锌推荐摄入量,65~74 岁的男性为 11 mg,女性为 8 mg;75 岁以上的男性为 10 mg,女性为 8 mg。美国的锌推荐摄入量是 15 mg 左右。报道称,近年日本人从饮食中摄入的锌平均为 9 mg 左右,为了保证摄入足够的锌,需注重饮食的均衡和多样性。锌的可耐受摄入量:65~74 岁男性为 40 mg,女性为 35 mg;75 岁以上男性为 40 mg,女性为 30 mg。

三、进食吞咽障碍

关于进食吞咽障碍

经口进食的过程存在障碍称为进食障碍,包括厌食(拒绝吃饭)和无法进食(咀嚼吞咽障碍)。一般情况下,神经性消瘦等因为心理因素引起的症状被狭义地称为进食障碍，广义上来说，引起进食障碍的因素还包括吞咽障碍。近几年，随着老龄化的程度加深，吞咽障碍的患者也随之增多。

【引起以吞咽障碍为主的进食障碍的原因(表3－9－2)】

表3－9－2　引起以吞咽障碍为主的进食障碍的原因

A. 器质性因素（通路障碍）		B. 功能性因素（感觉、运动障碍）		C. 心理因素
口腔、咽喉	食管	口腔、咽喉	食管	
舌炎、鹅口疮、牙槽脓溢、扁桃体发炎、扁桃体周围脓肿、咽炎、喉炎、咽后脓肿、口腔咽喉肿瘤(良性、恶性)、口腔咽喉部有异物、术后、外力压迫(甲状腺肿大、脓肿等)、其他	食管炎、溃疡、食管蹼、咽食管憩室、狭窄、异物、肿瘤(良性、恶性)、食管裂孔疝、外力压迫(颈椎病、肿瘤等)、其他	脑血管障碍、脑肿瘤、头部外伤、脑脓肿、脑炎、多发性硬化症、帕金森、肌萎缩型侧索硬化症、末梢神经炎(格林巴利综合征等)、重症肌无力、肌肉萎缩、肌炎(各种)、代谢性疾病、痴呆、肌少症、药物副作用、其他	脑干病变、贲门失弛缓症、肌炎、肌病、硬皮病、系统性红斑狼疮、胡桃夹食管、非特异性食管障碍、反流性食管炎、药物副作用、其他	神经性厌食症、抑郁症、抑郁状态、其他

每日营养标准

参照健康人群的营养摄入标准。基本处于卧床状态的，能量按22～25 kcal/kg，水分按2 000 mL的标准摄入。

★营养治疗原则和膳食举例

(1) 见到食物却不张嘴的情况，多见于意识障碍。针对这种情况，应开展口腔周围按摩或口腔照护等基础的康复训练，等到对食物的认知恢复后，开始进食训练。可以先让患者闻一下饭菜的香味，招呼其吃饭，一边喂食一边告诉患者吃的是什么，这些做法对帮助患者认知食物有一定效果。

（2）口唇有闭合功能性障碍时，会出现流口水、无法进食、咀嚼时食物从口中溢出的情况。关于康复训练，除了按摩口唇之外，饮食方面也要下些功夫，比如每次送入口中的食物以比一口量略少（相当于一小勺）的食物量为宜，避免干巴巴的食物。在烹调食物时，可用勾芡或将食物做成类似果冻状，使食物有一定的黏性（但又不会黏附在黏膜上），便于吞咽。

（3）牙齿咀嚼食物、感受食物的口感和香味时，会分泌唾液与食物混合形成食团。

克力架咸饼干之类的食物，经咀嚼后很难形成湿润的食团，不利于吞咽。另外，牙病、支配咀嚼肌的三叉神经病变、口腔炎症、肿瘤等疾病都会影响咀嚼能力，进而影响食团的形成。满口假牙时，咀嚼能力通常只有原来的 1/4。

引起咀嚼障碍的原因很多，饮食方面需要多下功夫，比如避免硬的食物，将食物煮至仅用牙龈或舌头就能弄碎的程度，或将食物用料理机搅拌成无须咀嚼亦可吞咽的糊状。但是，在用料理机制作糊状食物的时候，不要把所有食材混合到一起搅拌，尽可能地将不同食材分开，从而可以保留每种食材自身的味道，更易于食用。另外，用刀切碎的食物不易于在口腔内咀嚼成食团，不建议采取这种加工方式。

（4）舌头的搅动可以将食团送往咽部，但是对于丧失此功能的患者，需要用小勺将食物直接送到靠近舌根的咽部。

（5）送到咽部的食团迅速进入食管（正常情况下在

0.5 s 以内）。食管入口处的食管括约肌在松弛状态下将食物送入食管，但长时间不进食，会使食管括约肌变弱，食管入口不易打开，此时容易被食物噎住或呛到，甚至有可能引起误咽性肺炎而死亡。防止误咽的饮食参考咽下饮食（⇒P306）。

（6）为了防止食物逆流，当食物进入食管后，食管入口的食管括约肌会收缩关闭，食管蠕动将食团送到胃部。如果这个过程出现障碍，食物会在食管堵塞或逆流至喉部。胃内容物逆流至喉部容易导致误咽，引起肺炎的危险会很高。蠕动障碍的情况下，应避免硬的食物，选用软食或流质饮食，同时也要避免像海苔那样质地虽软但却容易粘在黏膜上的食物。另外，温热的食物（60℃）比冷食更易促进蠕动。就餐时上半身保持直立，汤汁类食物和非汤汁类食物交替食用。

四、吸入性肺炎

关于吸入性肺炎

食物或唾液等被误吸入气管中引发的病症，进食时反复引起误吸的病症极为少见。有一种吸入性肺炎被称为 mendelson 综合征，是由呕吐出的大量胃内容物导致误吸，其中由胃酸引起的称为化学性肺炎。另外一种吸入性肺炎是误吸了含有少量细菌的唾液等分泌物或胃内容物（胃食管反流）引起的，称为隐性误吸。当出现化学性肺炎时，pH 低的胃液引起肺部水肿或出血，可能发展成急性呼吸窘迫综合征（acute respiratory distress syndrom，ARDS），但其发生概率并不高。隐性误吸常见于脑血管障碍或身体活动水平（ADL）低下的老年人，症状和普通的肺炎相同，但往往还会出现食欲低下、全身倦怠、大小便失禁等与肺炎不相关的症状。

每日营养标准

吞咽障碍患者多会陷入营养不良状态,应当以保证足够营养为中心。ADL 较高的患者,建议参照饮食摄入标准。长期卧床的患者,能量按照每日 22~25 kcal/kg。

饮食指导

(1) 出现明显误吸时,通过气管内吸引、去除吸入的固体物,停止经口进食,通过静脉方式补充营养(水分)。

(2) 经口进食时,注意防止误吸。具体可参考进食吞咽障碍(⇒P300)、吞咽调整饮食(⇒P304)。

(3) 在选择经管营养法时,与持续经管法相比,间歇经管法在防止胃食管反流方面效果更佳。

(4) 反复出现误吸时,选择肠内营养虽然无法完全保证不出现胃食管反流。但是,有一个简单的方法可以预防胃食管反流,即使用果胶,将肠内营养制剂制作成胶状固体。有报告显示效果甚佳。

(5) 另外,刷牙、漱口等口腔护理,餐后 2 h 内保持坐姿,睡觉时头部稍微朝上等都对误吸性肺炎的预防有一定的作用。

五、吞咽调整饮食

关于吞咽调整饮食

由于吞咽障碍相关的饮食名称或标准尚未统一,为了能够在日本国内所有的医疗相关机构通用,日本吞咽障碍康复学会将吞咽障碍调整饮食的名称、形态标准进行了代号等级化,分类见表 3-9-3(⇒P305)。j 代表果冻状,t 代表黏糊状。针对具体病例,由 0j 开始,逐渐过渡到 1j、2,也可由 0t 开始,过渡到 2,可分为阶段 1(稀薄糊)、阶段2(普通糊)和阶段3(浓稠糊)三个阶段。

每日营养标准(表3-9-3)

吞咽调整饮食无须达到1日营养需要量。可与肠内营养或肠外营养并用。

表3-9-3　吞咽调整饮食每日营养标准

名　称	主　食	能量(kcal)	对应的代号
吞咽训练食物	(用于重症患者的评估或训练)		0j或0t
吞咽调整饮食1	米汤果冻	300～1 000[1]	1j
吞咽调整饮食2	用粉碎机打成糊状的粥(黏度调整)	800～1 000	2
吞咽调整饮食3	水米交融的粥(有米粒)	1 200～1 500	3
吞咽调整饮食4	全粥或软饭	1 200～1 500	4

注：[1] 若使用肠内营养制剂,能量可达1 000 kcal。

★饮食指导的原则

(1) 就餐前后要清洁口腔。

(2) 选择与吞咽障碍级别相符的饮食。

(3) 重视个人的口味喜好。

(4) 虽然水最容易引起呛咳,但仍需注意水分摄入以防脱水。

(5) 吞咽训练初期,原则上不使用琼脂,同时需控制食用硬的、不易咀嚼的、容易粘在口腔内的及辛辣的食物。

★饮食指导的方法和膳食举例

（1）口腔护理不仅可有效预防误吸性肺炎，还可提高对食物味道的感知能力，有利于吞咽调整饮食的摄入。

（2）在不使用食物的基础训练后，或者使用食物进行进食训练时，都可以从使用表 3－9－4 中的吞咽训练食品开始。当然也有将水或茶作为训练食物，并且收效甚佳的案例。

吞咽调整饮食中，黏稠度较为重要。虽然明胶、葛粉、马铃薯淀粉等可以增加黏稠度，但市售的增稠剂较为简单、方便，且能够在低温下使用。

（3）若无特殊的并发症，水分摄入需达到 2 000 mL/d。若陷入脱水状态，则会导致吞咽功能减弱。可使用明胶或增稠剂以增加水分的补充。

（4）避免食用芝麻、花生等坚果类、油炸食物、鱼糕、生蔬菜、紫菜、海带、魔芋。

【吞咽调整饮食分类（表 3－9－4）】

表 3－9－4　吞咽调整饮食分类

<table>
<tr><th colspan="2">级别</th><th>名　称</th><th>形　态</th><th>食品举例</th></tr>
<tr><td rowspan="2">0</td><td>j</td><td>吞咽训练食品 0j</td><td>质地均匀，黏附性、凝集性、硬度调整过的啫喱，流动水分较少，可用勺子挖成薄片状的食品</td><td>茶水啫喱、果汁啫喱</td></tr>
<tr><td>t</td><td>吞咽训练食品 0t</td><td>质地均匀，黏附性、凝集性、硬度调整过的增稠的水（原则上来说，普通厚度的糊状或浓稠糊状）</td><td>茶水或果汁经过增稠剂调整后的食物</td></tr>
<tr><td>1</td><td>j</td><td>吞咽调整饮食 1j</td><td>质地均匀，黏附性、凝集性、硬度、流动水调整过的啫喱、布丁、慕斯状的食物</td><td>市售的介护食用啫喱、慕斯，无须舌与口颚的碾压</td></tr>
</table>

续　表

<table>
<tr><th colspan="2">级别</th><th>名　称</th><th>形　态</th><th>食品举例</th></tr>
<tr><td rowspan="2">2</td><td>Ⅰ</td><td>吞咽调整饮食2－1</td><td>泥状、浆状、糊状的食物等，均质光滑，不黏腻，凝集性好，可用汤匙取食</td><td rowspan="2">布丁、慕斯、山药豆腐、玉脂豆腐、鱼肉慕斯、南瓜泥、酸奶啫喱、芝士嫩豆腐</td></tr>
<tr><td>Ⅱ</td><td>吞咽调整饮食2－2</td><td>泥状、浆状、糊状的食物等，不黏腻，凝集性好，含一些质地不均的食物，可用汤匙取食</td></tr>
<tr><td colspan="2">3</td><td>吞咽调整饮食3</td><td>有形状，易压碎，易形成食块和移送，不容易在咽喉残留，易吞咽，无多余水分</td><td rowspan="2">鱼肉泥啫喱、煮烂的蔬菜、山药泥、金枪鱼茸、乌冬面、土豆泥、水果啫喱、虾茸、煮南瓜泥、蒸蛋羹、温泉蛋、煮鱼糕</td></tr>
<tr><td colspan="2">4</td><td>吞咽调整饮食4</td><td>不硬、不易松散、不易黏附的食物。筷子或汤匙可以轻松切取</td></tr>
</table>

（参照日本摄食、吞咽康复协会《吞咽调整食物分类2013》制成，部分引用文献20）

六、褥疮

关于褥疮

施加到身体的外力导致皮肤软组织的血流减少，持续一定时间后引起缺血性病变的情况被称为褥疮。引起褥疮的原因不仅包括皮肤及软组织接受长时间的压力，还包括低营养状态、消瘦、基础疾病、水肿等全身性因素，以及摩擦、剪切力、皮肤湿润等局部性因素。在减少这些褥疮风险的同时，需要避免或改善低营养状态。

每日营养标准

能量：标准体重（kg）×（30～35）kcal。

蛋白质：标准体重(kg)×(1.25～1.5)g。

水分：1 mL/kcal。

维生素和矿物质：参照饮食摄入标准。

★营养治疗原则

通过恰当的营养补充方式，补充营养素和水分。

(1) 充分补充能量。

(2) 充分补充蛋白质。

(3) 充分补充水分。

(4) 摄入维生素 C。

(5) 摄入适量的铜。

(6) 摄入适量的锌。

(7) 摄入适量的维生素 A、维生素 E 和精氨酸。

(8) 选择恰当的营养补充方式。

(9) 增加餐次。

★营养治疗的方法和膳食举例

(1) 摄入足够能量，防止身体蛋白质的分解。

充分摄入主食。

选用含有汤汁的盖浇饭、年糕或挂面等高能量、易食用的食物。

选用含油多的菜品。

食谱举例：醋渍鱼、沙拉、土豆炖牛肉、杂烩汤等。

选用脂肪多的食物。食物举例：鲕鱼、油豆腐、芝麻、牛角面包等面包类。

(2) 摄入足够的蛋白质，为皮肤再生所需的胶原、纤维芽细胞的增殖以及肌肉蛋白异化免疫能力的提高提供足够的来源。

选用鸡蛋、禽畜肉、鱼等优质蛋白质来源食物。

选用布丁、清蛋糕、蒸蛋等点心作为两餐间的加餐。

选用牛奶及奶制品等容易饮用的食物。

选用营养辅助食品(高蛋白质食品)(⇒P217)。

(3) 充分补充水分,弥补创伤部位渗出液流失的水分。

选用牛奶、果汁、水果、豆腐等水分较多的食物。

选择水分多的烹调方法或食谱。食谱举例:豆腐汤、砂锅、玉脂豆腐、面条、杂烩、粥等。

增加补水的频率。

使用含有电解质的运动饮料或果冻。

(4) 摄入合成胶原所必需的维生素 C。

维生素 C 在 2~3 h 便可被排出,因此可将富含维生素 C 的食物(参见附录一⇒P470)分餐食用。

(5) 摄入铜,促进胶原合成,预防贫血和中性粒细胞减少。

选用牛肝、萤鱿、牡蛎等铜含量高的食物。

同时摄入铁和铜,预防贫血。

(6) 摄入锌,促进蛋白质合成和预防味觉障碍。

选用锌含量高的食物(参照附录一⇒P478)。

食品添加剂会影响锌的吸收,建议少吃加工食品。

使用硫酸锌时,可能会出现恶心、腹泻等症状。

注意防止锌强化食品的过量摄入。

(7) 摄入维生素 A、维生素 E 和精氨酸,利于胶原蛋白合成、皮肤修复。

摄入富含维生素 A 的食物(参照附录一⇒P462),帮助皮肤修复。深色蔬菜中的 β 胡萝卜素被称为维生素 A 原,吸收率较低,但如果使用油脂烹调,可提高吸收率。使用维生素 A 补充剂时应注意防止过量摄入。

摄入维生素 E,改善血液循环、帮助皮肤修复。富含维生素 E 的食物有鱼介类、植物油、种子类、深色蔬菜。

精氨酸可以增强免疫力、帮助创伤部位骨胶原的沉淀、改善酶或营养素的血流。可使用精氨酸强化食品,摄入富含精氨酸的肉类、坚果类、大豆、葡萄干、虾、牛奶等。

(8) 选择恰当的营养补充方式。

存在味觉障碍、摄食障碍或吞咽困难时，去除相关因素，调整就餐环境，增加饮食摄入量。参照抗癌药引起的味觉异常（⇒P66）、老年人营养的味觉障碍（⇒P298）、进食吞咽障碍（⇒P300）、吞咽调整饮食（⇒P304）。

有糖尿病、肾功能不全、呼吸功能不全时，参照相关病症的营养量。

尽可能按照静脉营养→肠内营养→经口进食的营养补充顺序逐渐转变。

经口进食摄入不足时，增加口服或肠内营养制剂。

长期静脉营养易造成肠内细菌移位，如果消化道功能尚存，建议转换成经管肠内营养。参照营养补充方法（⇒P186）。

（9）一餐的餐食无法一次性全部吃完的话，可选择少食多餐的形式。

预防

通过身体测量、主观营养评价（SGA）等方法进行营养评价，同时使用可以评估褥疮进程和预测严重程度的压疮愈合状态评价和分类量表（DESIGN－R®）等来预防或治疗褥疮。

营养评估

实施适当的营养补充后，通过人血清白蛋白（Alb）、体重变化、上臂肌围（AMC）、去脂体重、水肿、脱水、营养素摄入量，以及主观包括性营养评估、简易营养状态评估表（MNA®）、控制营养状态（CONUT）评分进行再次评估。骨盆骨折、糖尿病、脑血管疾病、脊椎损伤等都是褥疮发生的危险因子，需对这些疾病进行管理和评估。糖尿病患者，还需通过糖化血红蛋白（HbA1c）、血糖值、肌酐、三酰甘油（TG）的指标检测，对糖质的过剩或不足进行评估。

Part 4

第四篇　营养素和重要营养成分

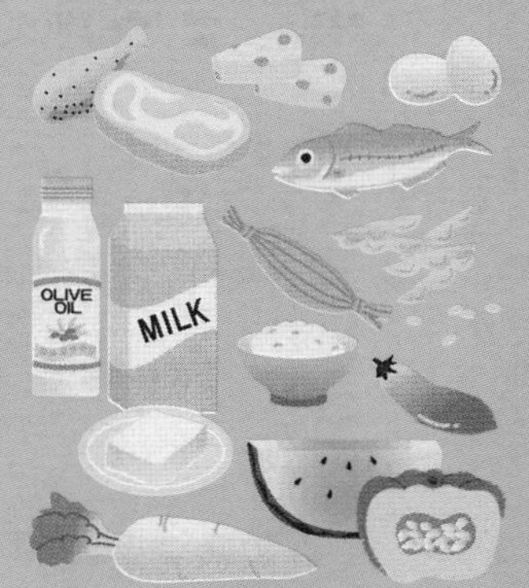

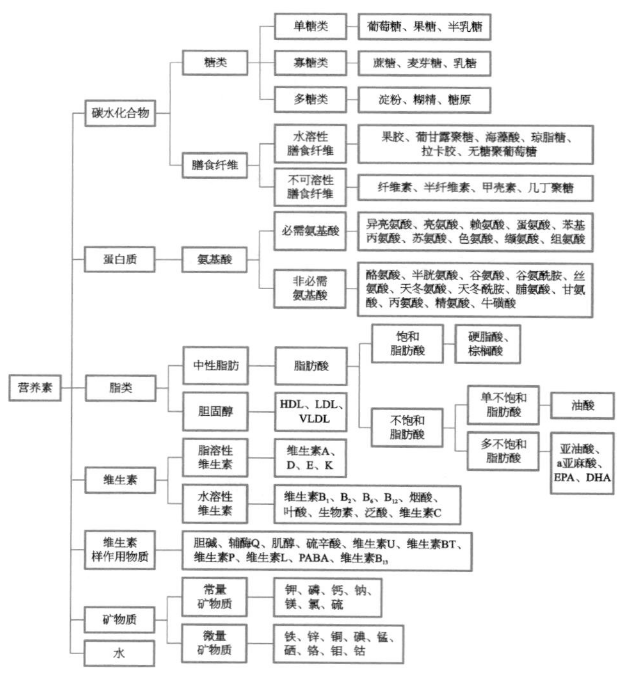

图4-0-1 营养素与重要营养成分的分类

第一章　营养素

营养素

营养素和营养

营养素：在食物含有的物质中，身体必需的成分。

营养：在体内处理和利用摄入的营养素的过程。

分类

五大营养素：维持生命所必需的营养素。① 碳水化合物；② 蛋白质；③ 脂质（脂肪）；④ 维生素；⑤ 矿物质。

第六大营养素：膳食纤维和水也是重要的营养素。

需要重视的成分

除了五大营养素之外，食品中还含有具有预防生活习惯病和癌症、提高免疫力等作用的成分。

营养素过剩或不足

五大营养素过剩或不足时会出现特有的身体指征。

维生素和矿物质等以 mg、μg 为单位计量，过量或不足时会出现过量病症和缺乏病症。

专栏　碳水化合物与糖类

食物中的碳水化合物分为经消化吸收后成为能量来源的糖分，和消化酶无法消化的膳食纤维。

《第五版日本食品标准成分表》将膳食纤维收录进来，并使用“碳水化合物”代替“糖类及纤维”。

专栏 可利用的碳水化合物(单糖当量)

日本食品标准成分表2015版(第七次修订)删除了"糖类:是指在食物表示标准中,从碳水化合物量中减去膳食纤维量的部分",增加了"将可利用的碳水化合物(淀粉、葡萄糖、果糖、半乳糖、蔗糖、麦芽糖、乳糖、海藻糖等)用单糖换算,记为单糖当量"。

第二章　碳水化合物

一、碳水化合物

特点

（1）三大营养素之一（碳水化合物、蛋白质、脂质）。

（2）碳元素和水的化合物，植物性食物中含量较多。

（3）消化后可提供能量的糖类（4 kcal/g）与无法被人体消化的膳食纤维的总称。

每日需要量（详见附录）

【目标量】

占每日总能量的 50%～65%（能量需要量为 2 000 kcal 时，碳水化合物提供 1 000～1 300 kcal）。

二、糖类

特点

糖类是根据单糖（糖的最小单位）的结合数量，分为单糖类、寡糖类和多糖类共 3 种。

分类

【单糖类（1 个单糖）】

葡萄糖（glucose）

单独存在于水果和蜂蜜中。

由于从葡萄中发现，因此称为葡萄糖。

在自然界中以蔗糖、乳糖、淀粉的组成成分形式存在。

以血糖的形式存在于血液中，约占血液的 0.1%。

在肝脏和肌肉中，转化成糖原储存。

果糖(fructose)

单独存在于水果和蜂蜜中。

由于主要存在于水果中,因此称为果糖。

与葡萄糖结合形成蔗糖。

糖类中甜度最高(蔗糖的 1.7 倍)。

半乳糖(galactose)

无法单独存在,与葡萄糖结合形成乳糖。

乳汁中较多,是婴幼儿的能量来源。

脑和神经细胞膜中糖脂质的组成成分。

【双糖类(寡糖类中,2 个单糖结合形成)】

蔗糖(sucrose)

存在于砂糖、甘蔗等水果中。

葡萄糖+果糖。

作为重要的甜味剂(一般称为砂糖)。

麦芽糖(maltose)

存在于麦芽(发芽的麦子)和饴糖中。

葡萄糖+葡萄糖。

淀粉消化分解后可以产生麦芽糖。

乳糖(lactose)

存在于母乳(约 7%)、牛奶(约 4.5%)中。

葡萄糖+半乳糖。

缺乏乳糖分解酶时,会引起乳糖不耐症。

【多糖类(消化性多糖类,多个单糖结合形成)】

根据能否被消化,将多糖类分成消化性多糖和难消化性多糖,其中难消化性多糖归入膳食纤维的范畴中。

淀粉(starch)

存在于谷类、薯类、豆类中。

人类的主要能量来源(4 kcal/g)。

多个葡萄糖结合形成,根据结合方式的不同,分成直链淀粉(amylose)和支链淀粉(amylopectin)。

糯米中的淀粉全部是支链淀粉，粳米中支链淀粉与直链淀粉的比例为 80∶20。

淀粉加水加热后变成容易消化的 α 淀粉，冷却后重新回到 β 淀粉（生淀粉）的状态。防止这种老化现象发生的加工食品有糯米年糕、仙贝、饼干等。

糖原（glycogen）

人体能量的来源，主要储存于动物肝脏和肌肉中。

由于糖原是多个葡萄糖结合形成，和支链淀粉结构相似。

食用肝脏和肉类中完全不存在，但贝类中含量丰富。

糖类及其甜度（以蔗糖为参考，系数是100）（表 4－2－1）

表 4－2－1　糖类及其甜度

糖类	果糖	蔗糖	葡萄糖	糖原	乳糖
甜度	175	100	74	32	16

缺乏症

（1）能量不足会引起疲劳感、注意力下降。

（2）需要葡萄糖供能的组织器官（脑、红细胞、神经）会出现供能不足现象，特别是大脑会出现意识障碍。类似饥饿时的长时间低血糖状态，由于大脑可以利用酮体，所以并不会造成大脑的功能障碍。糖尿病等需要调整血糖的人群需要注意防止糖类缺乏症。

（3）为了维持血糖，糖异生会引起体内蛋白质的分解增加，肌肉流失。

（4）酮体产生过多，容易引起酮症酸中毒。

过剩症

（1）没有被消耗的糖类会转变成三酰甘油，引起肥胖，长期可发展成慢性病。

（2）蔗糖（砂糖）对胰岛素刺激较大，过量摄入后可诱发脂质代谢异常、糖尿病、脂肪肝，同时蔗糖也是龋齿的一个诱发因素（图4－2－1）。

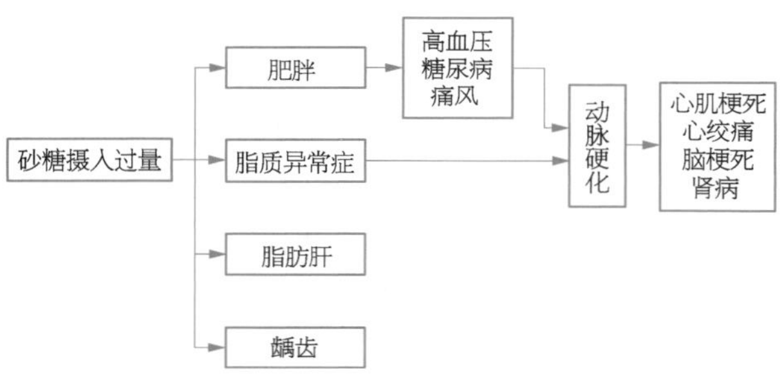

图4－2－1　蔗糖摄入过量的危害

专栏　粉丝和魔芋丝的区别

粉丝的原料是红薯或绿豆的淀粉等，而魔芋丝的原料是魔芋，其主要成分是葡甘露聚糖（膳食纤维）。

一人份（50 g）的能量：经过焯烫的粉丝（42 kcal）>魔芋丝（3 kcal）。

MALONY®的原料是土豆和玉米淀粉，能量与粉丝基本相同。

三、膳食纤维

特点

（1）人体内的消化酶无法消化的动植物食品中含有的难消化性成分的总称。

（2）在人体内可提供能量为2 kcal/g。

(3) 膳食纤维以难消化性多糖为主，包括植物黏液、植物胶、海藻多糖类、低聚糖、动物性难消化成分、化学合成物、微生物合成物等。

(4) 可以溶于水的膳食纤维称为水溶性膳食纤维（water-soluble dietary fiber, SDF），不溶于水的称为不可溶性膳食纤维（water-insoluble dietary fiber, IDF），两者在体内的生理作用有很大差别。

生理作用

(1) 调节肠道菌群（IDF、SDF），预防大肠癌（IDF、SDF）。

(2) 防止肥胖（IDF、SDF）。

(3) 抑制合成色素、有害金属、合成防腐剂、合成致癌物质等的毒性，促进排泄（IDF、SDF）。

(4) 预防糖尿病（SDF）：延缓葡萄糖在小肠的吸收，抑制血糖的急速上升，节约胰岛素。

(5) 降低胆固醇（SDF）：膳食纤维可黏附血液中的胆固醇和胆汁酸，并通过粪便排出体外，抑制机体对其的吸收。

(6) 预防高血压（SDF）：果胶和藻酸盐等具有离子交换作用，可吸附钠离子（Na^+）并将其排出体外。

【不可溶性膳食纤维】

纤维素（cellulose）

人体消化酶无法消化的植物细胞壁的主要成分，可以增加粪便的体积和刺激肠道促进通便。

半纤维素（hemicellulose）

纤维素和果胶以外的植物细胞壁组成成分，谷类的外皮中较多。

几丁质、壳聚糖（chitin, chitosan）

虾、蟹等壳中含有的动物性膳食纤维［参照几丁质与壳聚糖部分(⇒P412)]。

【水溶性膳食纤维】

果胶(pectin)

果胶在水果中含量较高,用于支撑细胞的形状。水果未成熟时,果胶为不可溶性,水果成熟后变为水溶性。当果胶和砂糖一起加热时,可以胶化形成果酱。

葡甘露聚糖(glucomannan)

葡甘露聚糖是魔芋的主要成分,魔芋是加了食用石灰凝固而成的。可以有效抑制胆固醇的升高,维持正常水平。

海藻酸(alginic acid)

海藻酸主要存在于海带、裙带菜中,是海藻表面黏液的成分,可以用于作为冰激凌和点心的增稠剂和稳定剂。

琼脂糖、琼脂果胶(agarose, agaropectin)

琼脂糖和琼脂果胶主要存于石花菜、发菜中,寒天是以石花菜为主要材料制作而成。

卡拉胶(carrageenan)

卡拉胶存在于一种被称为角叉菜的海藻中,可以作为布丁或吞咽障碍饮食的增稠剂。

葡聚糖(polydextrose)

葡聚糖是化学合成的难消化性多糖,可以添加到饮料、甜点、糖果中。

每日需要量(详见附录)

【目标量】

目标要求效果:① 每日大便通畅;② 大便呈香蕉状可以浮在水上;③ 排便规律。

成年男性:21 g 以上(65 岁以上 20 g 以上);成年女性:18 g 以上(65 岁以上 17 g 以上)。

缺乏症

膳食纤维具有积极的生理作用，缺乏时，容易引起消化系统疾病或代谢性疾病。如便秘、肠憩室病、大肠癌、大肠息肉、肥胖、糖尿病、胆结石、缺血性心脏病等。

过剩症

(1) 粪便体积增大引起肠黏膜损伤。

(2) 对肠道的过度刺激引起腹泻。

(3) 阻碍微量营养素，特别是矿物质的吸收：阻碍钙吸收（引起骨质疏松），阻碍铁吸收（引起贫血），阻碍锌吸收（引起味觉障碍、发育障碍）。

正确摄入膳食纤维的方法

(1) 主食是膳食纤维的重要来源，因此不可不吃主食。

(2) 摄入水果、坚果（花生、栗子）、红薯作为两餐间的加餐。

(3) 蔬菜经烹调（炒、煮）后，体积减小，更易食用。300 g 蔬菜可以提供约 10 g 膳食纤维，不足的部分可以由薯类、海藻、豆类、水果、菌菇类、坚果类补充。

(4) 食用一些干货，如萝卜干、羊歙菜。

(5) 传统日式料理是膳食纤维的宝库。

(6) 消化能力较弱的老年人，可以通过食用果汁来补充部分膳食纤维。

(7) 主食可以选用胚芽米、胚芽麦、全谷物面包和全谷物麦片或麦圈等。

专栏　抗性淀粉

(1) 抗性淀粉存在于加工烹饪后的淀粉中，无法在小肠中被酶解消化，可在大肠中被细菌分解。

（2）大量存在于土豆等高直链淀粉的食品中。

（3）和膳食纤维一样具有调节肠道菌群、预防大肠癌等生理作用。

富含膳食纤维的食物（参见附录一⇒P456）

第三章　蛋白质

一、蛋白质

标准值

血清总蛋白 67~81 g/L。

特点

（1）三大营养素之一。

（2）C、H、O 之外，氮（N）约占 16%。

（3）约 20 种氨基酸，根据 DNA 信息结合形成的高分子化合物。

（4）作为细胞的基本成分构成人体。

（5）人体的功能成分：酶、激素、免疫、运送。

（6）分为动物性蛋白质和植物性蛋白质。

（7）可以作为能量来源（4 kcal/g）。

体内分布

体重的约 1/6（15%~18%）。

肌肉组织：50%以上。

肝脏、脾脏：20%以上。

骨组织：14%。

神经组织：8%。

每日需要量（详见附录二⇒P488）

【推荐量】

成年男性：65 g（65 岁以上时，60 g 以上）。

成年女性：50 g。

缺乏症

(1) 夸希奥科病(Kwashiorkor):蛋白质缺乏。

(2) 消瘦(marasmus):蛋白质和能量缺乏。

(3) 精力不足。

(4) 免疫力低下。

(5) 贫血。

过剩症

(1) 老年人自体中毒的原因。

(2) 代谢亢进(体温升高、心跳加速)。

(3) 血压亢进、肥胖、骨质疏松。

(4) 肝肾功能低下。

正确摄入的方法

(1) 每餐摄入蛋白质。将富含蛋白质的食品(禽畜、鱼、蛋、奶、大豆类)分配到早、中、晚三餐,保证身体不断获得补充。

(2) 家中常备(冰箱冷藏)并积极摄入方便食用的高蛋白质食品(豆腐、纳豆、牛奶、酸奶、芝士、蛋类等)。

(3) 防止脂肪摄入过量。禽畜肉类不仅蛋白质含量高,脂肪含量也较高。肥胖、心脏病的风险较高时,选择恰当的食材和烹调方法,增加大豆制品。食材:里脊、瘦肉、去皮鸡肉;烹调方法:去除脂肪部分。平底锅油煎→烧烤网或楞纹锅煎烤;寿喜锅→砂锅炖煮;天妇罗或裹面油炸→无面衣干煎。

(4) 不同食物经过搭配后,可以提高蛋白质的营养价值。动物性食品中的蛋白质比植物中的蛋白质质量高,两者可搭配食用;米饭、面包或面条,可搭配鸡蛋、鱼或牛奶。

（5）动物性食品和植物性食品的比例以 1∶1 为宜。

（6）避免过度加热。糖类或脂肪过度加热后生成的化合物不易消化；焦的部分可能含有致癌物质。

富含蛋白质的食品（参见附录一⇒P453）

二、氨基酸

特征

【必需氨基酸：不可缺少的氨基酸】

人体中构成蛋白质所必需的氨基酸，缺乏任何一种都会影响蛋白质的合成。约 20 种氨基酸中，动物体内无法合成，必须从食物中获取的氨基酸有 9 种（甲硫氨酸、赖氨酸、缬氨酸、异亮氨酸、亮氨酸、苯丙氨酸、色氨酸、苏氨酸、组氨酸）。

【非必需氨基酸：可以缺少的氨基酸】

人体内可以由糖类、脂质转化生成的氨基酸有 11 种（酪氨酸、半胱氨酸、天门冬氨酸、天门冬酰胺、丝氨酸、谷氨酸、谷氨酰胺、脯氨酸、甘氨酸、丙氨酸、精氨酸）。

但是，当饮食中非必需氨基酸摄入不充分时，部分必需氨基酸会转化合成非必需氨基酸，这点需引起注意。

支链氨基酸

（1）包括亮氨酸、异亮氨酸和缬氨酸 3 种。

（2）氨基酸分子组成中含有支链，所以称为支链氨基酸。

（3）取氨基酸英语的开头字母，简称为 BCAA（branched chain amino acid）。

（4）健康人的血液中支链氨基酸与芳香族氨基酸（AAA：苯基丙氨酸、络氨酸）的比例（BCAA/AAA）约为

3，当肝功能下降时，此比例降为1~2。

（5）参考肝硬化相关章节（⇒P30）。

生理作用

异亮氨酸（Ile）

支链氨基酸的一种，肌肉组织的能量来源。

对于身体衰弱的人，可使用异亮氨酸防止肌肉的消耗。

合成血红蛋白必需的氨基酸。

亮氨酸（Leu）

支链氨基酸的一种，可以作为能量来源。

促进肌肉蛋白质的合成，抑制肌肉蛋白质的分解。

调节脑神经传递物质前体的摄入，调节脑啡肽（抑制疼痛信号在神经纤维间传递）的分泌。

促进皮肤和受损骨骼的恢复。

赖氨酸（Lys）

缺乏时，蛋白质合成速度降低，影响肌肉和结缔组织。

抑制病毒，用于治疗单纯性疱疹。

赖氨酸和维生素C可以合成L-左旋肉碱（可以帮助肌肉组织更高效地使用氧气的物质），延缓疲惫。

与合成胶原蛋白有关，促进骨骼发育。

甲硫氨酸（Met）

胱氨酸和肌酸的前体物质。

可能具有提高抗氧化物质（谷胱甘肽）的水平，降低血胆固醇的作用。

去除肝脏中的毒性代谢废物，促进肝肾组织的再生。

苯丙氨酸（Phe）

酪氨酸的主要前体物质。

可以提高学习、记忆、情绪和注意力。

用于治疗某种抑郁症。

胶原蛋白的主要材料。

抑制食欲。

<u>苏氨酸(Thr)</u>

氨基解毒物质。

协助预防肝脏内脂肪蓄积。

胶原蛋白的材料。

素食主义者的体内一般含量较少。

<u>色氨酸(Trp)</u>

5-羟色胺(神经递质)的前体,5-羟色胺具有镇静作用。

刺激生长激素的分泌。

<u>缬氨酸(Val)</u>

支链氨基酸。

无法在肝脏代谢,在肌肉中较多。

影响脑神经递质前体(色氨酸、苯甲氨酸、酪氨酸)的摄入。

<u>组氨酸(His)</u>

在皮肤吸收紫外线的化合物。

红细胞、白细胞形成不可或缺的成分,用于治疗贫血。

用于治疗过敏、风湿性关节炎、消化系统溃疡。

<u>酪氨酸(Tyr)</u>

多巴胺、去甲肾上腺素、肾上腺素(神经递质)、甲状腺激素、生长激素、黑色素(皮肤、头发的色素)的前体物质。

可以使情绪高涨。

<u>半胱氨酸(Cys)</u>

增加结缔组织的强度,协助组织的抗氧化作用。

促进恢复,提高白细胞的活性,减轻炎症部位的疼痛。

皮肤、头发合成所必需的氨基酸。

<u>天门冬氨酸(Asp)</u>

协助碳水化合物在肌肉转化成能量。

参与免疫球蛋白、抗体的合成。

促进运动后氨的排泄。

<u>天门冬酰胺(Asn)</u>

转换成天门冬氨酸,再转换成草酰乙酸参与三羧酸循环。

<u>丝氨酸(Ser)</u>

对于细胞内合成能量非常重要。

改善记忆和保护神经系统的功能。

形成免疫球蛋白和抗体,维持免疫系统。

<u>谷氨酸(Glu)</u>

谷酰胺、脯氨酸、鸟氨酸、精氨酸、谷胱甘肽、γ-氨基酪酸的主要前体物质。

可以作为能量来源。

脑部代谢及其他氨基酸代谢的重要物质。

<u>谷氨酰胺(Gln)</u>

最常见的氨基酸。

参与维持免疫系统。

能量来源(在能量受到限制时,作为肾脏、小肠的能量来源)。

改善记忆,刺激智力和注意力的大脑能量来源。

<u>脯氨酸(Pro)</u>

结缔组织、心肌合成时的主要材料。

可作为肌肉的能量来源使用。

骨胶原的主要成分。

<u>甘氨酸(Gly)</u>

协助其他氨基酸的合成,合成血红素、细胞色素(能量合成的必需酶)的材料。

具有镇静作用，可用于治疗躁郁症。

合成胰高血糖素；抑制对砂糖的欲求。

丙氨酸（Ala）

结缔组织的主要材料；对免疫系统的构建至关重要。

丙氨酸-葡萄糖循环（蛋白质转换成能量的过程）的重要中间产物。丙氨酸葡萄糖循环在肌肉和肝脏间进行。

精氨酸（Arg）

促进胰岛素、胰高血糖素、生长激素的分泌。

促进伤口的恢复，形成胶原蛋白，刺激免疫系统。

肌酸、γ 氨基酪酸（脑内的神经递质）的前体物质。

有可能增加精子数量和 T 淋巴细胞反应。

婴幼儿必需的氨基酸。

氨基酸代谢异常

与氨基酸代谢相关的酶、辅酶先天异常，使代谢受到阻碍，氨基酸或代谢产物蓄积容易引发以下疾病：苯丙酮尿症、枫糖尿症、胱氨酸尿症、高酪氨酸血症、组氨酸血症、氨甲酰磷酸合成酶缺乏症。

专栏　血液中同型半胱氨酸上升是 CVD（动脉硬化型心血管疾病）的原因

同型半胱氨酸是甲硫氨酸（必需氨基酸）代谢时生成的中间产物，当代谢过程中发生异常时，同型半胱氨酸的含量就会上升。为了使甲硫氨酸的代谢（分解）能够顺利进行，需要摄入足够的维生素 B_6、B_{12}、叶酸。另外，同型胱氨酸尿症（基因异常）会使代谢过程中积蓄的同型半胱氨酸从尿液中排出。

第四章　脂质

一、脂质(脂肪)

特征

（1）三大营养素之一。

（2）由 C、H、O 三种元素组成。

（3）不溶于水，可溶于有机溶剂（乙醚、氯仿、苯）。

（4）作为能量来源（9 kcal/g），或者作为体内的生理活性物质。

分类

【单纯脂质】

（1）三酰甘油（triglyceride）：脂肪或油脂。

（2）蜡油（wax）。

【复合脂质】

（1）磷脂（phospholipid）：卵磷脂、鞘磷脂。

（2）糖脂质（glycolipid）：脑苷脂类。

（3）脂蛋白（lipoprotein）：LDL、HDL、VLDL、乳糜微粒。

【衍生脂质】

（1）脂肪酸（fatty acid）：饱和脂肪酸、不饱和脂肪酸。

（2）类固醇（steroid）：胆固醇、胆汁酸、类固醇激素。

（3）色素类：叶绿素、类胡萝卜素。

（4）脂溶性维生素：维生素 A、维生素 D、维生素 E、维生素 K。花生四烯酸（eicosanoid）：前列腺素、血栓素。

体内分布

除了水之外，脂质是人体内含量最多的成分，主要以脂肪细胞的形式存在。

成年男性：体重（kg）×（15%～20%）；成年女性：体重（kg）×（20%～25%）。

生理作用

（1）高能量来源（9 kcal/g）。

（2）细胞膜、脑和神经组织的构成成分。

（3）以储存脂肪作为能量的储存方式。

（4）在体内运输脂质。

（5）提供必需脂肪酸，提供脂溶性维生素，促进吸收。

（6）节约蛋白质、维生素 B_1。

（7）维生素 D、类固醇类、生理活性物质的原料。

（8）保温及保护机体。

（9）能量代谢时产生大量的代谢水，脂质有助于水分代谢。

（10）可在消化道停留较长时间，增加饱腹感。

每日需要量（参见附录二⇒P488）

【目标量：（脂质的总能量占比：%能量）】

1 岁以上的全年龄段男女：20%～30%。

缺乏症

（1）由于脂质可以在体内由糖类、蛋白质合成，一般不会出现脂质不足，但是不经口摄入脂质时，会因脂溶性维生素吸收减少而引起维生素缺乏症，出现皮肤干燥、夜盲症、骨质疏松、出血倾向。

（2）因脂肪储存减少引起消瘦。

（3）血管、细胞膜会变得脆弱，出现出血或抵抗力下降的现象。

（4）出现神经组织障碍。

过剩症

（1）肥胖会引起生活习惯病（糖尿病、心脏病等）。

（2）血液胆固醇上升。

（3）血液三酰甘油升高。

（4）有害菌增殖生成致癌物质。

富含脂质的食品（参见附录一⇒P454）

合理摄入的方法

（1）不使用酸败的油脂，使用新鲜油脂。

（2）冰箱内避光低温保存。

（3）烹调方式（烫、煮、蒸、网烤）。使用特氟龙平底锅；烹调过程中流出来的油，用厨房纸吸掉；炒菜时，先将食材焯水。

二、三酰甘油

标准值

血清 0.55～1.64 mmol/L（早晨空腹时）。

特征

（1）食用油、肉类、鱼类、皮下脂肪等含有的脂肪大部分为三酰甘油，一般被称作脂肪（fat）或油脂（oil and fat）。

（2）动物脂肪［牛脂肪（牛油）、猪脂肪（猪油）］中的饱和脂肪酸含量较多，常温下多呈固态。

（3）植物油（麻油、豆油）中的不饱和脂肪酸含量较多，因此呈液态。

体内分布

（1）2/3 的体脂：以三酰甘油存在于皮下、性腺、肠间膜等全身脂肪组织中。

（2）1/3 的体脂：胆固醇、磷脂。

生理作用

（1）作为能量来源(9 kcal/g)。

（2）作为贮存脂肪(皮下脂肪)、脂溶性维生素、必需脂肪酸的来源。

（3）维持体温，防御外力，保持体形。

三、中链三酰甘油

特征

（1）由 6~12 个碳元素组成的中链脂肪酸组成。

（2）由于易溶于水，无须经过胆汁酸的乳化或变成脂肪微粒，便可以被消化，经门静脉进出肝脏。

（3）作为代谢效率高的肝脏的能量来源。

（4）可以人工合成，作为胆汁分泌障碍或胰脏障碍引起的脂质吸收困难人群的治疗饮食。

（5）天然存在于牛奶、椰子油。

使用中链三酰甘油(MCT)的食品

包括将 MCT 包裹在糖类或蛋白质中的粉末油脂(MCT 粉)和 MCT 油。

（1）高能量、低蛋白质，钠钾含量低，适用于肾脏疾病。

（2）油腻感小，没有怪味，可以在各类料理中使用。

（3）MCT 吸收速度快，一次性摄入过多，容易引起腹部不适或一过性腹泻。

（4）MCT 不含有必需脂肪酸，长期使用时需加以注意。

专栏　甘油二酯

甘油二酯是甘油与两分子的脂肪酸结合形成的脂质,可在消化过程中形成,少量存在于天然食物中。

专栏　反式脂肪酸

反式脂肪酸是不饱和脂肪酸的异构体,人造黄油和起酥油中含量较多,可升高血液中的LDL,促使动脉硬化的形成。

专栏　共轭亚油酸

在天然或工业生产中,共轭亚油酸可由亚油酸异构化形成。有报告显示,共轭亚油酸存在于反刍动物(牛、山羊、绵羊等)的体脂和乳脂中,具有抗过敏、抗动脉硬化、抗癌、预防肥胖等生理作用。

四、脂肪酸

标准值

血清 0.1~0.8 mmol/L。

血液中,脂肪酸以与白蛋白结合的方式存在。

分类

(1) 饱和脂肪酸(S):棕榈酸、硬脂酸(可在体内合成)。

(2) 不饱和脂肪酸(体内无法合成)。

单不饱和脂肪酸(M):油酸(n－9 系)。

多不饱和脂肪酸(P)。n－6 系:亚油酸→γ 亚麻酸→花生四烯酸;n－3 系:α 亚麻酸→EPA(⇒P425)→

DHA(⇒P423)。其中，亚油酸和 α 亚麻酸为必需脂肪酸。

生理作用

【饱和脂肪酸(S)】

黄油、牛脂(牛油)、猪脂(猪油)等动物性食品中较多，过量摄入会使胆固醇和三酰甘油指标上升，血小板凝固亢进，进而引发动脉硬化、脑卒中、冠心病、心肌梗死。

(1) 硬脂酸：可在体内转换成油酸，不太会引起胆固醇升高。

(2) 棕榈酸：可使胆固醇升高。

【不饱和脂肪酸】

(1) 单不饱和脂肪酸(M)：抗动脉硬化作用，抗血栓作用，降低 LDL 脂蛋白作用(不降低 HDL 脂蛋白)。

(2) 多不饱和脂肪酸(P)：经热、光、空气易酸败，生成过氧化脂质(致癌性)；由 n－6 和 n－3 系多不饱和脂肪酸，生成具有生理活性作用的花生四烯酸；n－6 系和 n－3 系之间无法相互交换，代谢呈竞争状态；n－3 系在鱼油中含量较多，具有多种生理功能；具有降血压、改善脂质代谢异常、抗动脉硬化、抗炎等作用，还可缓和或抑制炎症的增殖。

每日需要量

【目标量[每日总能量的占比(%能量)：成人 18~69 岁]】

饱和脂肪酸(S)：不超过 7.0%。

【标准量(18 岁以上)】

n－6 系脂肪酸：男性 8~11 g/d，女性 7~8 g/d。

n－3 系脂肪酸：男性 2.0 ~ 2.2 g/d，女性 1.6 ~ 2.0 g/d。

五、必需脂肪酸

特征

（1）体内无法合成，需通过食物摄入。

（2）包括亚油酸和 α 亚麻酸。

生理作用

（1）作为磷脂的成分，参与构成生物膜。

（2）和胆固醇结合在体内转运，促进胆汁酸和类固醇激素的代谢，预防高胆固醇血症。

（3）作为花生四烯酸的前体。

缺乏症

生长障碍、皮炎、肝肾内胆固醇沉淀。

供给来源

植物油、鱼油。

六、亚油酸

特征

（1）n－6 系的多不饱和脂肪酸。

（2）必需脂肪酸。

（3）抑制 n－3 系脂肪酸的代谢。

生理作用

（1）在体内合成花生四烯酸，进而合成类花生酸（生物活性物质），在循环系统、免疫系统中发挥重要作用。

（2）作为能量来源(9 kcal/g)。

（3）维持正常的成长、生殖、皮肤的状态。

（4）构成细胞膜的脂蛋白复合体。

（5）降低血清胆固醇(LDL,HDL)浓度。

（6）抑制 α 亚麻酸转变为 EPA、DHA。

（7）抑制食盐引起的血压升高。

缺乏症

皮炎、生长障碍、容易感染。

过剩症

（1）抑制免疫功能引起过敏、特异反应、花粉症。

（2）促进血小板凝集引起血栓症。

（3）诱发癌症如乳腺癌、大肠癌。

（4）降低血清 HDL 脂蛋白浓度。

（5）合成过氧化脂质,促使细胞老化。

（6）诱发胆结石的形成。

（7）能量过剩引起肥胖。

富含亚油酸的食物(参见附录一⇒P458)

植物油(红花油、大豆油、玉米油),核桃。

七、α 亚麻酸

特征

（1）n－3 系的多不饱和脂肪酸。

（2）必需脂肪酸。

（3）抑制 n－6 系脂肪酸的代谢。

（4）不在组织内蓄积。

生理作用

（1）维持网膜功能（视觉）。
（2）维持和提高脑神经功能。
（3）降低总胆固醇、LDL 脂蛋白浓度。
（4）抑制血栓形成，预防心脏疾病。
（5）增强免疫力。
（6）抑制花生四烯酸转变成类花生酸。
（7）参与可以通过膜的 Ca 的代谢。

缺乏症

脑、神经纤维的异常，过敏性症状，抑癌作用减弱。

过剩症

能量过剩引起肥胖。

富含 α 亚麻酸的食物（参见附录一⇒P459）

菜籽油、调和色拉油、调和油、核桃、日本产大豆。

八、胆固醇

标准值

血清总胆固醇（TC）3.88～5.66 mmol/L。

低密度脂蛋白（LDL）1.82～3.90 mmol/L。

高密度脂蛋白（HDL）：男性 1.04～1.69 mmol/L，女性 1.04～2.08 mmol/L。

特征

（1）动物性脂肪中的一种不皂化物，无法成为能量来源。

(2) 不同部位的肉类,不同季节的鱼类,在胆固醇含量上会有变动。

(3) 体内胆固醇含量随着饮食的摄入和肝脏内的合成、代谢而变化。

(4) 过量脂肪或碳水化合物是合成胆固醇的原料。

(5) 在血液中以脂蛋白(HDL、LDL)的形式存在。

(6) 血清胆固醇升高,容易引起动脉硬化。

体内分布

成人:约 75 g(广泛分布于全身细胞中,特别是脑、神经细胞中较多)。

生理作用

(1) 构成生物膜。

(2) 维持脑、神经细胞和神经纤维的发育、稳定和正常作用(婴幼儿期、成长期必需的成分)。

(3) 作为性激素、肾上腺皮质激素和胆汁酸的原料。

体内合成

(1) 主要在肝脏和小肠内由乙酰胆碱 CoA(三大营养素的中间代谢产物)合成,0.7~0.9 g/d。

(2) 皮肤、肠黏膜、肾上腺、肾脏、卵巢、睾丸中合成。

(3) 从食物中摄入,0.3~0.5 g/d(约占体内合成的 1/2)。

(4) 体内合成量会根据从食物中摄取的量进行调节。

(5) 约 1.2 g/d 的胆固醇被合成和分解。

分解与排泄

胆固醇在肝脏内分解合成胆汁酸,储存在胆囊内。

引起总胆固醇、低密度脂蛋白(LDL)升高的因素

(1) 动物性食品中的饱和脂肪酸。

(2) 总能量的过剩摄入、酒精的过度摄入。

(3) 胆固醇含量高的食物(特别是中年以后)。

(4) 膳食纤维、牛磺酸、卵磷脂摄入不足。

引起高密度脂蛋白(HDL)升高的因素

(1) 植物油中的不饱和脂肪酸、鱼的 DHA、EPA。

(2) 禁烟。

(3) 饮酒适量、适当运动。

缺乏症

(1) 除了特殊的疾病状态(重度肝硬化、肝癌),一般不会出现缺乏症。

(2) 营养障碍引起血中胆固醇低下。

过剩症

高胆固醇血症、脂质异常症、动脉硬化、脑卒中、冠心病、心肌梗死。

合理摄入的方法(胆固醇高的人群)

(1) 控制摄入饱和脂肪酸较多的动物性食品(黄油、生奶油、猪油、脑、肉类),选择不饱和脂肪酸多的鱼(鲣鱼、沙丁鱼、竹荚鱼),但胆固醇是不会转变成脂肪的,需注意摄入量。

(2) 蛋类是重要的蛋白质来源,每日摄入不超过 1/2 个左右。

(3) 充分摄入可促进胆固醇排泄的膳食纤维(蔬菜、芋薯类、海藻类、菌菇类)和卵磷脂(大豆制品)。

专栏　**植物固醇**

动物来源的固醇称为胆固醇，植物来源的固醇称为植物固醇（β谷固醇、菜籽固醇等超过40种固醇的总称）。

植物固醇具有降低血液胆固醇、预防动脉硬化和心脏疾病、改善前列腺肥大症状等作用。蔬菜、芝麻、大豆、大豆制品、植物油（芝麻油、菜籽油、米油、玉米油）等食品中含量较多。在特殊用途保健食品中，有ラーマプロ・アクティブ®（添加植物固醇的人造黄油）、キューピーディフェ®（添加植物固醇的调味品）等植物固醇类产品。

九、脂蛋白

体内分布

肝脏、肠道内合成，存在于血浆中。

分类与生理作用

脂蛋白是血液中的脂质和蛋白质结合的产物，在血液中运输脂质。根据结合的脂质种类和供给来源（生物合成或饮食来源）分成4种。

乳糜微粒：将食物中的三酰甘油运送到人体各组织。

（1）极低密度脂蛋白（VLDL）：将肝脏内合成的三酰甘油和胆固醇（主要是三酰甘油），运送到各组织；当三酰甘油的比例降低时，胆固醇的比例会上升（约40%），转变为LDL。

（2）中密度脂蛋白（IDL）：分泌到血液中的VLDL，释放三酰甘油后变成LDL的中间产物。

（3）低密度脂蛋白（LDL）：将肝脏内合成和饮食来源的胆固醇运送到各组织；称为坏的胆固醇；此值升高容

易引起动脉硬化。

(4) 高密度脂蛋白(HDL):含有较多蛋白质、磷脂,在肝脏、肠道中合成;将各末梢组织内的胆固醇转运到肝脏;称为好的胆固醇;此值高时,可以预防动脉硬化。

第五章　维生素

一、维生素

特征

（1）维持正常生理功能的微量（mg，μg）必需有机化合物。

（2）虽无法转换成能量或人体构成成分，但可保证三大营养素顺利代谢。

（3）体内无法合成达到需要量，需从食物中获取。

（4）缺乏或过剩时，会出现相应的维生素特有的症状。

（5）老年人或节食的年轻人，血液、组织中的维生素浓度会降低，并出现潜在性缺乏症。

分类

【脂溶性维生素（fat soluble vitamins）】

（1）作用：参与维持正常人体功能。

（2）分布：在血液中与蛋白质结合，存在于细胞膜等组织。

（3）蓄积：储存于肝脏、脂肪组织中，容易出现过剩症状。

（4）稳定性：酸性中不稳定，热、碱性中稳定。

（5）排泄：皮肤、粪便。

（6）种类：维生素 A、维生素 D、维生素 E、维生素 K。

【水溶性维生素（water soluble vitamins）】

（1）作用：作为体内代谢必需的辅酶。

（2）分布：溶解并存在于体液（血液、组织液）中。

（3）蓄积：存在饱和量，过剩部分可通过尿液排出，不易引起过剩症,容易引起缺乏症。

(4) 稳定性:酸性中稳定,热、碱性中不稳定。

(5) 排泄:主要通过尿液。

(6) 种类:维生素 B 族(B_1、B_2、B_6、B_{12}、尼克酸、泛酸、叶酸、生物素)、维生素 C。

【维生素原(可以成为维生素前体的物质)】

(1) 维生素 A 原:体内转化成维生素 A。包括 α 胡萝卜素、β 胡萝卜素、γ 胡萝卜素,叶黄素、海胆酮等。

(2) 维生素 D 原:紫外线下可转化成维生素 D。包括 7-脱氢胆固醇、麦角固醇等。

【类维生素(vitamin-like active substance)】

除了营养素作用之外,具有药理作用。

【肠内细菌可以合成的维生素】

维生素 B_2、B_6、B_{12}、叶酸、泛酸、生物素。

二、维生素 A

标准值

血浆 870~2 910 IU/L。

特征

一系列维生素 A 相关的化合物称为类视黄醇类物质(retionoids),其中的视黄醇一般称为维生素 A。

分类

【动物性食物】

视黄醇(retinol)、视黄醛(retinal)、维甲酸(retinoicacid)。

【植物性食物】

维生素 A 原(provitamin A),主要以 β 胡萝卜素(β-carotene)形式存在。

生理作用

【维生素 A】

（1）生成视网膜(retina)上的视紫红质(弱光视觉相关的色素蛋白质)。

（2）维持皮肤、黏膜的功能。

（3）促进生长。

（4）增强免疫力。

【β 胡萝卜素】

（1）防止产生活性氧,预防肿瘤和动脉硬化。

（2）体内吸收后,小肠黏膜细胞内经过酶的作用变成视黄醇,必要时也可直接利用 β 胡萝卜素。

每日需要量(参见附录二⇒P493)

【推荐量】

成年男性 800~900 μg RAE,成年女性 650~700 μg RAE。

【可耐受上限(不包含维生素 A 原、类胡萝卜素)】

成年男女：2 700 μg RAE。

缺乏症

容易引起夜盲症、干眼症、皮肤角化症以及被麻疹等引起的感染、成长延迟、牙齿和骨骼的发育障碍。

过剩症

（1）急性：脑压亢进症状(头疼、嗳气、呕吐)、骨骼障碍、肝脏障碍。

（2）慢性：低热、体重减轻、甲状腺功能低下、色素沉淀。

（3）孕妇：先天性异常、自然流产。

（4）儿童：骨骼异常。

（5）β胡萝卜素过剩不会引起维生素A过剩症，但会引起胡萝卜素黄皮症（手掌变黄）。

合理摄入的方法

（1）动物性食物和植物性食物各半。

（2）用油烹调，或与牛奶、肉类共食，可提高β胡萝卜素的吸收率。

富含维生素A的食物（参见附录一⇒P462）

专栏　胡萝卜的烹调方法不同，β胡萝卜素的吸收率也会不同

油炒80%，盐煮47%，片状生食21%，棒状生食10%。

三、维生素D

特征

（1）动物来源的维生素 D_3［胆钙化醇（cholecarciferol）］。

（2）植物来源的维生素 D_2［麦角钙化醇（ergocarciferol）］。

（3）维生素 D_2、维生素 D_3 前体：经紫外线照射可转换成维生素D。麦角固醇（维生素 D_2）；7-脱氢胆固醇（维生素 D_3）。

生理作用

（1）在十二指肠促进钙结合蛋白（CaBP）的生成。

（2）促进钙和磷在肠道内的吸收。

（3）促进骨骼和牙齿的钙化。

（4）促进钙和磷在肾脏尿小管的再吸收。

每日需要量（参见附录二⇒P494）

【适宜量】

成年男女 8.5 μg，婴幼儿（0~11 月龄）：5.0 μg。

【可耐受上限】

成年男女 100 μg，婴儿：25 μg。

缺乏症

佝偻病（儿童）、软骨病（成人）、骨质疏松（老年人）。

过剩症

高钙血症（全身倦怠、食欲不振、意识模糊）、肾功能障碍、组织钙化。

合理摄入的方法

（1）半数的需要量可以由体内的维生素 D_3 前体合成，剩下的一半需要从食物中摄入。

（2）每周吃 2~3 次鱼。

（3）老年人、婴幼儿每日晒 30 min 太阳。

富含维生素 D 的食物（参见附录一⇒P462）

专栏　干香菇

由于某些干菌菇的加工过程是由电器加热而非日光暴晒，因此，和生的菌菇一样，不含有维生素 D_2。无论是鲜香菇还是干香菇都可以在烹调前放在太阳下暴晒 2~3 h，使麦角固醇转换成维生素 D_2。

四、维生素 E

特征

（1）维生素 E 包括 α、β、γ、δ 生育酚（tocopherol）和 α、β、γ、δ（tocotrienol）三烯生育酚共 8 种化合物。

（2）天然情况下，生育酚类较多，植物中 α 生育酚和 γ 生育酚的含量较高。

（3）生理活性以 α 为 100，则 β 为 40，γ 为 10，δ 为 1，其中 α 生理活性最高，δ 食物抗氧化作用较强。

生理作用

（1）抗氧化作用。防止细胞膜中过氧化脂质的生成；红细胞膜中，防止维生素 A、维生素 C、硒的过氧化。

（2）促进血液流动，促进性激素分泌，活化生殖功能。

每日需要量（参见附录二⇒P494）

【适宜量】

成年男性：6.0～7.0 mg，成年女性：5.0～6.5 mg。

【可耐受上限】

成年男性：750～900 mg，成年女性：650～700 mg。

缺乏症

（1）人类不易引起缺乏症，但（早产儿）低出生体重儿、婴幼儿容易出现红细胞溶血继而出现黄疸。

（2）肠道吸收食物脂质有障碍的患者，容易出现维生素 E 吸收不良引起缺乏症。

过剩症

正常饮食不会出现过剩症，但是服用保健品是需要注意。

合理摄入的方法

（1）与含有同样具有抗氧化作用的维生素 A 和维生素 C 的深色蔬菜一起食用。

（2）富含维生素 E 的植物油，在不经加热的色拉调料、蛋黄酱等调味品中使用，既可保持风味又不损失营养。

富含维生素 E 的食物（参见附录一⇒P463）

专栏　高能量的脂溶性的维生素 E

富含维生素 E 的植物油、坚果类等食物，通常能量也较高。

五、维生素 K

特征

（1）合成血液凝固因子必需的维生素，又称为“抗出血因子”。

（2）天然来源：维生素 K_1（phylloquinone），植物来源；维生素 K_2（menaquinone），动物和维生素来源。

（3）化学合成：维生素 K_3（menadion）。

（4）黄色油状物质，碱性、紫外线下不稳定，酸性和加热下稳定。

（5）维生素 K_2 可用于治疗骨质疏松的处方药。

（6）维生素 K_3 的生理活性和毒性都较强。

生理作用

（1）参与血液凝固所必需的凝血酶原的合成。

(2) 促进骨骼代谢必需的蛋白质的合成,维持骨骼的质量。

(3) 活化维生素 K 依存性蛋白质(MGP),可抑制动脉钙化。

每日需要量(参见附录二⇒P494)

成年男女:150 μg。

缺乏症

正常进食以及肠内细菌可以合成维生素 K,通常不会缺乏。

【血液凝固延迟引起的出血倾向】

(1) 长期使用抗生素导致肠道菌群发生变化。

(2) 新生儿体内储存量不足、母乳中含量不足、肠道菌群不成熟等原因,导致新生儿黑便症(上消化道出血)、脑内出血(预后不良)等。

过剩症

(1) 尚未发现维生素 K_1、维生素 K_2 过剩的报告,但维生素 K_3 过剩摄入会有毒性。

(2) 成人:呕吐、贫血、低血压、呼吸困难、肾脏障碍。

(3) 婴儿:溶血性贫血、高胆红素血症。

合理摄入的方法

由于植物来源的维生素 K_1 可经光合作用合成,可以通过食用深色蔬菜的向阳部分或颜色较深的部分获取。

富含维生素 K 的食物(参见附录一⇒P464)

专栏 纳豆与维生素 K

纳豆是很好的维生素 K 的来源,但是脑梗死或心肌梗死患者在服用华法林(维生素 K 拮抗药)时,在摄入纳豆等维生素 K 丰富的食物时,需注意。

六、维生素 B_1(硫胺素)

标准值

血液 23.8~45.9 ng/mL。

特征

(1) 在体内与磷酸结合形成具有生物活性的硫胺素焦磷酸(thiamine pyrophosphate, TPP)。

(2) 易溶于水,耐酸,不耐碱,不耐热。

(3) 与大蒜中的大蒜素(allicin)结合,形成脂溶性的、有利于在肠道吸收和体内保持的蒜硫胺素(allithiamine)。吸收后,可以发挥维生素 B_1 的作用,因此可以作为维生素制剂。

生理作用

(1) 具有生物活性的 TPP,在体内以脱羧酶的辅酶形式,参与糖类代谢。

(2) 与神经膜上的维生素 B_1 感受器结合,参与神经传递等。

每日需要量(参见附录二⇒P495)

【推荐量】

成年男性 1.4 mg(50 ~ 74 岁:1.3 mg),成年女性 1.1 mg。

缺乏症

(1)脚气病:初期可见食欲减退、倦怠感、浮肿,发展期可出现精神错乱、肌肉力量减弱、末梢神经障碍、运动障碍。

(2)韦尼克脑病(Wernicke encephalopathy):中枢神经障碍(眼球运动麻痹、运动失调、意识障碍)。

(3)科萨科夫综合征(Korsakoff syndrome):多发于酒精依赖症患者,易由韦尼克氏脑病逐渐转变而成。

(4)婴幼儿脚气病:发绀、呼吸困难、心率快,心功能不全引起猝死。

【硫胺素酶(维生素 B_1 分解酶)】

(1)硫胺素酶是一种可以分解维生素 B_1 的酶,见于鲤鱼、鲫鱼、蛤仔、蚬贝、蛤蜊、紫萁、蕨菜等食物中。

(2)硫胺素酶加热后失活。

(3)能够产生硫胺素酶的细菌可存在于人的消化道中,消化道中含有此细菌的人容易出现维生素 B_1 缺乏。

【代谢异常】

存在大量给予维生素 B_1 可有效改善的情况。

(1)枫糖尿症(⇒P238)。先天缺乏 α 酮戊二酸脱氢酶;出生后 1 周内出现呕吐、痉挛、昏迷。

(2)亚急性坏死性脑症。缺乏丙酮酸脱氢酶;吞咽困难、视力障碍、痉挛、末梢神经障碍。

过剩症

过剩的部分可随尿液排泄。

合理摄入的方法

（1）由于维生素 B_1 具有水溶性，烹调会损失 30%～50%，因此可选择连汤一起喝。

（2）米糠腌菜可以增加维生素 B_1，另外，生食较烹调损失较少。

（3）在食用面类等碳水化合物较多的食物时，充分摄入维生素 B_1 较多的大蒜、葱、韭菜等食物。

富含维生素 B_1 的食物（参见附录一⇒P464）

专栏　用矿泉水煮饭

淘米会损失约 60% 的维生素 B_1。使用自来水煮饭时，自来水中的氯会使维生素 B_1 进一步分解而降低其含量。

七、维生素 B_2（核黄素）

标准值

血液 65.1～137.6 ng/mL。

特征

（1）橙黄色结晶，不易溶于水，具有荧光性（无法在静脉治疗液中大量混合）。

（2）酸性条件下加热较稳定，碱性条件下可被光分解成惰性的光黄素。

（3）在体内，以黄素单核苷酸（flavin mononucleotide,

FMN)、黄素腺嘌呤二核苷酸(flavin adenine dinucleotide, FAD)等辅酶形式存在。

(4) 数量上,FAD 比 FMN 多。

(5) 生长期、妊娠期、哺乳期的需要量近乎加倍。

生理作用

作为黄素酶的辅酶,是体内多数氧化还原反应的催化剂。

【将 FMN、FAD 变成辅酶的酶】

琥珀酸脱氢酶(需氧生物产生能量的三羧酸循环 TCA);酰基 CoA 脱氢酶(脂肪酸的 β 氧化);甘油三磷酸脱氢酶(甘油 3-磷酸转变成甘油醛 3-磷酸,糖酵解和糖再生);谷胱甘肽还原酶(过氧化脂质的代谢)。

作为电子传递链的组成部分,参与氢传递。

每日需要量(参见附录二⇒P496)

【推荐量】

成年男性 1.6 mg(50~74 岁:1.5 mg),成年女性 1.2 mg。

缺乏症

(1) 无单独缺乏维生素 B_2,通常伴有尼克酸、维生素 A 等营养素的缺乏。

(2) 盘尼西林等抗生素可诱发维生素 B_2 的缺乏。

(3) 可引起口角炎、口腔溃疡、口唇炎、舌炎、脂溢性皮炎(鼻子或面部中央有油腻性糠状皮脂渗出物)、眼部充血或晃眼、肛门糜烂、贫血、神经疾病等。

过剩症

超过一定量,可迅速经尿液或大便排出。

合理的摄入方法

牛奶中的维生素 B_2 较为丰富，但是一旦倒入玻璃容器中则会受光分解。如果将蔬菜放在晒得到太阳的地方，蔬菜中的维生素 B_2 也会因受光分解而减少的含量。

富含维生素 B_2 的食物（参见附录一⇒P465）

专栏　FAD 是谷胱甘肽还原酶的辅酶

谷胱甘肽过氧化物酶具有很强的抗氧化作用，可以被维生素 B_2 活化，所以当缺乏维生素 B_2 时，体内的过氧化脂质会增加，肿瘤、老化和动脉硬化的风险也会随之增高。

八、烟酸(尼克酸、尼克酰胺)

标准值

血液 57±0.57 μmol/L。

特征

（1）与烟碱的结构相似所以称为烟酸。现在，尼克酸和尼克酰胺统称为烟酸。

（2）烟酸为白色针状结晶，耐热、耐酸、耐氧化，碱性条件下稍不稳定。

（3）在体内，60 mg 色氨酸（必需氨基酸）可生成 1 mg 烟酸。

（4）细胞内，以具有活性的 NAD（烟酰胺腺嘌呤二核苷酸）和 NADP（烟酰胺腺嘌呤二核苷酸磷酸）形式存在。

(5) 还原型的 NADH、NADPH，可转化成参与氧化还原反应的酶的辅酶。

生理作用

(1) 烟酸是体内存在最多的维生素，作为 500 多种酶的辅酶，参与氧化还原反应和氨基转移反应等。

(2) NAD 是三羧酸循环生成 ATP 的电子传递链相关酶的辅酶。

(3) NADP 的还原状态（NADPH），在脂肪酸、类固醇的合成代谢中起到递氢体的作用。

每日需要量(参见附录二⇒P497)

烟酸当量（mgNE）= 烟酸（mg）+色氨酸（mg）/60

【推荐量】

成年男性 15 mgNE（50～74 岁：14 mgNE），成年女性 11 mgNE（30～49 岁：12 mgNE）。

【可耐受上限（尼克酰胺的 mg 量）】

成年男性 300～350 mg，成年女性 250 mg。

作为脂质异常治疗药物的尼克酸，作为 1 型糖尿病治疗药物的尼克酰胺，在大量服用后，对消化系统有不利影响或引起肝损伤，因此设定了的可耐受上限。

缺乏症

(1) 在日本，日常饮食条件下一般不会出现缺乏症，但长期饮酒或偏食时，需注意烟酸是否缺乏。

(2) 烟酸缺乏可引起糙皮病，出现 3D 症状[皮炎（dermatitis）、腹泻（diarrhea）、痴呆（dementia）]。

(3) 烟酸依赖症：遗传性烟酸缺乏症（又称为 Hartnup 病）、先天性色氨酸尿症。

过剩症

（1）每日 1~5 g 的尼克酸（需要量的 70~400 倍）摄入，可使血流量暂时增加，面部或头部发红。

（2）影响脂质代谢，可降低血清胆固醇、三酰甘油和游离脂肪酸。

合理摄入的方法

（1）日常的烹调方式不会破坏烟酸，但烟酸易溶于水，在炖煮时，70%的烟酸会溶解到水中，因此建议吃菜喝汤。

（2）鱼、畜肉类等动物性食物中，富含烟酸和色氨酸（可在体内转化成烟酸）。

富含烟酸的食物（参见附录一⇒P466）

九、维生素 B_6（吡哆辛、吡哆醛、吡哆胺）

标准值

血液 6.8~31.1 μg/L。

特征

（1）维生素 B_6有 3 种活性形式。醇类：吡哆醇（PN）；醛类：吡哆醛（PL）；胺类：吡哆胺（PM）。

（2）PN 主要存在于植物性食物中，PL 和 PM 主要存在于动物性食物中。

（3）可以溶于水或乙醇，可被光分解失去维生素的作用。

（4）耐酸，不耐碱，不耐高温。

生理作用

（1）磷酸吡哆醛（PLP）是超过 100 种酶的辅酶，主要参与氨基酸的代谢（氨基酸脱羧反应、转氨基反应、氨基酸的消去反应）。

（2）糖异生、生成盐酸、合成神经传递物质。

（3）参与脂质代谢、核酸代谢和激素作用的调节。

每日需要量（参见附录二⇒P498）

【推荐量】

成年男性 1.4 mg，成年女性 1.1 mg。

【可耐受上限】

成年男性 55~60 mg，成年女性 45 mg。

缺乏症

（1）维生素 B_6 可在人体内由肠道细菌合成，一般不会出现缺乏。

（2）某些药物（安非他命、口服避孕药）会阻碍维生素 B_6 的吸收和代谢。

（3）引起色氨酸代谢异常，使大量黄尿酸随尿液排出。

（4）脂溢性皮炎、糙皮样皮炎、贫血、神经障碍、婴儿维生素 B_6 引起痉挛、孕吐。

（5）当维生素 B_6 缺乏时，其他 B 族维生素也可能缺乏。

过剩症

（1）长期持续给予 500 mg/d 以上的药理剂量，可出现毒性。

（2）伴有末梢神经障碍，引起神经毒性、步行困难、光过敏。

合理摄入的方法

多摄入膳食纤维丰富的蔬菜，增加肠道有益菌群。

富含维生素 B_6 的食物（参见附录一⇒P467）

专栏　GABA 缺乏

可以将维生素 B_6 转化成辅酶的谷氨酸脱羧酶，与 GABA（γ氨基丁酸，参与脑功能调节的物质）的生成有关，GABA 缺乏，即维生素 B_6 缺乏时，可出现痉挛，特别是对婴幼儿影响较大。

十、叶酸（蝶酰谷氨酸）

标准值

血清 2.4～9.8 ng/mL。

特征

（1）由于叶酸是从菠菜叶中被发现的，因此被称为叶酸。

（2）叶酸是由 3 类物质（蝶啶、对氨基苯甲酸、谷氨酸）的化合物在小肠分解形成叶酸。

（3）在食物中，以含有 2～11 个谷氨酸的叶酸较多。

（4）橙黄色针状结晶，酸性条件下，不耐热和光。

生理作用

（1）在核酸和氨基酸代谢中，作为辅酶参与甲基、醛基的转运反应，参与合成 DNA 和 RNA、细胞分裂和造血作用。

（2）参与胎儿和新生儿神经系统的形成。

每日需要量（参见附录二⇒P500）

【推荐量】

成年男女 240 μg，孕妇（附加量）+240 μg。

【可耐受上限】

成年男女 900 μg（30~64 岁：1 000 μg）。

有妊娠可能的女性，为了降低胎儿神经管畸形的风险，建议每日摄入 400 μg［常规食物以外的食物中含有的叶酸（狭义的叶酸）］。在孕中期和孕末期时增加附加量。

缺乏症

（1）叶酸广泛分布于动物肝脏、深色蔬菜等食物中，肠道细菌也可以合成叶酸，因此不易出现缺乏症。

（2）长期服用痉挛抑制剂、口服避孕药、抗癌药物的患者，以及对叶酸量要求较高的孕产妇和长期透析患者等较易缺乏叶酸。

（3）巨幼细胞性贫血、舌炎、口腔溃疡、出血、腹泻。

（4）神经管缺损、小头症、先天性心脏病。

（5）血浆同型半胱氨酸（动脉硬化的危险因子）的浓度会上升。

过剩症

过剩部分会随尿液排出。

合理摄入的方法

由于叶酸不耐热和光，因此，建议生食或快炒新鲜的黄绿深色蔬菜。

富含叶酸的食物(参见附录一⇒P467)

参见附录一⇒P467

专栏　巨幼红细胞性贫血(⇒P161)

在给予叶酸治疗巨幼细胞性贫血前,需确认是否存在维生素 B_{12} 的缺乏。虽然给予叶酸可以减轻贫血症状,但维生素 B_{12} 缺乏则会出现神经障碍。

十一、维生素 B_{12}(钴胺素)

标准值

血清 180~710 pg/mL。

特征

(1) 由于含有钴(Co),因此也被称为钴胺素。

(2) 带有活性维生素 B_{12} 的物质种类较多,大部分是经细菌发酵而成。

(3) 人类体内作为辅酶的有两种:腺苷钴胺(钴与脱氧腺苷结合而成,在体内分布较多);甲钴胺(钴与甲基结合而成)。

(4) 氰钴胺是将氰根与钴通过人工合成的产物。基于氰钴胺良好的稳定性,所以作为主要的维生素 B_{12} 制剂。

(5) 红色结晶(也被称为红色维生素),可溶于水和酒精,耐热。

生理作用

以 B_{12} 辅酶的形式在消化道、骨髓、神经系统中参与细胞正常代谢反应。

(1) 甲基转运反应:甲钴胺。提供甲基,将同型半胱氨酸转变成甲硫氨酸。

（2）异构化：腺苷钴胺。将甲基丙二酸单酰 CoA 转化成琥珀酸 CoA。

每日需要量（参见附录二⇒P499）

【推荐量】

成年男女 2.4 μg。

缺乏症

（1）由于肠内细菌可以合成，动物性食品中较多，体内的蓄积量（2～5 mg）是 1～2 年的量，因此缺乏症较少见。即使胃被完全切除，恶性贫血的出现也要在术后 1～5 年。

（2）恶性贫血（巨幼红细胞性贫血，⇒P161）。甲基转运反应受阻，导致四氢叶酸（THF）缺乏，DNA 合成被抑制导致细胞（包括红细胞）增殖被抑制。

（3）甲基丙二酸尿症，进行性神经病变（神经障碍）。异构化受阻导致甲基丙二酸单酰 CoA 蓄积，甲基丙二酸生成过多，阻碍神经髓鞘的正常形成。

【容易引起缺乏症的因素】

老年人、长期服用阻碍维生素 B_{12} 吸收代谢的药物、严格的素食主义、吸收不良综合征、胃或回肠被切除。

过剩症

过剩部分可随尿液排出。

合理摄入的方法

（1）维生素 B_{12} 广泛存在于动物性食物中，优质蛋白质食品中较多。

（2）植物性食物中几乎不含有维生素 B_{12}，但像纳豆、味噌、啤酒等发酵食品中却含有维生素 B_{12}。

富含维生素 B_{12} 的食物(参见附录一⇒P468)

十二、生物素

特征

（1）含有硫黄的环状结构,与酶的蛋白质结合后,可以作为生物素酶(生物胞素)的辅酶。

（2）为无色的针状结晶,耐酸、耐碱、耐热、耐光。

（3）自然界中,微生物和植物可以合成生物素。

生理作用

作为羧化酶的辅酶,参与 CO_2 的(碳酸固定)反应和羟基(—COOH)的转运反应。

【与生物素相关的酶】

（1）脂肪酸合成：乙酰辅酶 A 羧化酶。

（2）三羧酸循环：丙酮酸脱羧酶。

（3）尿素生成：鸟氨酸氨甲酰基转移酶。

每日需要量(参见附录二⇒P501)

【适宜摄入量】

成年男女 50 μg。

缺乏症

（1）生物素普遍存在于各类食物中,且人体内的肠道细菌也可合成生物素,因此常规饮食不会导致生物素的缺乏。

（2）生的蛋清中含有一种被称为糖蛋白质的抗生物素蛋白(avidin),容易与生物素结合,阻碍其被吸收。但是，蛋清被稍微加热后便不会对生物素产生影响。

(3) 长期服用抗生素时，肠道细菌的增殖受到破坏，使得生物素无法在体内合成。

(4) 长期使用镇痛药(苯巴比妥、苯妥英)也会阻碍小肠对生物素的吸收。

(5) 症状：皮炎、脱毛、舌炎、痉挛步态、神经症。

过剩症

尚无过剩的毒性报道。

合理摄入的方法

1 个鸡蛋(约 50 g)中含有 11 μg 左右的生物素。生食鸡蛋会阻碍生物素的吸收，溏心蛋或煎鸡蛋等稍微加热处理后都会提高生物素的吸收率。

富含生物素的食物(参见附录一⇒P469)

专栏　维生素 H 和生物素的关系

生物素作为预防皮肤病的物质被德国科学家毕厄斯(Boas)发现。“皮肤”在德语中是“Haut”，取首字母，因此将该物质称为维生素 H。后来发现和酵母生长因子(bios)为同一物质。

十三、泛酸

标准值

血液 270±32 ng/dL。

特征

(1) 泛酸(patothenic acid)来源于希腊词汇“pato”，

意为“无所不在”,泛酸广泛存在于各类食物中。

(2) 游离型泛酸为黄色黏稠油状物质,易溶于水,泛酸钙为白色钙盐结晶,酸、碱条件下加热加水可分解。

体内分布

(1) 泛酸由泛解酸和 β 丙氨酸结合形成的二肽结构,是二肽衍生物,是体内辅酶 A 的组成成分。

(2) 动物各组织器官中,肝脏中泛酸含量最高。

生理作用

泛酸的主要作用是作为辅酶 A 的作用。

(1) 脂肪酸的合成与分解。

(2) 糖类代谢。

(3) 合成 HDL 脂蛋白。

(4) 合成乙酰胆碱。

(5) 合成肾上腺皮质激素→加强应激反应。

每日需要量(参见附录二⇒P501)

【适宜摄入量】

成年男性 5 mg(50 岁以上: 6 mg),成年女性 5 mg。

缺乏症

(1) 泛酸广泛存在于食物中,肠内细菌也可合成泛酸,因此人类不易出现缺乏症。

(2) 生活压力较重时,容易出现潜在的缺乏症。

(3) 易疲劳、易怒、腹痛、易感冒、足部有灼烧样疼痛。

过剩症

毒性较弱,不易出现过剩症。

合理摄入的方法

长期食用酒精、咖啡因、抗生素的人群,容易引起泛酸的吸收、合成障碍,需多摄入富含泛酸的动物性食物。

富含泛酸的食物(参见附录一⇒P470)

十四、维生素C(抗坏血酸)

标准值

血清 1.9~15.0 μg/mL。

特征

(1) 除了人类、其他灵长类、豚鼠,其他动物可以在体内合成维生素C。

(2) 维生素C在柠檬汁中被发现,由于可以预防和治疗坏血病,因此在英文单词前面加上具有否定意思的前缀a,成为ascorbic acid。

(3) 以还原型维生素C(抗坏血酸)和氧化型维生素C(脱氢抗坏血酸)的游离形式存在。氧化型维生素C经过氧化后,失去活性成为2,3-二酮古洛糖酸。

(4) 易溶于水的白色结晶,具有较强的酸味。酸性条件下较稳定,碱性、光、加热、空气、金属(铁、铜等重金属离子)条件下不稳定。

生理作用

(1) 参与合成占体内蛋白质总量1/3的胶原蛋白。

(2) 促进小肠对铁的吸收。

(3) 抑制过氧化脂质的生成(抗氧化作用)。

(4) 促进肝脏的解毒作用。

（5）参与合成肾上腺皮质激素。

（6）辅助多巴胺使之成为肾上腺素。

（7）防止类固醇激素的氧化并促进其合成。

（8）参与合成“压力激素”（脑垂体、肾上腺皮质类激素）。

（9）抑制黑色素的生成（美白作用）。

（10）参与叶酸的代谢。

（11）抑制亚硝胺（致癌物质）的生成。

每日需要量（参见附录二⇒P501）

【推荐量】

成年男女 100 mg。

缺乏症

（1）坏血病：无神、乏力、体重减轻、出血、关节痛。

（2）Moller-Barlow 病（Moller-Barlow disease）：人工喂养婴儿坏血病。

（3）应对感染的抵抗力下降。

（4）贫血。

过剩症

（1）可使尿液酸化，并引起渗透性腹泻。

（2）形成草酸盐，造成尿路结石。

（3）促进铁过剩。

合理摄入的方法

（1）冰箱冷藏温度（5℃）条件下，蔬菜中的维生素 C 含量会因低温而流失，适宜储藏温度为 15℃左右。

（2）在水和高热条件下不稳定，水果宜生吃。

（3）酸性环境下较稳定，醋渍可以防止维生素 C 氧化。

富含维生素 C 的食物(参见附录一⇒P470)

专栏　土豆的烹调要点(表 4－5－1)

土豆作为维生素 C 来源,烹煮时需注意以下要点。

(1) 尽可能切大块(尽量不削皮)。

(2) 水煮沸后,再放入土豆。

(3) 汤汁中的盐或酱油等调味料,可以提高维生素 C 的保留率。

表 4－5－1　土豆烹调方式与维生素 C 保留率

烹调方式	水煮	3%食盐水	5%酱油	10%砂糖
保留率	40%	50%	46%	50%

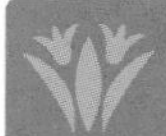

第六章　类维生素作用物质

一、类维生素作用物质

特征

（1）与维生素相似的作用，可在人体内可合成，是非必需营养素。

（2）人体内不易缺乏。

二、胆碱

特征

（1）胆碱为水溶性物质，吸湿性较强，容易吸水变成糖浆状。

（2）卵磷脂（生物膜构成成分）的成分。

（3）乙酰胆碱（神经传递物质）的成分。

（4）甲硫氨酸（必需氨基酸）参与合成胆碱。

缺乏症

脂肪肝导致肝功能下降、肝硬化、动脉硬化、阿尔茨海默病。

富含胆碱的食物（参见附录一⇒P480）

肝脏、蛋黄、酵母、大豆、胚芽、芝士、牛奶。

三、硫辛酸辅酶（右旋硫辛酸）

特征

（1）含有硫黄的黄色板状结晶的脂溶性物质。

（2）丙酮酸脱氢酶、α 酮戊二酸脱氢酶的辅酶。

缺乏症

人类不易出现缺乏症。

富含硫辛酸的食物

肝脏、酵母、胚芽。

四、肌醇

特征

（1）水溶性的白色结晶物质。
（2）磷脂酰肌醇（生物膜构成成分）的组成成分。
（3）被称为抗脂肪肝维生素。
（4）体内可由葡萄糖合成。

缺乏症

脂肪肝、动脉硬化。

富含肌醇的食物（参见附录一⇒P480）

西柚、花生、卷心菜、动物性食物（畜肉、鱼）、牛奶。

五、对氨基苯甲酸(PABA)

特征

（1）水溶性的白色结晶粉末物质。
（2）叶酸的构成成分。
（3）促进肠内细菌的繁殖，促进 B 族维生素的合成。

缺乏症

易疲劳、贫血、皮肤活性低下。

过剩症

不开心、嗳气。

富含对氨基苯甲酸的食物(参见附录一⇒P481)

肝脏、牛奶、鸡蛋、胚芽、糙米、蜂蜜。

六、维生素 P

特征

(1) 从柠檬、灯笼椒的中分离出的被称为柠檬素的黄色色素,可以控制毛细血管通透性,称为通透性维生素,即维生素 P。

(2) 不单独存在,代表性的维生素 P 有橘皮苷(微黄色柱状结晶)和芦丁(鲜黄色针状结晶)等。

(3) 控制毛细血管通透性,维持血管的强度。

(4) 与维生素 C 并用,抑制肾脏排泄维生素 C,提高体内利用效率。

(5) 预防高血压、预防出血性疾病、增强免疫力。

富含维生素 P 的物质(参见附录一⇒P481)

柑橘类(橘子、柠檬、橙子)、荞麦粉、西红柿、葡萄、西蓝花。

氯化甲硫氨基酸(维生素 U)

特征

(1) 作为抗胃溃疡因子,被称为维生素 U。

（2）由于是从卷心菜中分离出的，因此也称为卡百京（cabagin）。

（3）维生素 U 为水溶性白色晶体粉末，具有特殊的气味和味道。

（4）促进细胞分裂，促进蛋白质合成。

（5）抗组胺作用，促进胃肠黏膜的修复，治疗和预防胃溃疡、十二指肠溃疡。

富含维生素 U 的食品（参见附录一⇒P481）

卷心菜、香芹、牛奶、鸡蛋、芹菜、芦笋。

七、维生素 L

特征

（1）作为泌乳必需因子，而被命名为维生素 L。

（2）从牛肝提取物中分离出来的 L_1 因子称为邻氨基苯甲酸，从酵母中分离出来的 L_2 因子称为腺嘌呤硫代甲基戊糖。

（3）可由体内的色氨酸（必需氨基酸）合成。

（4）L_1、L_2 因子的作用机制及对人体的作用不明。

富含维生素 L 的食品

肝脏、酵母。

八、泛醌(维生素 Q)

特征

（1）脂溶性维生素类似物。

（2）作为 CoQ（辅酶 Q）的辅酶，参与电子传递链，与能量的产生有关。

（3）具有较强的抗氧化作用，可预防不饱和脂肪酸的氧化。

（4）作为药品，用于治疗缺血性心脏病、脑出血、齿槽脓漏、糖尿病。

（5）可由苯丙氨酸和酪氨酸在体内合成。

（6）CoQ10（辅酶 Q10）存在于动物体内，由 10 个异戊二烯单位组成的侧链，故命名为"10"。

富含维生素 Q 的食物（参考附录一⇒P481）

肝脏、肉、鱼等动物性食物。

九、乳清酸（维生素 B_{13}）

特征

（1）动物的生长促进因子，也被称为维生素 B_{13}。

（2）白色结晶粉末，不溶于乙醇、水、乙醚。

（3）动物体内的核糖核酸（RNA）、脱氧核糖核酸（DNA）的前体。

（4）预防肝细胞坏死和解毒作用。

（5）作为辅酶参与糖代谢（合成糖原）和脂质代谢（合成磷脂）。

富含乳清酸的食物

牛奶、母乳。

十、肉毒碱（维生素 B_T）

特征

（1）由必需氨基酸中的赖氨酸和甲硫氨酸合成的具有生理活性的氨基酸。

（2）由于可以将脂肪酸运送到线粒体内，因此是脂肪酸代谢必需的成分。

（3）将细胞中不必要的脂质排到尿液中。

（4）由于大部分肉碱分布于骨骼肌中，骨骼肌量少的婴幼儿、女性、老人容易出现肉毒碱缺乏症。

（5）动物性食物是肉毒碱的供给来源。

富含维生素 B_T 的食物（参见附录一⇒P481）

肝脏、肉类、牛奶、啤酒酵母。

第七章　矿物质

一、矿物质

定义

(1) 在所有元素中,除了氧、碳、氢、氮之外,组成人体主要成分的总称,营养学上称为无机盐。

(2) 食物或生物体燃烧后残留的灰质成分,因此也被称为灰分。

特征

(1) 人体所必需的矿物质(16 种)称为必需矿物质,适量摄入必需矿物质可以发挥营养素的作用,但过量摄入会出现毒性反应。

(2) 非必需矿物质中的铝(Al)、硅(Si)、铷(Rb)、镉(Cd)、铅(Pb)等微量元素,虽然是污染物质,但是动物实验证实会出现缺乏症。

(3) 相似的矿物质之间,若一方摄入过多,则会阻碍另一方的吸收和正常反应,因此需要注意相似矿物质的平衡,如:钙和镁、钙和磷、钾和钠、锌和铜。

分类

根据人体内矿物质的含量,可分为常量矿物质和微量矿物质。

【常量矿物质 macro mineral(7 种)】

每日摄入量为 100 mg 以上。钙(Ca)、磷(P)、钾(K)、硫(S)、氯(Cl)、钠(Na)、镁(Mg)。

【微量矿物质 micro mineral(9 种)】

每日摄入量为 100 mg 以下。铁(Fe)、锌(Zn)、铜

(Cu)、锰(Mn)、铬(Cr)、碘(I)、硒(Se)、钼(Mo)、钴(Co)。

【日本人饮食摄入标准(2020 年版)】

常量矿物质：每日需要量 100 mg 以上(5 种：钙、磷、钾、钠、镁)。

微量矿物质：每日需要量 100 mg 以下(8 种：铁、锌、铜、锰、铬、碘、硒、钼)。

富含矿物质的食物(参见附录一⇒P471)

生理作用

(1) 骨骼、牙齿的主要成分：钙、磷、镁。

(2) 蛋白质、磷脂的组成成分：磷、铁。

(3) 调节渗透压、调节生理作用：钙、钠、钾、镁。

(4) 酶、激素的组成成分：镁、锰、锌、铜、钴、碘、铁、硒。

缺乏症与过剩症

(1) 需要量与毒性量之间差距较小，特别是微量元素，需要量的数倍便可呈现中毒症状。

(2) 储存部分可以缓解过剩症和缺乏症。

合理摄入的方法

(1) 使用富含各类矿物质的海藻。

(2) 由于矿物质易溶于水，食用炖煮的菜肴时建议连汤一起喝下。

(3) 精制食物矿物质含量减少。

(4) 加工食品、熟食中矿物质较少，在外就餐或食用方便食品时需注意。

(5) 酒精可减少矿物质在体内的储存量，另外，零食中盐分含量较高也需注意。

（6）老年人食物摄入量减少，矿物质吸收率和利用率下降，需注意。

（7）节食人群的饮食量减少，容易出现矿物质、维生素的缺乏。

（8）夏季饮食量下降，加上出汗引起矿物质大量流失，长期易出现夏日疲倦症。

专栏　矿物质和维生素的差别

（1）维生素是含有C、H、O、N的有机化合物，矿物质是无机成分，元素名称即为矿物质名称。

（2）维生素中，除了维生素ADEK之外，其他维生素不会出现过剩症或中毒，矿物质稍微超过需要量便容易出现中毒症状（普通饮食不会出现）。

二、钙

标准值

血清2.1～2.5 mmol/L。

体内分布

（1）成年人：体内含钙约1 kg。

（2）99%的钙以磷酸钙的形式存在于骨骼、牙齿中，1%以钙离子形式存在于血液、肌肉和神经中。

生理作用

（1）构成人体骨骼的主要成分。

（2）牙齿表面（牙釉质）的主要成分。

（3）促进血液凝固、预防出血。

（4）促进心肌、肌肉的收缩。

（5）抑制神经异常兴奋。

（6）参与各类酶或激素的作用。

每日需要量(参见附录二⇒P504)

【推荐量】

成年男性 750 mg（18～29 岁：800 mg），成年女性 650 mg。

【可耐受上限量】

成年男女 2 500 mg。

缺乏症

佝偻病、骨软化症、骨质疏松症、骨折、动脉硬化、神经过敏。

过剩症

高钙血症、尿路结石、食欲不振、乏力。

合理摄入的方法

（1）富含磷的加工食品、方便食品，富含植酸和膳食纤维的非精制谷类，在肠道内会阻碍钙的吸收。钙磷的适宜比值为 Ca∶P＝1∶1。

（2）钙、镁等，性质相似的成分具有替代作用和拮抗作用，摄入时应均衡。钙镁摄入比值为 Ca∶Mg＝2∶1。

（3）咖啡中所含的咖啡因以及酒精、食盐、蛋白质等摄入过量时，会增加钙在尿中的排泄。

（4）青背鱼（沙丁鱼、青花鱼等）和菌菇中富含维生素 D，牛奶及其制品（芝士、酸奶等）中富含酪蛋白磷酸肽（CPP）、乳糖，可以促进钙在肠道中的吸收。

（5）深色蔬菜、海藻中的钙虽不如乳制品容易吸收，但作为常规食材应每日适量摄入。

【钙和维生素】

维生素 D 可促进钙在肠道的吸收，维生素 K 可促进钙在骨中沉降。

三、磷

标准值

血清 0.77~1.36 mmol/L。

体内分布

（1）成年男性体内约含磷 300~500 g，是仅次于钙的矿物质。

（2）85%的磷以磷酸钙、磷酸镁的形式存在于骨骼和牙齿中，15%的磷以游离磷、有机磷化合物的形式存在于细胞和体液中。

生理作用

（1）ATP（三磷酸腺苷）、磷酸肌酸等，作为高能量化合物提供能量。

（2）作为核酸、磷脂、核苷酸等组成成分，参与体内代谢。

（3）与维生素 B_1、维生素 B_2、维生素 B_6、烟酸、泛酸一同参与构成辅酶。

（4）维持细胞渗透压和酸碱平衡。

（5）形成骨骼、牙齿。

每日需要量（参见附录二⇒P506）

【适宜摄入量】

成年男性 1 000 mg，成年女性 800 mg。

【可耐受上限量】

成年男女 3 000 mg。

缺乏症

(1) 各类食品中富含磷,不会出现缺乏症。

(2) 维生素 D 不足时,磷吸收受阻出现低磷血症(无力感、倦怠感)。

(3) 低出生体重儿和肠外营养患者,可见骨骼和牙齿形成障碍,肌肉力量低下等症状。

(4) 出现再喂养综合征时,因激增的磷需求亢进导致低磷血症,引起磷不足。

过剩症

(1) 各类磷酸盐(多磷酸、偏磷酸)被当作食品添加剂用于食品加工,在方便食品中广泛使用,需防范磷的过量摄入。

(2) 由于磷过量会阻碍钙的吸收,引起钙缺乏症。

(3) 甲状旁腺功能亢进。

合理摄入的方法

由于会被当作食品添加剂使用,所以需注意加工食品和方便食品的食用量。

专栏　钙(Ca)和磷(P)的平衡

肉类中 Ca : P=1 : 40,磷含量较多。

牛奶中 Ca : P=1 : 0.8。

四、硫

体内分布

（1）成人体内含硫 120~160 g。

（2）毛发、指甲中硫含量较多。

生理作用

（1）保持皮肤、毛发、指甲的健康。

（2）参与构成维生素 B_1、生物素、泛酸等。

（3）参与构成肌腱、软骨中含量较高的硫酸软骨素。

（4）参与构成肝素、牛磺酸、胰岛素等。

（5）解毒作用。

缺乏症与过剩症

若蛋白质摄入不存在问题，则不会出现缺乏症或过剩症。

富含硫的食物

动物性蛋白质。

五、钾

标准值

血清 3.5~4.8 mmol/L。

体内分布

（1）成人体内含钾 120~200 g。

（2）90%的钾以游离钾、磷酸钾盐以及与蛋白质结合体的形式存在于细胞内（肌肉、脑、内脏器官），8%的钾以碳酸盐、磷酸盐的形式存在于骨骼中，2%的钾以游离钾离子的形式存在于细胞外液（血液、淋巴）中。

生理作用

（1）维持细胞内液的渗透压。

（2）维持神经的兴奋性。

（3）收缩肌肉。

（4）维持体液的酸碱平衡。

（5）参与蛋白质代谢。

每日需要量（参见附录二⇒P503）

【适宜摄入量】

成年男性 2 500 mg，成年女性 2 000 mg。

【目标摄入量】

成年男性 3 000 mg 以上，成年女性 2 600 mg 以上。

缺乏症

（1）广泛存在于蔬果中，不易出现缺乏症。

（2）低钾血症：无力感、食欲不振、肌无力、精神障碍、心律不齐、心动过快。

过剩症

（1）由于人体具备较强的调节系统，即使是正常摄入量的 5~10 倍，也不易出现过剩症。

（2）高钾血症：心律不齐、心动过缓、心跳停止、无力感、麻痹。

合理摄入的方法

（1）在盐分较多的酱汤中，可多多加入富含钾的食材。

（2）食物经炖煮后，约30%的钾会溶入汤汁中，在吃食物时也应喝汤。

专栏　老年人的补钾功效

瑞典政府刊发的《饮食与运动》中指出：由于老年人的饮食中蔬菜、水果的摄入量较少，而烹饪又多以炖煮为主，所以会出现缺钾而引起的肌无力症、肌肉断离、疲劳等症状，针对这种情况补钾有一定的改善作用。另外，使用利尿剂和强心剂的患者更需要加强钾的补充。

六、钠

标准值

血清139~149 mmol/L。

体内分布

（1）成人体内约含钠100 g。

（2）50%的钠以游离钠离子形式存在于细胞外液（血液）中，40%以磷酸钠、碳酸氢钠的形式存在于骨骼中，10%以游离钠离子形式存在于细胞内。

生理作用

（1）细胞外液中，维持渗透压，调节细胞外液量和酸碱平衡。

（2）神经传递，收缩肌肉。

（3）糖（葡萄糖、半乳糖）、氨基酸、维生素（维生素B_2、维生素C）的膜运输。

每日食盐当量（参见附录二⇒P502）

食盐相当量（g）= 钠（mg）×2.54÷1 000

【目标量】

成年男性不超过 7.5 g，成年女性不超过 6.5 g。

缺乏症

一般不易缺乏。大量出汗、腹泻会增加钠的排泄量，若不及时补充，会出现食欲下降、疲倦、头痛、痉挛等症状。

过剩症

高血压、水肿、口渴、动脉硬化、胃溃疡。

合理摄入的方法

（1）清淡饮食。活用柠檬、香辛料调味；使用高汤，增加菜肴的鲜味；煎炸等涉油烹饪可增加食物风味。

（2）摄入钾含量较高的蔬菜水果（促进钠排泄）。

（3）夏季、运动或体力劳动时，需要适量补钠。

专栏　**维持人类生存必需的食盐量**

每日 2~3 g，因个人饮食习惯不同，对咸味的要求差异较大。

七、镁

标准值

血清 1.3~2.1 mmol/L。

体内分布

成人体内含镁 20~30 g；60% 的镁以磷酸镁、碳酸氢镁的形式存在于骨骼和牙齿中，20% 以游离镁离子形式存在于肌肉中，20% 以游离镁离子形式存在于脑、神经中。

生理作用

（1）活化300种以上的酶。

（2）形成骨骼和牙齿。

（3）收缩肌肉。

（4）传递神经信号。

（5）合成蛋白质和核酸。

（6）调节体温和血压。

每日需要量（参见附录二⇒P505）

【推荐量】

成年男性340～370 mg，成年女性270～290 mg。

【普通食品外的可耐受上限量】

成人350 mg/d，儿童5 mg/（kg · d）。

缺乏症

低镁血症、骨质疏松、缺血性心脏病、糖尿病、神经过敏、高血压、低钙血症、肌肉痉挛、结石、便秘。

过剩症

（1）由于镁是通过肾脏代谢的，因此肾脏疾病的患者可能会出现血镁浓度升高。

（2）腹泻。

（3）恶心、食欲减退。

合理摄入的方法

（1）日式料理中的味噌汤（含有豆腐、海带）、纳豆、鱼等，镁含量较高。

（2）食物经过精细化加工后，镁含量会大量减少，建议使用黑砂糖、全麦面包等粗加工的食物。

【促进镁吸收的因素】

蛋白质、糖类、钠、氮、甲状旁腺素(PTH)、维生素 D。

【抑制镁吸收的因素】

植酸、草酸、钙、磷、蛋白质、压力、过量的酒精、利尿剂、膳食纤维。

专栏 压力与镁

生猪在运输途中,会出现因压力致死的情况,通过在饲料中添加镁,可降低死亡率。

八、氯

标准值

血清 101~111 mmol/L。

体内分布

(1) 成人体内含氯 80~100 g。

(2) 88%以上的氯以游离氯离子的形式存在于细胞外液中。

(3) 作为盐酸成分存在于胃液中。

生理作用

(1) 作为胃液中的盐酸成分,活化胃蛋白酶,维持最佳 pH,杀菌,促进胰液分泌。

(2) 与钠结合形成食盐(NaCl)调节渗透压,参与酸碱平衡和水分平衡的调节。

缺乏症

(1) 常规饮食不会出现缺乏。

（2）腹泻、大量出汗、呕吐导致胃液酸性下降，引起食欲减退和消化不良。

过剩症

肾血管抵抗增加。

九、铁

标准值

血清男性 9.67 ~ 35.80 μmol/L，女性 8.59 ~ 27.57 μmol/L。

体内分布

（1）成年男性体内铁含量约 4 g，成年女性体内铁含量约 2.5 g。

（2）体内 2/3 的铁以功能铁的形式存在于红细胞血红蛋白和肌肉肌红蛋白，1/3 的铁以铁蛋白、血铁黄素蛋白的形式在肝、脾、骨髓中储存。

生理作用

（1）体内转运酶：红细胞血红蛋白的成分。

（2）肌肉中转运酶：肌肉中肌红蛋白的成分。

（3）酶的组成成分。细胞色素酶、过氧化氢酶：能量代谢；合成甲状腺激素、儿茶酚胺，将 β 胡萝卜素转化成维生素 A。

（4）以储备铁（铁蛋白、血清黄素铁蛋白）的形式存在于肝、脾中，大量出血时用于合成红细胞。

每日需要量(参见附录二⇒P507)

参见附录二⇒P507

【推荐量】

成年男性 7.5 mg;成年女性月经时 10.5 mg,无月经时 6.5 mg;孕妇(附加量)初期+2.5 mg;中期、末期+9.5 mg;哺乳期(附加量)+2.5 mg。

【可耐受上限量】

成年男性 50 mg,成年女性 40 mg。

缺乏症

缺铁性贫血、黏膜炎症。

过剩症

(1) 正常饮食虽不会发生过剩症,但是在服用保健品、铁强化食品时需注意摄入量。

(2) 血色素沉着病:见于先天性铁代谢异常导致铁在组织中沉着,以及反复输血等情况导致铁过量负荷。先天性铁代谢异常时,皮肤呈青铜色,并发肝硬化、糖尿病。

(3) 含铁血黄素沉着症:见于过量给予铁剂时。现在,血色素沉着病包括含铁血黄素沉着症。

(4) 生成致癌物质的活性酶。

合理摄入的方法

(1) 维生素 C 和蛋白质可提高铁的吸收率,因此肉类和蔬菜宜一同食用。

(2) 早餐时增加橙汁,橙汁中的有机酸和维生素 C 可提高铁的吸收率。

(3) 使用醋、香辛料、适量的酒(促进胃液分泌)。

(4) 使用铁制烹调器皿。

【促进吸收的物质】

维生素 C、蛋白质、酒精(促进胃液分泌)、有机酸、乳酸、铜、发酵食品(纳豆、味噌酱、酱油)。

【抑制吸收的物质】

植酸、草酸、单宁、钙、磷酸盐(加工食品)、膳食纤维、乳酪蛋白、卵黄高磷蛋白。

专栏 口服铁剂的副作用与处置方法

(1) 副作用:胃痛、恶心、食欲不振、便秘、腹泻等。

(2) 处置方法:与胃药一同服用,就餐中或晚饭后服用,更换替代药物等。

十、锌

标准值

血清男性 9.64 ~ 22.49 μmol/L,女性 9.64 ~ 18.67 μmol/L。

体内分布

(1) 成人体内锌含量为 1.5~2 g。

(2) 主要存在于全身的各类组织细胞中,其中新陈代谢较活跃的部位(前列腺、精液、味蕾、眼球、肌肉、骨骼、肝脏、脑)较多。

生理作用

(1) 200 种以上酶[如:超氧化物歧化酶(SOD)]的成分。

(2) 参与蛋白质的合成和基因的传递及发现。

(3) 胰岛素等激素的组成成分,调节激素的作用和分泌。

（4）参与皮肤、骨骼的新陈代谢，以及味蕾的功能。

每日需要量（参见附录二⇒P508）

（参见附录二⇒P508）

【推荐量】

成年男性 11 mg，成年女性 8 mg。

【可耐受上限量】

成年男性 40~45 mg，成年女性 35 mg。

缺乏症

皮炎、口腔溃疡、脱毛症、褥疮（难治性）、食欲低下、发育障碍（小儿体重增长不良、低身高）、性功能不全、易感染、味觉障碍、贫血、不孕。

过剩症

阻碍铜的吸收。

合理摄入的方法

（1）米糠或小麦等谷类、豆类等食物中高含量的植酸、钙、乳制品、膳食纤维、咖啡（含单宁）、橙汁等都会阻碍锌的吸收。

（2）肉类和鱼类中富含的动物性蛋白质、柠檬酸和维生素 C 可以促进锌的吸收。

【阻碍吸收的物质】

钙、铜、食物添加剂中的 EPTA（乙二胺四乙酸）、膳食纤维、植酸、镉。

专栏　锌与压力

肉体或精神的高强度压力下，肝脏、肾脏等部位会合成压力蛋白（金属硫蛋白），该蛋白可与锌强力结合，因此高压下会增加锌的消耗量。

十一、铜

标准值

血清 12.28～20.62 μmol/L。

体内分布

（1）成人体内铜含量为 70～150 mg。

（2）50%存在于肌肉、骨骼中，8%～10%存在于肝脏，7%存在于大脑，其余部分存在于心脏、肾脏和骨髓。

生理作用

（1）促进铁的吸收和利用。

（2）生成血红蛋白。

（3）一些含铜酶的成分（酪氨酸酶、细胞色素酶）。

（4）合成黑色素。

（5）超氧化物歧化酶（SOD）的成分。

每日需要量（参见附录二⇒P509）

【推荐量】

成年男性 0.9 mg，成年女性 0.7 mg。

【可耐受上限量】

成年男女 7 mg。

缺乏症

（1）铜缺乏代谢综合征：铜在肠道内的吸收障碍，引起发育迟缓、毛发异常或精神神经障碍（伴有性连隐性遗传性疾病）。

（2）铁利用障碍性贫血、心脏病、中性粒细胞减少。

过剩症

（1）正常饮食不会产生过剩。

（2）肝豆状核变性：铜在肝脏和脑中异常蓄积，引起肝硬化、脑神经障碍（隐性遗传性疾病）。

合理摄入的方法

将黄豆粉或纯可可与酸奶或牛奶混合，撒上碎花生等。

【阻碍吸收的因素】

锌、抗坏血酸、果糖、硫代钼酸盐。

专栏　铜中毒

使用铜制器皿烹调、盛放酸性饮料或食品，可引起中毒。

十二、碘

标准值

血清：T_3（三碘甲状腺氨酸）0.9～1.9 ng/mL，T_4（甲状腺素）4～13 μg/dL。

体内分布

（1）成人体内碘含量为10～20 mg。

（2）70%～80%的碘存在于甲状腺（喉咙周围）。

（3）虽然肌肉中的碘浓度不到甲状腺中碘浓度的1/1 000，但由于绝对量较大，因此肌肉中的碘含量仅次于甲状腺。

（4）血液中，有机碘较多，主要以甲状腺激素（T_3、T_4）的形式存在。

生理作用

作为甲状腺激素的成分,促进全身的基础代谢和成长期的发育。

每日需要量(参见附录二⇒P511)

【推荐量】

成年男女 130 μg。

【可耐受上限量】

成年男女 3 000 μg。

缺乏症和过剩症

(1) 无论碘缺乏还是碘过剩,都会引起甲状腺肿大。

(2) 过量摄入碘会出现甲状腺功能亢进症状。

十三、硒

标准值

红细胞 138 ~ 329 μg/L,血清 96 ~ 183 μg/L,尿液 25 ~ 70 μg/L。

体内分布

(1) 成人体内硒含量为 12 ~ 15 mg。

(2) 肝脏中硒含量最多,肾脏中含量也较多。

(3) 睾丸中含有少量的硒,但残留性高,大部分进入精子中。

生理作用

(1) 谷胱甘肽过氧化物酶(GSH - Px)(体内分解过氧化物的酶)的组成成分。

（2）抑制汞、镉等重金属的毒性。

（3）参与精子的形成与功能。

每日需要量（参见附录二⇒P512）

参见附录二⇒P512

【推荐量】

成年男性 30 μg，成年女性 25 μg。

【可耐受上限量】

成年男性 450 μg，成年女性 350 μg。

缺乏症

（1）克山病：中国东北部的地方性疾病，表现为心功能不全、心肌肥大、心律不齐等心肌症状。

（2）大骨节病：中国北部的地方性疾病，生长期的儿童出现骨端软骨变性和关节肿胀。

（3）完全肠外营养的患者出现硒缺乏症：血浆的硒浓度明显低下，下肢疼痛、肝功能障碍、心功能不全。

过剩症

（1）慢性中毒症状：毛发或指甲的脱落，皮肤病变。

（2）急性中毒症状：呕吐，脱毛，指甲变化，疲惫感。

合理摄入的方法

（1）植物性食物中的硒浓度，可反映土壤中的硒浓度，饮食偏重谷类、蔬菜时，容易出现硒缺乏或过剩。

（2）由于硒的需要量与引起中毒的剂量差距较小，因此在使用硒强化食品或硒补充剂时需注意用量。

十四、锰

标准值

全血 73~365 μmol/L，血清 73 μmol/L 以下。

体内分布

（1）成人体内锰含量为 12~20 mg。

（2）骨骼中锰含量最高，广泛分布在全身除了肝脏和胰脏之外的部位。

生理作用

（1）糖类和脂质代谢的辅酶，蛋白质和核酸合成的辅酶。

（2）促进骨骼形成。

（3）合成血液凝血因子。

（4）超氧化物歧化酶（SOD）的组成成分。

每日需要量（参见附录二⇒P510）

【适宜摄入量】

成年男性 4.0 mg，成年女性 3.5 mg。

【可耐受上限量】

成年男女 11 mg。

缺乏症

（1）常规饮食不易出现锰缺乏。

（2）生长延迟、骨骼异常、生殖能力低下、运动失调、糖脂代谢异常。

过剩症

（1）从事接触锰的职业可能产生锰中毒。

（2）神经障碍、生殖免疫系统的功能不全、肾炎、肝功能障碍。

合理摄入的方法

茶叶中锰含量较多，尤其是“可以吃的茶”或抹茶。

【阻碍吸收的因素】

铁、钙、磷、膳食纤维、植酸。

十五、铬

标准值

血浆 0.26~0.30 ng/mL，尿液 0.1~0.2 μg/d。

体内分布

（1）成人体内铬含量为 1.5~2.0 mg。

（2）多数存在于淋巴腺。

生理作用

（1）维持血糖正常水平的葡萄糖糖耐量因子的组成成分。

（2）参与脂质代谢，抑制血清胆固醇的上升，预防动脉硬化。

（3）与核酸结合，促进脂质体和 RNA 的合成。

每日需要量（参见附录二⇒P513）

【推荐量】

成年男女 10 μg。

【可耐受上限量】

成年男女 500 μg。

缺乏症

（1）糖耐量异常、动脉硬化。

（2）TPN 患者出现胰岛素抵抗引起糖耐量低下和末梢神经病变。

过剩症

（1）常规饮食不会出现过剩。

（2）职业原因经常暴露于铬环境中可引起中毒（过敏性皮炎、皮肤溃疡、支气管肿瘤）。

【阻碍吸收的因素】

（1）草酸、植酸、蔗糖、葡萄糖。

（2）运动、妊娠、糖尿病。

专栏　铬与环境污染

三价铬是人体需要的营养素，而六价铬因具有较强的氧化性，可对环境造成污染。

十六、钼

标准值

血清 0.5～0.6 ng/mL，尿液 33～34 μg/d。

体内分布

（1）成人体内钼含量为 7～9 mg。

（2）多数分布在肝脏和肾脏。

生理作用

（1）钼酶的辅酶——钼蝶呤的辅助因子。钼酶的各种作用也是钼的生理作用。

（2）黄嘌呤脱氢酶：参与糖脂代谢的酶，促进铁利用，预防贫血。

（3）亚硫酸氧化酶：体内亚硫酸的解毒作用，促进铜排泄。

（4）醛氧化酶：嘧啶、嘌呤、喋啶相关化合物的解毒作用。

每日需要量（参见附录二⇒P514）

【推荐量】

成年男性 30 μg，成年女性 25 μg。

【可耐受上限量】

成年男性 600 μg，成年女性 500 μg。

缺乏症

（1）常规饮食不易出现缺乏。

（2）遗传性亚硫酸氧化酶缺乏症（脑障碍、精神障碍、眼部晶状体异常）。

（3）完全肠外营养（TPN）患者出现钼缺乏症（高甲硫氨酸血症、低尿酸血症、高尿酸血症引起昏睡性精神障碍）。

（4）低出生体重儿容易出现缺乏症。

过剩症

（1）常规饮食不会出现过剩。

（2）行业暴露或地区污染引起的摄入过量，可出现痛风样关节痛、高尿酸血症、尿中铜排泄增加。

专栏　钼含量与土壤

由于钼、铬、硒在土壤中的浓度对食物中的相应含量有较大影响，富含相应营养素的食物（参见附录一⇒P480）以适宜摄入量为参考依据。

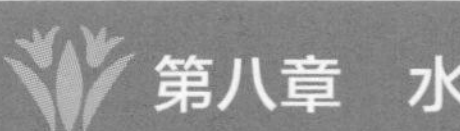

第八章　水

特征

（1）常温下无色无味的透明液体。

（2）动物体内含量最多、维持生命必需的物质。

（3）成人如果持续 1 周左右不摄入水分便可致死。

（4）水分流失占体重的 10%时，身体便会陷入重症状态，超过 20%则会引起死亡。

（5）水分在人体的占比，胎儿期最大，随着年龄的增长而逐渐减少，女性或肥胖人群体脂较多，水分比例较低。

（6）体内水分被称为体液，其中 2/3 存在于细胞内，1/3 存在于细胞外。

（7）随着年龄的增加，体内的水分会随着细胞内液的减少而减少。

（8）电解质组成。细胞内液：K^+，Mg^{2+}，HPO_4^{2-}；细胞外液：Na^+，Ca^{2+}，Cl^-，HCO^{3-}。

（9）不易感觉口渴的老年人，夏季或发热时容易出现缺水。

体内含量

胎儿约 95%，新生儿约 80%。

成年男性约 60%，成年女性约 55%，老年人约 50%。

【进出】

成人 2 100～3 000 mL/d。

（1）来源。饮用水：1 300 mL；食物中的水分：1 000 mL；代谢水（食物中的营养素氧化分解时产生的水）：200 mL，脂质代谢产生的水最多。

（2）排泄路径。尿液：1 500 mL[随意尿（1 000 mL）+不可避免尿（500 mL）]；粪便：100 mL；从呼吸器、皮肤蒸发的水分（汗、不感蒸发）：900 mL。

不可避免尿：排泄体内的代谢废物所必需的最少尿量，通常为 400～500 mL/d。

不感蒸发：从肺和皮肤无意识流失的水分，不包括汗液。通常 900～1 000 mL/d。

生理作用

（1）溶解物质的溶剂。

（2）运输营养素和代谢产物（血液）。

（3）调节体液 pH 平衡和维持渗透压。

（4）各类化学反应的场所。

（5）调节体温。

每日需要量（每千克体重）

婴儿 150 mL，幼儿 100 mL（1.5 mL/kcal）。

学龄儿童 80 mL，成人 50 mL（1 mL/kcal）。

缺乏症

参考脱水症（⇒P105）。

【原因】

进食量少、水分摄入不足、大量出汗或大量出血、从消化道流失（腹泻、呕吐）、抗利尿激素（ADH）或肾上腺皮质激素（醛固酮）分泌低下。

【症状】

约 1%体重的水分流失：口渴。

约 10%体重的水分流失：肌肉痉挛、意识混乱、肾功能障碍。

约 20%体重的水分流失：濒临死亡。

过剩症

参照水肿(⇒P446)。

【原因】

水分摄入过量,肾功能障碍,输液过多,抗利尿激素分泌过量。

【症状】

脑内压升高、意识障碍、痉挛、水肿、心功能不全、体重增加、血压升高。

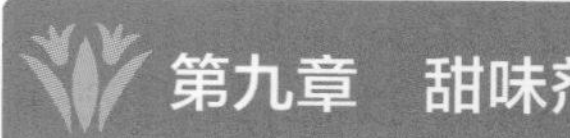

第九章　甜味剂

阿斯巴甜(aspartame)

以氨基酸为原料合成的甜味剂。

甜度是蔗糖的150~200倍。

产品使用阿斯巴甜时,必须标明"阿斯巴甜为L-苯丙氨酸化合物"。

阿斯巴甜经过代谢可提供4 kcal/g的能量。由于用量极少,能量可忽略不计。

预防龋齿。

苯丙酮尿症(苯丙氨酸代谢异常)患者使用较危险。

赤藓糖醇(erythritol)

由葡萄糖或蔗糖发酵而成的糖醇。

甜瓜、葡萄等水果中含量较多。

甜度约为蔗糖的80%,口感柔和。

能量为0。

预防龋齿、抑制血糖上升、节约胰岛素。

添加到饮料中可增加清凉口感。

摄入过多可引起腹泻(与其他糖醇相比,赤藓糖醇耐受性更好)。

低聚糖(oligosaccharide)

2~10个葡萄糖或果糖之类的单糖结合形成的寡糖。

吸收后可转化成能量。低聚糖无法被人体消化酶消化,但可被肠内细菌发酵利用。

包括低聚果糖、大豆低聚糖、低聚半乳糖等。

预防龋齿、促进双歧杆菌增殖、预防肥胖、改善脂质异常症、改善便秘。

蜂蜜、大豆、牛蒡、玉米、洋葱、味噌酱等食物中低聚糖较多。

木糖醇(xylitol)

从橡树、桦树中提取出的木聚糖,以半纤维素为原料提取的糖醇。

天然的甜味剂(甜度接近砂糖),3 kcal/g。

具有预防龋齿、抑制血糖上升、节约胰岛素的作用。

摄入过多可引腹泻。

甜菊糖(stevia)

从原产于南美的甜叶菊的叶子中提取的天然甜味剂。

主要成分是甜菊苷和甜菊醇糖苷。

甜度是蔗糖的200~400倍。

由于摄入量极少,因此无法提供能量。

预防龋齿。

山梨醇(sorbitol)

果实、海藻中含量较多。

由葡萄糖还原(加氢)而成的糖醇。

甜度是蔗糖的60%,3 kcal/g。

预防龋齿,抑制血糖上升、节约胰岛素。

山梨醇无法发酵,因此具有抑制微生物的作用。

可作为食品的品质改良剂。

可改善便秘,但摄入过多可引起腹泻。

异麦芽酮糖醇(palatinose)

由蔗糖经维生素酶法化而成的二糖。

甜度约是蔗糖的40%,4 kcal/g。

具有预防龋齿、节约胰岛素的作用。

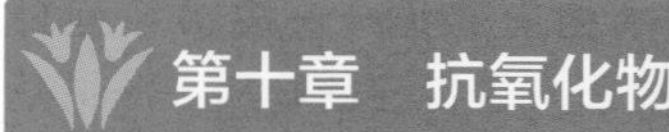

第十章　抗氧化物

一、抗氧化物

特征

抗氧化物包括植物中含有的多酚、动植物中普遍存在的类胡萝卜素、体内合成的抗氧化物共3种。生物体内过量产生的活性氧会损伤生物体，引发癌症、动脉硬化、衰老等。可以清除过量产生的活性氧，抑制氧化过程的物质称为抗氧化物。

二、多酚

特征

多酚是植物中一定含有的成分，分子结构中有若干个酚性羟基的植物成分的总称，种类大约超过500种。

经多酚氧化酶氧化后可发生褐变。

花青素(anthocyanin)

蓝莓、茄子皮、红酒中含有的青紫色色素。

促进眼部紫红质的再生。

具有保护血管、抗溃疡，抗炎，改善血液循环的作用。

大豆异黄酮(isoflavone)

大豆中含有的类雌激素作用的物质。

主要成分是大豆苷、金雀异黄素、黄豆黄素苷等。

预防骨质疏松、更年期后的肥胖和生活习惯病、预防乳腺和前列腺肿瘤以及更年期障碍(潮热)。

儿茶素(catechin)

绿茶中的涩味成分(单宁)。

预防龋齿、抑制肿瘤发生、降低血液胆固醇和三酰甘油、改善肠内环境(抑制肠内有害菌——梭状芽孢杆菌)、改善肾功能不全(减少引发尿毒症的物质——甲基亚氧基甲二胺)、抗菌、抗病毒、除臭(预防口臭)。

皂苷(saponin)

植物中广泛存在的成分,也存在于海参、海星等动物中。

代表性的植物是大豆和高丽参。

大豆中含有5种皂苷。与其他植物中的皂苷相比,毒性和溶血作用较弱。

预防过氧化脂质的增加、降低血液胆固醇和三酰甘油、改善肝功能障碍、预防肥胖。

芝麻素酚(sesaminol)

芝麻素酚是芝麻中的一种芝麻木酚素,在芝麻油的精制过程中变成芝麻素酚。

抑制过氧化脂质的生成,具有延缓衰老、抗肿瘤的作用。

降低胆固醇、维持正常肝功能的作用。

单宁[tannin(儿茶酚和茶黄素)]

多酚类结构较复杂的化合物。

包括绿茶中的儿茶酸、红茶和乌龙茶等发酵茶中的茶黄素。

茶黄素由2分子的儿茶素氧化缩合而成,具有抗氧化、抗病毒、预防龋齿的作用。

芦丁[rutin(维生素P)]

芦丁为黄酮类化合物,荞麦中含有芦丁。

强化毛细血管、预防高血压、促进维生素C的吸收。

三、类胡萝卜素

特征

广泛存在于动植物中的黄色及红色脂溶性色素。

约200种以上的化合物,包括胡萝卜素类和叶黄素类。

动物无法合成类胡萝卜素,需通过从饲料、或植物微生物合成的食物中获取。

虾青素(astaxanthin)

虾青素在虾、蟹的活体内是与蛋白质结合着的,一经加热就会与蛋白质分离,呈现天然的红色。

作用与番茄红素相同。

鲑鱼、鳟鱼、蟹、虾、磷虾中含量较多。

β胡萝卜素(β-carotene)

在体内将食物中的维生素A原转换成维生素A。

β胡萝卜素是转换率和功效最强的类胡萝卜素。

防止活性氧的产生和清除,抗癌、延缓衰老、预防动脉硬化和维生素A的作用。

胡萝卜、橘子、南瓜、蛋黄、木瓜等食物中含量较多。

番茄红素(lycopen)

虽然属于胡萝卜素类,但不具有维生素A的功效。

预防和清除(β胡萝卜素的2倍)活性氧,具有抗肿瘤、延缓衰老、预防动脉硬化的作用。

番茄、西瓜、杏、葡萄柚中含量较多。

四、体内合成的抗氧化物

过氧化氢酶(catalase)

血红素蛋白质酶。

存在于血液、骨髓、黏膜、肾脏、肝脏中。

分解和清除过氧化氢。

谷胱甘肽(glutathione, GSH)

由谷氨酸、半胱氨酸、甘氨酸组成的三肽。

存在于动植物、微生物的组织内。

谷胱甘肽过氧化物酶(GSH-Px, glutathione peroxidase)作为催化剂参与反应,具有较强的抗氧化作用,可分解和清除过氧化氢(有毒生成物)。

细胞内重要的还原剂。

参与肾脏氨基酸的跨膜运输。

促进肝脏的解毒作用。

硒是谷胱甘肽过氧化物酶GSH-Px的必需组成成分。

超氧化物歧化酶(superoxide dismutase, SOD)

MnSOD:存在于线粒体内,含锰的酶。

CuZuSOD:存在于细胞质内,含铜和锌的酶。

将过氧化物(活性氧)分解成过氧化氢和氧。

生成的过氧化氢,被谷胱甘肽过氧化物酶(GSH-Px)或过氧化氢分解成氧和水。

尿酸(UA, uricacid)

核酸(含有嘌呤)在体内分解后产生尿酸,60%~80%的尿酸经尿液排泄出体外。

体内尿酸的来源包括食物中的嘌呤(外因性尿酸)和体内合成的嘌呤(内因性尿酸)。

内因性尿酸在肝脏和骨髓内生成。

体内生成的尿酸量:0.5~0.9 g/d。

褪黑素(melatonin)

松果体中,色氨酸转换成5-羟色胺过程中产生褪黑素。

具有抗氧化、抑制生殖功能、调节体温的作用。

第十一章 代谢产物

一、乳酸

特征

（1）乳酸由乳酸菌发酵产生，是酸奶、腌渍食品酸味的主要成分。

（2）激烈的肌肉运动可产生乳酸，蓄积后可使肌肉产生疲劳或倦怠感。

（3）一部分乳酸可经血液运输到肝脏，再生转化成葡萄糖（糖异生）。

二、柠檬酸

特征

（1）柠檬、橘子等柑橘类水果中含量较多，是酸味的主要成分。

（2）可作为果汁、饮料、点心的酸味添加剂。

生理作用

（1）参与产生能量的三羧酸循环，分解蓄积疲劳物质的乳酸，转化成能量。

（2）协助胃酸的作用，增进食欲。

（3）具有较强的杀菌、抗菌作用，可抑制细菌的繁殖，预防食物中毒。

（4）促进钙的吸收→血液凝固剂，强化骨髓。

（5）促进铁的吸收→促进血液循环，预防贫血。

三、核酸

特征

（1）由磷酸+核糖+碱基组成的核苷酸的聚合物。

（2）存在于细胞核中。

（3）包括脱氧核糖核苷酸（deoxyribonucleic acid，DNA）和核糖核苷酸（ribonucleic acid，RNA）。

【DNA】

（1）遗传基因的本体，局部存在于细胞核的染色体中。

（2）保存遗传信息，双螺旋结构。

【RNA】

（1）从 DNA 获取遗传信息合成蛋白质。

（2）存在于细胞质或细胞核中，为一条单链分子。

（3）包括 mRNA（messenger RNA，信使 RNA）、tRNA（transfer NRA 转运 RNA）等种类。

（4）核苷酸的衍生物。能量代谢的核心物质：二磷酸腺苷（adenosine diphosphate，ADP），三磷酸腺苷（adenosine triphosphate，ATP）。与 B 族维生素结合形成辅酶：FAD、NAD、CoA。

四、嘌呤

特征

（1）核酸的组成成分，包括腺嘌呤和鸟嘌呤。

（2）存在于嘌呤核苷酸（purine nucleotide）。

（3）嘌呤核苷酸是“鲜味”的成分，因为是水溶性的，所以嘌呤核苷酸的含量随烹饪方法的不同而发生变化。

（4）嘌呤的来源主要有以下 3 种：食物摄入；组织

中核蛋白的分解；谷氨酰胺、甘氨酸及其他成分的合成。

(5) 嘌呤的最终产物为尿酸，经尿液排泄出体外。

(6) 尿酸代谢异常可引起痛风。

富含嘌呤的食品

肝脏、啤酒、鱼干、青背鱼、对虾。

嘌呤含量较少的食品

谷类、蛋、乳制品、火腿、水果、蔬菜、菌菇类、海藻类。

第十二章　其他成分

一、褐藻素

特征

存在于褐藻类植物中,是一种水溶性膳食纤维。

生理作用

(1) 抗凝血作用:具有改善血液循环的作用,可改善生活习惯病等。

(2) 抗肿瘤作用:直接作用于癌细胞,诱导癌细胞凋亡,没有化疗的副作用。

(3) 抗过敏作用:通过抑制免疫反应,起到抗过敏的作用。

富含褐藻素的食品

海带、裙带菜、水云。

二、几丁质与壳聚糖

特征

(1) 虾、蟹等甲壳类动物壳中含有的动物性膳食纤维。

(2) 几丁质是不溶于水、易溶于化学制剂的壳聚糖,二者可以并称。

(3) 无法被人体内的消化酶消化。

生理作用

(1) 胆固醇排泄作用→降低血液中的胆固醇。

（2）增强免疫力→增强巨噬细胞（白细胞的一种）的活性。

（3）双歧杆菌的增殖→调整肠内环境。

（4）预防便秘。

富含壳多糖和壳聚糖的食物

虾、蟹、虾姑等甲壳类的壳、乌贼的软骨、蝗虫等昆虫的壳。

三、咖啡因

生理作用

（1）刺激脑、肌肉，产生兴奋作用。

（2）利尿作用。

（3）摄入咖啡因后运动可优先燃烧脂肪。

富含咖啡因的食物

绿茶、红茶、咖啡等。

四、大蒜素(硫化烯丙基)

特征

大蒜、葱、韭菜等食物中的刺激性成分。

生理作用

（1）抗菌作用。

（2）与维生素 B_1 结合成为蒜硫胺素，在体内长时间发挥维生素 B_1 的作用。

（3）促进疲劳的恢复、增进食欲、促进消化、抑制血小板凝结。

注意生大蒜对胃壁有刺激作用。

五、辣椒素

特征

辣椒的辣味成分。

生理作用

(1) 促进皮下脂肪的燃烧,促进能量代谢,预防肥胖。
(2) 增进食欲,促进疲劳恢复。
(3) 一次大量摄入可使胃损伤。

六、纳豆激酶

特征

纳豆中含有的可溶血栓的酶。

生理作用

(1) 2份市售纳豆(100 g)的溶栓效果,相当于服用一次血栓治疗药。

(2) 摄入后5 h内可引起血栓溶解,晚餐时食用纳豆可见溶栓效果。

七、酪蛋白磷酸肽

特征

牛奶中的酪蛋白在消化过程中产生的物质。

生理作用

提高钙、铁的吸收。

富含酪蛋白磷酸肽的食物

牛奶、芝士等。

八、难消化性糖类

特征

（1）难消化性糖类是一种在人体小肠内不易被消化吸收，但经肠道细菌发酵可以代谢生成短链脂肪酸（丁酸、丙酸、醋酸等）的糖类。

（2）难消化性糖类包括低聚糖、糖醇等。

（3）难消化性糖类和膳食纤维经肠道细菌发酵可以产生约 2 kcal/g 的能量。

生理作用

（1）难消化性糖类的生理作用与膳食纤维类似，即增加体内有益肠道细菌（如双歧杆菌等）数量，改善肠道内环境，促进健康和预防疾病。

（2）由于难消化性糖类具有甜味且不易被吸收，可以作为抗龋齿的低能量甜味剂。

（3）摄入过量可引起一过性腹泻。

富含难消化性糖类的食品

（1）低聚糖（果寡糖、低聚半乳糖、大豆低聚糖等）。

（2）糖醇（赤藓醇、木糖醇、麦芽糖醇等）。

九、右旋糖(难消化性糊精)

特征

（1）化学合成的膳食纤维。

（2）淀粉分解成葡萄糖过程中产生的物质。

生理作用

（1）糖分被缓慢吸收，防止血糖上升。

（2）调整肠道，预防便秘。

（3）吸附并排出致癌物。

富含右旋糖的食品

添加右旋糖的饮料、甜点、糖果。

十、β葡聚糖

特征

（1）聚合形成的难消化性多糖的总称。

（2）是面包酵母、啤母酵母和霉菌细胞壁的结构成分，也存在于菌菇中。

（3）由于人体内没有可以分解β葡聚糖的酶，无法消化破坏β葡聚糖，因此可以在人体内发挥作用。

生理作用

提高免疫力、抗肿瘤的作用。

富含β葡聚糖的食品

姬松茸、灵芝、桑黄菌、燕麦、大麦、面包酵母。

十一、硫酸软素

特征

（1）以蛋白聚糖（黏多糖）的形式存在，而蛋白聚糖参与关节的形成。

（2）在人体内，主要存在于软骨、皮肤、血管和眼球等组织中，并随着年龄的增加而减少。

生理作用

参与保持细胞的保水性和弹性，维持关节液和参与关节的制动缓冲。

富含硫酸软素的食物

纳豆、秋葵、山药；鳗鱼、甲鱼、海参、鸡皮。

十二、透明质酸

特征

（1）作为一种酸性黏多糖（含有氨基酸的多糖类），存在于脊椎动物和微生物体内。

（2）在生物体内，存在于皮肤、韧带、关节、肌腱、脑、玻璃体等器官或结缔组织中。

生理作用

（1）保水力和黏弹性显著。

（2）随着年龄的增长而减少，可引起皮肤松弛或关节疼痛。

（3）鸡冠中含量较多，但由于透明质酸不耐热，因此不适合烹调。

（4）制造透明质酸的方式包括用工业手段从鸡冠中提取，或经过微生物发酵获取，可用于生产治疗变形性膝关节炎的药物、眼药和化妆品原料，以及麦芽糖、饮料等食品。

十三、乳酸菌

特征

（1）将糖类转化成乳酸的细菌的总称。

（2）没有酶也可以增殖。

（3）属于益生菌。

生理作用

（1）抑制肠内有害菌（大肠杆菌、产气荚膜杆菌等）的繁殖，调整肠内环境。

（2）预防便秘，促进致癌物质的排泄，预防感染，增强免疫力。

富含乳酸菌的食品

乳酸菌饮料、酸奶、芝士、味噌、酱油。

合理摄入的方法

（1）菌的生存时间约1周，可每日少量摄入。

（2）与乳糖、果寡糖一起食用，可促进乳酸菌的增殖。

十四、双歧杆菌

特征

（1）存在于人和动物的大肠内的一种代表性有益菌。

（2）婴儿90%的肠内细菌为双歧杆菌，随着年龄增长而减少。

（3）厌氧菌。

（4）属于益生菌。

生理作用

（1）生理作用及摄入方法与乳酸菌相同。

（2）可以产生大量的乳酸和调整肠内环境呈酸性。

（3）具有较强的杀菌能力，可以抑制有害菌的繁殖。

（4）可以产生 B 族维生素和维生素 K。

十五、乳铁蛋白

特征

（1）存在于母乳、泪液、唾液、血液等具有防御感染作用的一种蛋白质。

（2）具有易与铁结合的特性。

（3）初乳（婴儿出生 5 日左右的母乳）中含量最高，可以帮助新生儿防御感染。

生理作用

机体的免疫防御作用、免疫调节作用、抗菌和抗病毒活性、促进双歧杆菌的增殖、改善贫血。

十六、牛磺酸

特征

（1）蛋白质分解过程中产生的一种氨基酸。

（2）在乌贼、章鱼等软体动物体内以游离氨基酸形式存在（乌贼干表面的白色粉末）。

（3）金枪鱼、鲣鱼体内暗红色鱼肉部位含量较多。

（4）人体内，胆汁酸（约占 1/3）、心脏、肌肉中含量较多。

（5）母乳中牛磺酸含量较多，参与婴儿脑、神经、视网膜的发育，尤其是在妊娠期需积极摄入牛磺酸。

生理作用

（1）降低胆固醇的作用。

（2）提高肝、心功能。

（3）促进胰岛素分泌。

（4）恢复视力的作用。

合理摄入的方法

（1）鱼介类中胆固醇较多，但可被牛磺酸分解。

（2）作为适宜摄入量，牛磺酸与胆固醇的比值应大于2。

十七、葡萄糖胺

特征

（1）作为一种氨基酸，多存在于软骨的蛋白质中。

（2）人体内，存在于软骨、皮肤、血管和眼球等组织中，参与软骨的保护和修复。随着年龄的增长，氨基葡萄糖会减少。

生理作用

（1）参与合成蛋白聚糖（生成软骨），参与关节的修复和缓冲。

（2）有效预防和改善关节痛、变形性关节病和风湿病。

（3）透明质酸和软骨素的原料。

富含氨基葡萄糖的食品

（1）山药、秋葵等含有黏液的食物。

（2）鸡翅、软骨、虾干、鳗鱼、鱼翅。

合理摄入的方法

葡萄糖胺补充剂的原料来自虾、蟹等甲壳类，对甲壳类过敏的患者不得食用葡萄糖胺补充剂。

十八、γ氨基丁酸

特征

（1）作为一种氨基酸，存在于脊椎动物和植物中。

（2）在神经细胞中，主要由谷氨酸合成。

（3）无气味，略酸、苦。

生理作用

据报道，γ氨基酸具有神经传递、抑制血压升高、精神安定、肝肾功能活化、抗肿瘤、促进酒精代谢、除臭、预防肥胖等作用。

富含γ氨基丁酸的食品

（1）日本茶或米类在合适的环境下保存，可使其中的γ氨基丁酸含量显著增加（佳叶龙茶、发芽糙米）。

（2）强化γ氨基丁酸的食品（泡菜、酸奶、豆腐、味噌、酱油、巧克力）一般市场上都有出售。

合理摄入的方法

即使大量口服γ氨基丁酸，也无法使γ氨基丁酸通过血脑屏障，因此属于比较安全的物质。可以在均衡饮食的基础上,适量补充摄入。

十九、胶原蛋白

特征

(1) 胶原蛋白是人体和动物身体(皮肤、肌肉、内脏、血管、骨骼、关节)含量最多的一种蛋白质,约占体内蛋白质总量的 30%。

(2) 人体中的胶原蛋白可分成Ⅰ型(存在于皮肤、骨骼、肌腱中)、Ⅱ型(软骨)、Ⅲ型(血管、子宫)等类型,共 20 种。

生理作用

(1) 皮肤中的胶原蛋白具有维持细胞形状和柔韧性的作用,胶原蛋白的退化或减少会使皮肤出现皱纹。

(2) 肌腱的胶原蛋白具有连接骨骼和肌肉的作用。

(3) 骨骼中的胶原蛋白具有将钙固定在骨骼内的作用。

(4) 软骨中的胶原蛋白具有缓冲的作用。

富含胶原蛋白的食物

鱼翅、鲑鱼、鳗鱼、鸡皮、鸡翅、安康鱼、鲽鱼、海参、猪蹄、肉冻、鱼冻、牛筋、牛尾。

合理摄入的方法

(1) 将带骨的肉炖烂。

(2) 维生素 C 参与胶原蛋白的合成,摄入胶原蛋白的同时摄入维生素 C 可以促进胶原蛋白在体内的合成。

二十、卵磷脂(磷脂酰胆碱)

特征

(1) 磷脂的一种,肝脏内可分解成胆碱。

(2) 广泛分布于动植物细胞中。

(3) 脑、神经组织、肝脏中含量较多。

(4) 生物膜的主要成分。

生理作用

(1) 必须脂肪酸、磷、胆碱的来源。

(2) 具有较强的乳化作用,可作为表面活性剂添加到食品中。

(3) 预防脂肪肝,作为乙酰胆碱的来源,维持肝肾正常功能。

富含卵磷脂的食物

蛋黄、大豆、纳豆。

二十一、DHA(二十二碳六烯酸)

特征

(1) n-3 系的多不饱和脂肪酸。

(2) 体内 α 亚麻酸(α-linolenic acid)转化成 EPA 的过程可产生 DHA。

(3) α 亚麻酸在植物油、大豆、深绿色蔬菜中含量较多,DHA 在青背鱼中含量较多。

(4) 多分布于大脑、视神经、母乳中。

生理作用

（1）预防和改善老年认知障碍。

（2）提高学习能力。

（3）抑制视力下降。

（4）提高运动能力。

（5）预防动脉硬化（>EPA），抑制高血压（>EPA），抗过敏抗炎（>EPA），抗癌作用（>EPA），抑制血栓（<EPA），降低三酰甘油（<EPA）。

适宜摄入量：每日吃1次海鱼。

过剩症

（1）日常饮食不易缺乏。

（2）摄入DHA补充剂时需注意用量。

（3）由于DHA可延缓血液凝固，容易引起出血。

（4）DHA是高能量来源（9 kcal/g），过量摄入可引起肥胖。

合理摄入的方法

（1）食用应季、脂肪较多的鱼；食用新鲜鱼类（鱼易氧化）。

（2）保存时，可选择冷藏（1日）或冷冻（2~3日）。

（3）与具有抗氧化作用的维生素A、维生素C、维生素E一同食用。

（4）由于鱼类同时含有DHA和EPA，保证食用鱼类的多样性，以保持DHA与EPA的均衡。

合理烹调的方法

（1）损失量由少到多的顺序依次是：生食、煎烤、水煮。

（2）煎烤：用锡箔纸包起来烤，用黄油煎烤。

（3）水煮：煲鱼汤、烩鱼杂碎，连汤汁一起吃。

富含 DHA 的食物（参见附录一⇒P461）

二十二、EPA（二十碳五烯酸）

特征

（1）n－3 系多不和脂肪酸。

（2）体内由 α 亚麻酸合成，可转化成 DHA。

（3）与 DHA 多存在于相同的食物（植物油、青背鱼）中。

（4）分布全身，但不存在脑中。

（5）作为药物使用（用于脂质代谢异常、动脉硬化）。

生理作用

（1）预防血栓、心肌梗死和脑梗死，抑制血小板凝固以防止血栓生成和动脉硬化。

（2）预防肿瘤和过敏。

适宜摄入量、过剩症、合理的摄入方法、烹饪方法

参照 DHA 相关章节（⇒P423）。

富含 EPA 的食物(参见附录一⇒P460)

(参见附录一⇒P460)

专栏　益生菌与益生元(表 4-12-1)

表 4-12-1　益生菌与益生元

	益生菌(probiotics)	益生元(prebiotics)
特征及相关食品举例	可以调整肠道菌群、有助于宿主健康的细菌或酵母; 含有益生菌的食物举例:酸奶、乳酸菌饮料、米糠酱菜、纳豆、营养补充食品等	大肠内有益菌(乳酸菌、双歧杆菌)的营养来源难消化性食品的成分; 可以调整大肠内肠道菌群、有利于增进并维持健康的食品的成分; 无法被人体消化道分解和吸收; 含有益生元的食物举例:水溶性膳纤维、难消化性低聚糖(低聚半乳糖、低聚果糖、大豆低聚糖)
生理作用	促进肠内有益菌的增殖,减少有害菌; 改善肠道内环境,预防腹泻或便秘; 增强免疫力; 降低癌症发病; 预防感染	促进有益菌的增殖; 整肠作用。促进矿物质的吸收;预防和改善炎症性肠道疾病

Part 5

第五篇　代谢

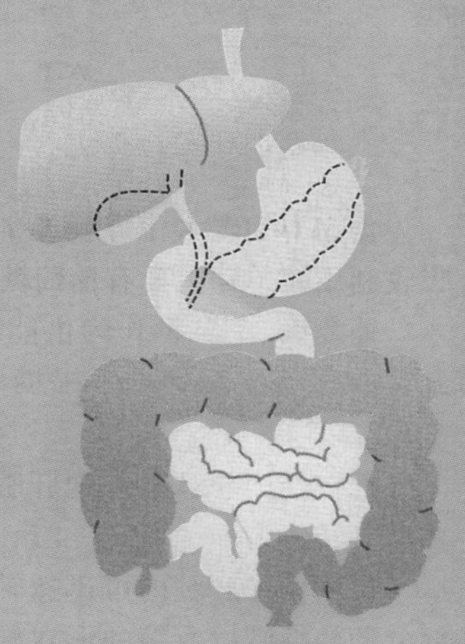

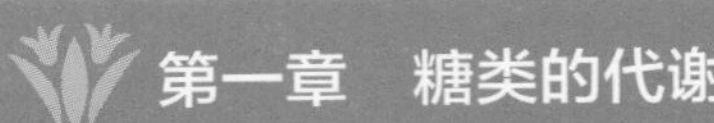

第一章　糖类的代谢

糖类的代谢(图 5-1-1)

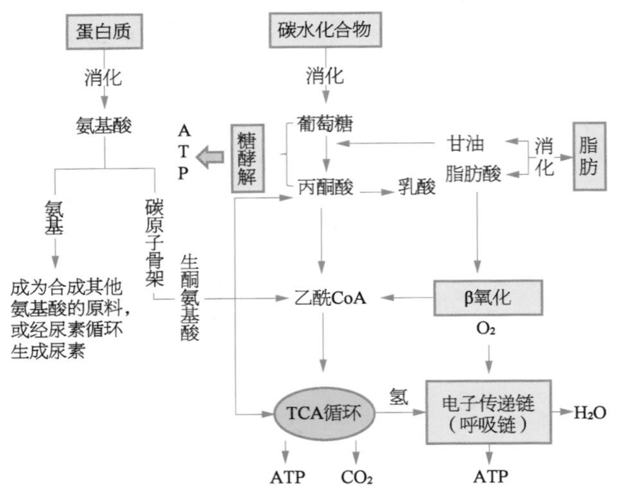

图 5-1-1　作为能量来源的三大营养素的代谢

食物中的碳水化合物经消化后以单糖形式被吸收。吸收利用的单糖主要有葡萄糖、果糖和半乳糖。

葡萄糖、半乳糖作为供能物质,逆浓度梯度被吸收,此过程称为主动运输。果糖的吸收为被动运输(协助扩散)。

糖类经门静脉运送到肝脏,大部分的半乳糖和果糖在肝脏转化为葡萄糖。

葡萄糖在肝脏内可迅速转化成肝脏需要的能量,大部分葡萄糖则以血糖的形式转运到体内各组织中,多余的部分转化为糖原。

葡萄糖或半乳糖提供能量的途径,包括无氧分解的糖酵解和有氧分解的三羧酸循环(TCA 循环)(图 5－1－2)。

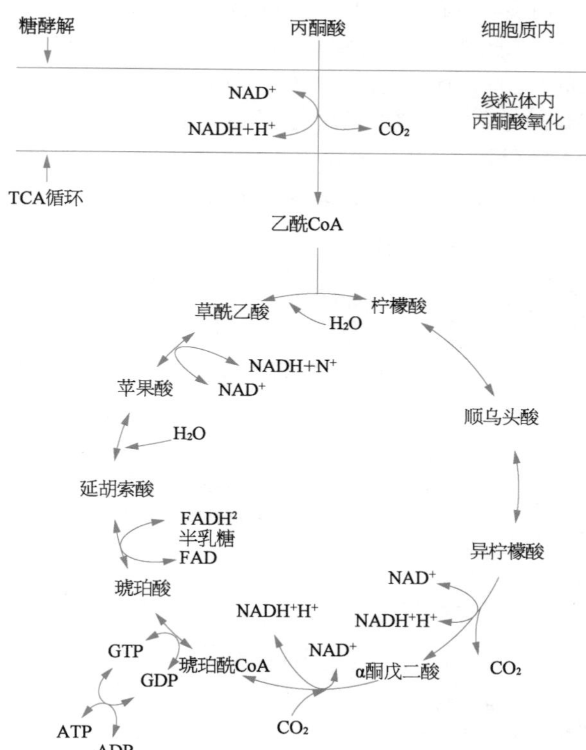

图 5－1－2　TCA 循环

注:又称为克雷布斯循环、三羧酸循环、柠檬酸循环等。

糖酵解过程中,葡萄糖经过一系列变化从磷酸丙糖转变成丙酮酸。当氧不足时,丙酮酸会变成乳酸。此反应过程中 1 分子葡萄糖产生 2 分子的 ATP(三磷酸腺苷)。一部分乳酸经尿液排出体外,一部分经过氧化分解为心肌提供能量,大部分转化成糖原存储在肝脏以便再转化成血糖。

丙酮酸在有氧情况下可转变成乙酰 CoA,乙酰 CoA 与草酰乙酸结合形成柠檬酸,经过一系列反应,最终再形成草酰乙酸。此反应过程(TCA 循环)需要辅酶 NAD 和 FAD 通过电子传递链运送氢,然后产生大量 ATP,乙酰 CoA 完全氧化产生二氧化碳和水。最终,1 分子的葡萄糖经过有氧代谢产生 36 或 38 分子的 ATP(图 5-1-3)。

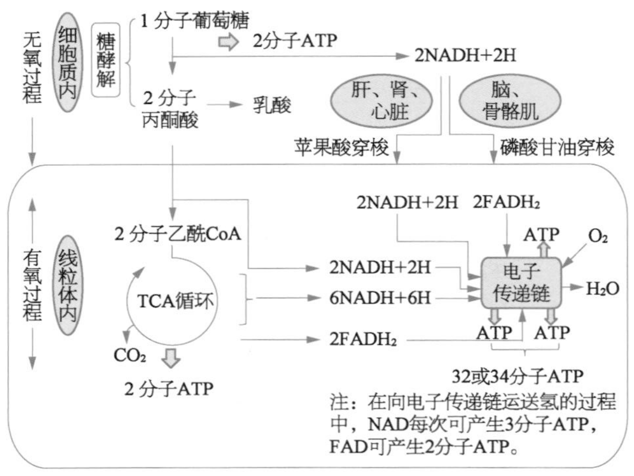

图 5-1-3　糖类代谢产生 ATP

【血糖的调节】

胰腺分泌的胰岛素参与控制葡萄糖代谢、调节血糖和维持血糖的正常水平。胰岛素是唯一可以降低血糖的激素。当胰岛素分泌减少,或者胰岛素虽然分泌正常但周围组织受损无法正常利用和储存葡萄糖,导致血液中的葡萄糖超出正常范围，引起糖尿病。糖尿病无法将糖类转化成能量，只能使用脂肪酸和氨基酸提供能量。

当血糖值较低时，储存在肝脏中的肝糖原被分解，氨基酸、甘油、乳酸等糖异生产生葡萄糖，引起血糖升高。可以升高血糖的激素有胰高血糖素、肾上腺素、去甲肾上腺素、糖皮质类固醇激素和生长激素等，这些激素在肝脏、末梢组织、胰腺等组织器官发挥作用，通过促进葡萄糖的合成、抑制周围组织利用葡萄糖、促进脂肪的分解和抑制胰岛素分泌等方式升高血糖[图 5－1－4 和图 5－1－5(⇒P432)]。

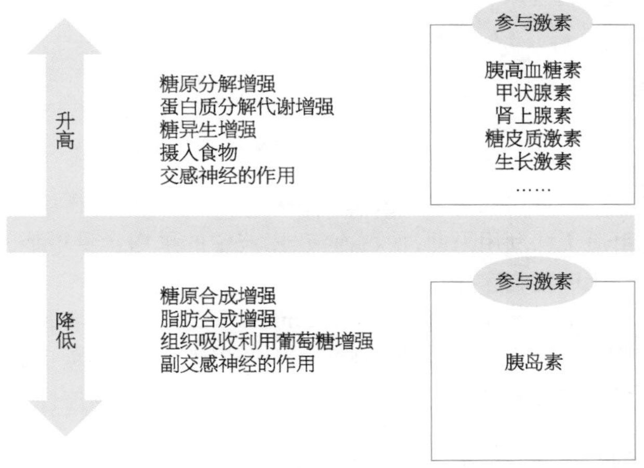

图 5－1－4　血糖的调节

糖代谢异常

引起糖代谢异常的疾病中，以糖尿病、低血糖综合征、果糖代谢异常、半乳糖血症、五碳糖尿症、肝糖储积症较为典型。

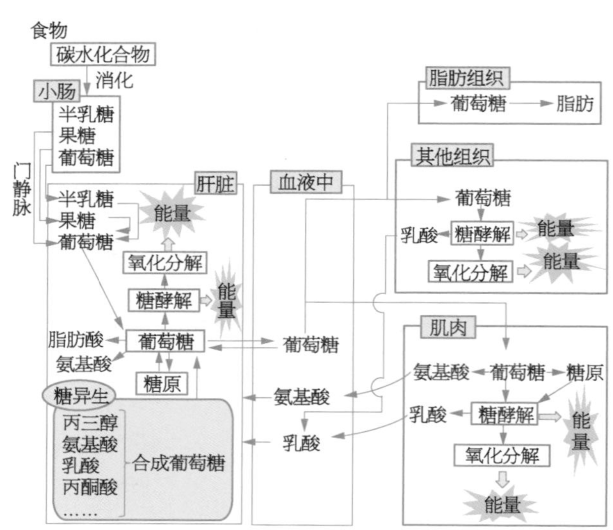

图 5－1－5　糖类被吸收后的去路

果糖尿症是果糖激酶、二磷酸果糖酶代谢障碍引起肝脏无法利用果糖，使得血液、尿液中的果糖含量增加，但无明显临床症状。

低血糖症是血糖值在 2.2 mmol/L 以下，并有各种临床症状表现。空腹时出现低血糖的原因包括葡萄糖生成低下和葡萄糖利用亢进，造成葡萄糖生成低下的原因有激素缺乏（肾上腺皮质功能减退症等）、糖异生酶受损、糖异生基质缺乏和肝病；葡萄糖利用亢进是由胰岛素分泌过剩引起。餐后低血糖也可见于胃切除术后的倾倒综合征。也可见于药物（降糖药、抗心律失常药等）引发的低血糖。

五碳糖尿症是 L－戊醛糖还原酶缺乏，导致五碳糖经尿液大量排出的疾病，无明显临床症状。

糖原病是与糖原生成和分解相关的酶先天异常引起

的综合征，根据发病位置的不同，主要分为肝（肾）型、全身型和肌肉型。其中最具代表性的糖原病有：葡萄糖-6-磷酸酶缺损引起的肝肾性糖原病，亦称方基盖氏病（von Gierke's disease）；酸性 α 葡萄糖苷酶缺损引起的庞贝病（Pompe disease）；磷酸化酶缺损引起的麦卡德尔综合征（McArdle syndrome）。

第二章　脂质的代谢

脂质的代谢

【三酰甘油的代谢】

脂质的消化主要在小肠进行。

(1) 三酰甘油先被胆汁乳化,再经胰液中脂肪酶的消化后,大部分分解成甘油单酯(单酰甘油)和脂肪酸。

(2) 水溶性脂肪酸(短链脂肪酸、中链脂肪酸)直接被吸收,与血浆蛋白结合通过门静脉转运到肝脏,重新合成三酰甘油。

(3) 非水溶性的脂肪酸(长链脂肪酸)和甘油单酯与胆汁酸结合形成混合微团,吸收进入小肠上皮细胞,在小肠细胞上皮细胞内,与胆汁酸脱离,再合成三酰甘油,形成乳糜微粒。脱离的胆汁酸经过门静脉转运至肝脏重新成为胆汁(此过程称为胆汁酸的肝肠循环)。

(4) 形成的乳糜微粒含有蛋白质、胆固醇、磷脂,进入淋巴管后,经过胸导管进入左锁骨下静脉,运输到脂肪细胞、心脏、骨骼肌。

(5) 大部分的乳糜微粒被毛细血管壁上的脂蛋白脂肪酶加水分解成长链脂肪酸和甘油。吸收的脂肪酸经过β氧化生成乙酰 CoA,乙酰 CoA 进入三羧酸循环。甘油经过糖酵解的三碳酸磷酸分解,生成丙酮酸和乙酰 CoA,进入三羧酸循环。经过此过程,三酰甘油最终可以通过三羧酸循环和电子传递链被氧化分解(图 5-2-1)。

【脂蛋白的代谢】

根据脂质与蛋白质结合比例,脂蛋白的密度由小到大分为乳糜微粒、极低密度脂蛋白(VLDL)、中间密度脂蛋白(IDL)、低密度脂蛋白(LDL)、高密度脂蛋白

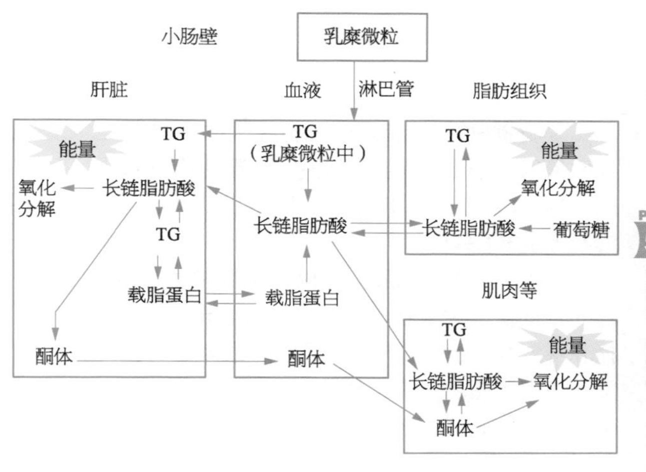

图 5－2－1　三酰甘油被吸收后的去路

（HDL）。

乳糜微粒：血液中最大的脂蛋白。空腹时，血浆中不可见，餐后血中出现，餐后 5~6 h 达到数量峰值。餐后血浆富含三酰甘油，使血浆呈现白浊状态。在脂蛋白脂酶（LPL）的作用下，乳糜微粒分解成更小的乳糜微粒残粒，在肝脏或其他组织中被分解代谢。

VLDL：在肝脏最先被合成的脂蛋白。在 LPL 的作用下转化成 IDL，再转化成 LDL，并在肝脏或其他组织中被分解代谢。VLDL 是富含三酰甘油的脂蛋白。

LDL：运输胆固醇的主要运载工具。LDL 是富含胆固醇和载脂蛋白 B 的脂蛋白，是分析动脉硬化原因的生化指标。

HDL：粒子最小且是载脂蛋白 A_I 中含量最高的脂蛋白。主要在肝脏合成，经小肠分泌。HDL 可清除血管壁上黏附的胆固醇，具有预防动脉硬化的作用。

【脂质异常症】

载脂蛋白缺乏、脂蛋白过剩、代谢相关酶缺乏或受体异常等因素引起的疾病。根据脂蛋白种类和浓度的不同，脂质异常症分成不同的种类（参见脂质代谢异常症的诊断标准⇒P94）。

血液中 LDL 胆固醇、三酰甘油异常高值、HDL 胆固醇异常低值统称为脂质异常症。脂质异常症可分为先天性和继发性，先天性脂质异常症的原因分为遗传基因异常和原因不明的情况。约 40% 的脂质异常症为继发性。引起继发性脂质异常症的原因主要有甲状腺功能低下症、肾病综合征、糖尿病、尿毒症、库欣综合征、药物使用、肥胖、饮酒等。

【低脂血症】

原发性低脂血症包括丹吉尔病（Tangier 病，胆固醇低下，三酰甘油增加或正常）、无 β 脂蛋白血症、低 β 脂蛋白血症等。继发性低脂血症包括甲状腺功能亢进、肝硬化、多发性骨髓瘤、胶原病、贫血等。

第三章　蛋白质的代谢

蛋白质的特征

蛋白质与糖类和脂质不同，除了碳、氢、氧三种元素之外，还含有氮、硫、磷。氮经代谢后以氨、尿素的形式大部分通过肾脏排泄到体外。磷和硫分别以磷酸和硫酸的形式通过肾脏排泄。

蛋白质的消化与吸收

蛋白质进入胃后，刺激胃产生胃泌素。

胃泌素刺激胃内壁上的分泌腺分泌胃液。胃液的主要成分是胃蛋白酶原、盐酸、黏蛋白。盐酸的酸碱度适合蛋白质加水分解变性。在胃液中盐酸的作用下，胃蛋白酶原转变成具有活性的胃蛋白酶。

胃蛋白酶剪切长链氨基酸，将蛋白质变成多肽。多肽在小肠经胰液中的胰蛋白酶和胰凝乳蛋白酶的作用下，切成更小的片段。

小肠内，在胰液中的羧肽酶和小肠刷状缘局部存在的氨肽酶的共同作用下，将多肽从一端依次切成单一的氨基酸。

最后剩下的两个结合的氨基酸是二肽，在小肠刷状缘局部存在的二肽酶的作用下，分解成单一的氨基酸并被小肠吸收。

蛋白质的代谢

氨基酸经由血液运输至各组织中，用于合成蛋白质。原来的蛋白质被分解成氨基酸，实现新旧蛋白质的替换。另外，氨基酸也被用于合成蛋白质以外的含氮化合物。

氨基与非氮部分(碳骨架)分离,氨基最终以尿素的形式排出体外,碳骨架进入与糖、脂肪酸相同的代谢路径,转化成能量。也就是说,蛋白质氧化分解后,一部分转化为能量,一部分转化成糖原和脂肪蓄积在体内。另外,一部分氨基与碳骨架结合再生成氨基酸(图 5-3-1)。

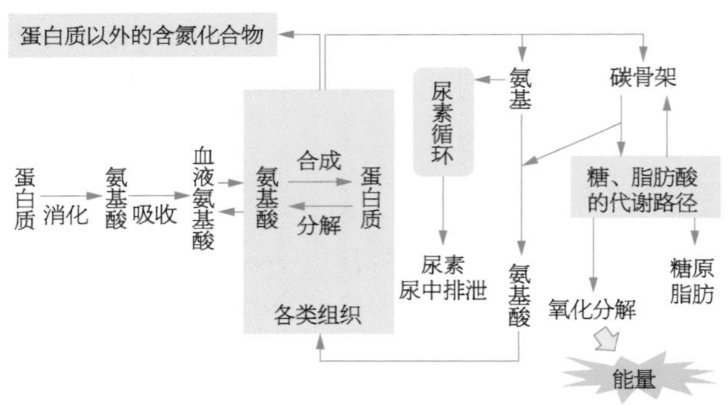

图 5-3-1 蛋白质被吸收后的主要流向

代谢异常

【血清蛋白质异常】

血清蛋白质主要分为白蛋白和球蛋白,其浓度受原材料的供给、合成、异化、排泄等因素影响。引起血清蛋白质浓度升高主要有两个原因。一个原因是由腹泻或烧伤引起脱水导致水分减少而使血清蛋白质浓度相对升高,另一个原因是蛋白质合成亢进。淋巴系统疾病(多发性骨髓瘤等)、慢性感染等疾病可引起免疫球蛋白浓度升高。占血清总蛋白质 50%~70% 的白蛋白,具有维持血浆胶体渗透压、运输胆红素和甲状腺激素等作用。人血清白蛋白处于低值时,血浆中的水分流出血管,引起水肿、腹水、胸水等症状。引起血清蛋白质浓度降低的因素主要包括血清蛋白质合成减少和流失到体外较多，可出现低蛋白质饮食、营养失调、吸收不良、肝硬化、出血、肾病综合征等。

【淀粉样变性】

主要成分是蛋白质的淀粉样物质在全身器官的异常沉积引起的疾病，分为原发性和继发性。原发性淀粉样变性好发于40~60岁的男性，侵袭心肌、舌等部位，出现心功能不全、巨大舌。继发性淀粉样变性继发于慢性化脓性疾病、溶血性贫血、恶性肿瘤等，出现肝肿大、脾肿大、蛋白尿。

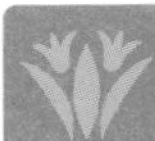

第四章　钙的代谢

钙的代谢

（1）钙主要在十二指肠和空肠上段经过被动运输进入体内。此过程受活性维生素 D 的调节。吸收的钙进入细胞外钙池。钙池中的钙与细胞内液、肾小球滤液以及骨骼中的钙不断地进行着钙交换。大量的钙在肾脏被滤过，但滤过的钙在甲状旁腺激素（PTH）的作用下被重吸收，使得通过尿液排泄的钙不超过 100 mg/d。

（2）作为骨骼的成分之一，钙被不断产生的破骨细胞吸收，由成骨细胞形成新的骨骼，此过程称为骨重建。破骨细胞与成骨细胞，以及二者的前体物质关系密切，共同促进骨吸收和骨形成，作为一个整体维持着动态平衡，此平衡影响着血钙浓度的调节。

（3）钙参与神经传递、肌肉收缩、内分泌腺和外分泌腺的功能调节、血液凝固等重要生理活动，使得血清钙浓度得以维持在很小的范围。血清钙浓度的调节：骨骼是钙的储存场所；十二指肠是钙的吸收场所；肾脏是钙的排泄场所；甲状旁腺激素、降血钙素、活性维生素 D 是钙的主要调节激素，其他的如肾上腺皮质激素、生长激素、雌激素等也会影响钙的代谢。

（4）血清钙浓度降低时，甲状旁腺分泌甲状旁腺激素。甲状旁腺激素激活破骨细胞，使来自骨骼中的钙变成游离钙。同时，甲状旁腺激素促进肾脏中 25 -羟维生素 D - 1 - α -羟化酶活性化，合成 1,25 -羟维生素 D。活性维生素 D 促进肠上皮细胞对钙和磷的吸收作用，同时使钙、磷在骨骼沉积。活性维生素 D 可直接提高血钙浓度，也可间接抑制甲状旁腺激素的分泌。甲状旁腺激素促进肾脏肾小管对钙的重吸收，升高血钙浓度，同时减少磷酸的重吸收，降低血清磷酸浓度。

一方面，血钙浓度升高可抑制甲状旁腺激素的分泌，活性维生素 D 合成减少。另一方面，血钙浓度升高后甲状腺分泌降血钙素增加。降血钙素抑制骨骼再吸收（游离钙），降低血钙浓度，同时促进尿液磷和钙的排泄。血钙浓度降低后，降血钙素分泌减少。

维生素 D 的活化受甲状旁腺激素、血钙浓度和血磷浓度的影响。

因此，甲状旁腺激素和活性维生素 D 升高血钙浓度，降血钙素降低血钙浓度，使血钙水平维持在 2.25~2.50 mmol/L 的范围（图 5－4－1）。

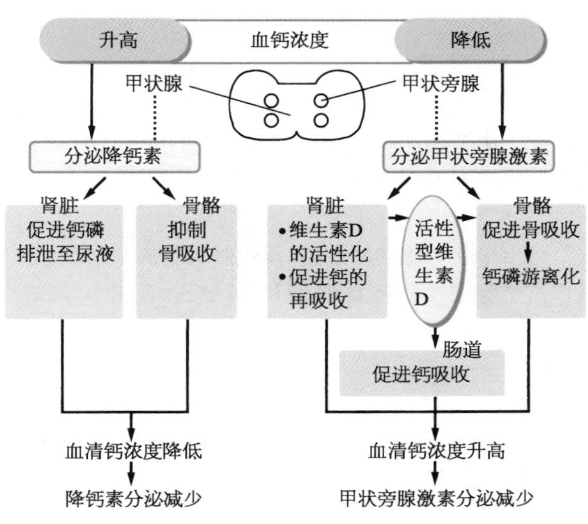

图 5－4－1　血清钙浓度的调节概略

【骨质疏松】

在骨骼中,破骨细胞促进骨吸收,成骨细胞促进骨形成,在此骨重建过程中,出入骨骼的钙约为 500 mg/d。通常,钙的出入量可以维持平衡,但当年龄增加等因素引起骨骼吸收占优势时,骨量逐渐减少。成骨细胞表面含有雌激素受体,当闭经后雌激素减少,成骨细胞活动减少。另外,破骨细胞的活性增强。这些因素导致的结果是骨量低于正常水平,人体陷入容易骨折的状态,即骨质疏松。引起骨质疏松的其他因素还包括遗传因素、营养不足、年龄增加、闭经、服用肾上腺皮质类固醇激素、运动减少(卧床、瘫痪、石膏固定等)、负重减少(无重力等)等。

【低钙血症】

血浆中的钙量减少,容易引起肌肉痉挛(手足抽搐)。另外,可见心电图波形异常(QT 间隔延长)。低钙血症除了由肾功能障碍引起之外,也可由甲状旁腺功能低下或维生素 D 缺乏引起。

【高钙血症】

可由甲状旁腺功能亢进、恶性肿瘤骨转移、维生素 D 摄入过量等因素引起,出现便秘、肾结石、昏迷等症状。

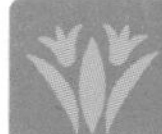

第五章　尿酸的代谢

尿酸的代谢

尿酸是由食物中及人体细胞中的核蛋白中嘌呤分解代谢形成的终产物。人体内的尿酸总量(尿酸池),平均是 1 200 mg 左右(870~1 650 mg)。其中约 700 mg 尿酸可在一日内在骨髓、肌肉、肝脏等部位合成,大部分经尿液和粪便排出(图 5－5－1)。

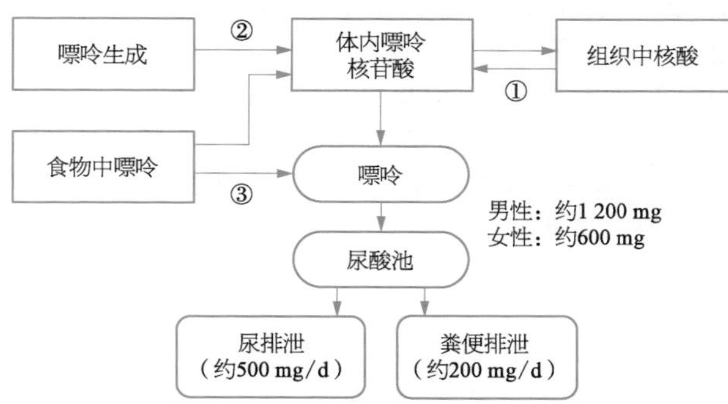

图 5－5－1　尿酸的代谢

由于尿酸不易溶于水,当数量较多时,容易在身体中蓄积。体内嘌呤合成亢进,细胞凋亡伴随核酸分解亢进,或者含嘌呤食物的过量摄入都会引起尿酸的产生亢进。尿酸产生较多,一定程度上都可以通过肾脏和肠道排泄出去,但当肾脏和肠道出现排泄障碍或超过了肾脏和肠道的排泄能力,血液中的尿酸值便会升高。

尿酸值升高的疾病状态，分为原发性和继发性（如：肾功能不全、恶性肿瘤、过量饮酒、脱水症等）。

当血清中的尿酸值达到 416.36 mmol/L 以上时，有可能会有尿酸钠结晶析出，白细胞将结晶作为异物排出，此时会引起严重的炎症反应，即血管透过性亢进、白细胞游走和吞噬作用、组织功能障碍等，出现红肿热痛，该症状为痛风的症状表现。痛风分为：① 急性痛风性关节炎（反复的关节炎及关节周围炎）；② 痛风结节（关节、骨骼、软骨、软组织中尿酸结晶沉着）；③ 痛风肾（肾功能不全）；④ 尿酸引起的尿路结石。当尿酸值持续性地超过 535.32 mmol/L 时（过饱和状态），痛风发作的可能性会升高。尿酸钠结晶在关节处析出，引起刺痛，特别是对体重敏感的脚拇指关节处最为多见。另外，尿酸在肾脏蓄积，容易引起肾结石。

第六章 水分的平衡

水分的代谢

健康成人每日水摄入量与排泄量可维持基本平衡。摄入的水分大部分为饮料水和食物中的水分，体内吸收的水分约 2.2 L/d。其中包括体内营养素氧化产生的水分（代谢水）。100 g 糖类氧化代谢可产生代谢水 60 mL，100 g 脂质可产生 107 mL，100 g 蛋白质可产生 41 mL。每日的营养素（糖类 500 g，脂肪 20 g，蛋白质 70 g）代谢可产生 350 mL 水分。加上饮食中的水分，每日可摄入约 2 500 mL 水。

每日水分的流失量影响摄入量，流失的水分中，尿液含水约 1 400 mL，粪便中的水分约 200 mL。另外，肺和皮肤的无感蒸发可流失约 900 mL/d。所有流失水加在一切约 2 500 mL。因此，每日水分摄入量和流失量大致平衡。

每日将代谢废物溶解水中排出体外所必需的最少尿量称为不可避免尿量，每日 400~500 mL。当人体无法生成尿液或尿液极度减少时（如肾功能不全），尿液中的尿素（蛋白质代谢终产物）无法排出体外，并在体内蓄积，形成尿毒症。

代谢异常

【脱水】

实际的脱水以缺水型脱水与缺钠型脱水的混合型较为常见。

缺水型脱水：参照脱水症（⇒P106）

缺钠型脱水：参照脱水症（⇒P106）

【水肿】

身体内部(组织间隙)水分过多的状态称为水肿。外表可见此状态时称为浮肿。间质液异常增加状态,腹腔内出现水分称为腹水,胸腔内出现的水分称为胸水。浮肿可见于心脏病、肾病、血液蛋白质不足、肝硬化等各类疾病。

(1) 心性水肿:心脏疾病引起心脏血液输出量减少,肾血流量减少,尿量减少,导致体内水分蓄积。另外,钠排泄困难导致钠潴留。钠的吸水性是容易引起浮肿的原因。

(2) 肾性水肿:肾小球滤过作用降低引起尿量减少,血液中水、钠潴留,并流向组织中引起浮肿。

(3) 低蛋白性水肿:慢性肾功能不全引起大量蛋白质通过尿液流失,血清蛋白质(血红蛋白)减少。营养失调引起血清蛋白质减少。由于血清蛋白质缺乏引起胶体渗透压低下,导致间质液的水分流入血管中的水分回收减少,引起水肿。

(4) 肝性水肿:肝硬化代偿期时,出现因血红蛋白合成减少引起的低蛋白血症,导致门脉高压引起难治性腹水潴留。

第七章　铁的代谢

铁的代谢

成人体内铁含量为 3～4 g，其中 64% 以血红蛋白铁的形式存在于红细胞中，29% 以铁蛋白或血铁黄素等形式存储于肝脏或脾脏，4% 左右以肌红蛋白的形式存在于肌肉中。血清铁通过与转铁蛋白结合的方式在体内运送。食物中 10～15 mg 的铁被胃酸离子化，然后再被肠道细菌或维生素 C 还原成 Fe^{2+}，其中约 10%（1～1.5 mg）被以十二指肠为中心的肠道上段吸收。

铁的吸收受体内铁代谢状态（铁的营养状态）的影响，处于缺乏状态时吸收增加，铁充足时吸收减少。钠、钾等物质需调节排泄量，以维持体内相对固定的含量，而铁受吸收量的调节，并不受排泄量的影响。

吸收的 Fe^{2+} 在肠上皮细胞内变成 Fe^{3+}，并与铁蛋白结合，储存在肝脏、脾脏、肠黏膜中。另外，Fe^{3+} 与转铁蛋白结合后被运送到骨髓，用于合成红细胞。红细胞破坏可在 1 日内释放约 20 mg 的铁，但释放的铁基本上可被再利用。体内铁流失的途径包括汗液、尿液和粪便的排泄，流失量为 1～1.5 mg/d。大部分的铁与血红蛋白、细胞色素、过氧化氢酶、过氧化物酶、SOD 等物质的蛋白质结合，参与能量代谢或活性酶的处理（图 5－7－1）。

代谢异常

血清铁浓度受骨髓造血功能状态、失血、出血以及营养条件的影响而发生变动。例如，再生障碍性贫血时，造血功能低下引起血清铁利用减少，血清铁浓度升高。与之相反，血清铁浓度低下是缺铁性贫血的典型症状。出

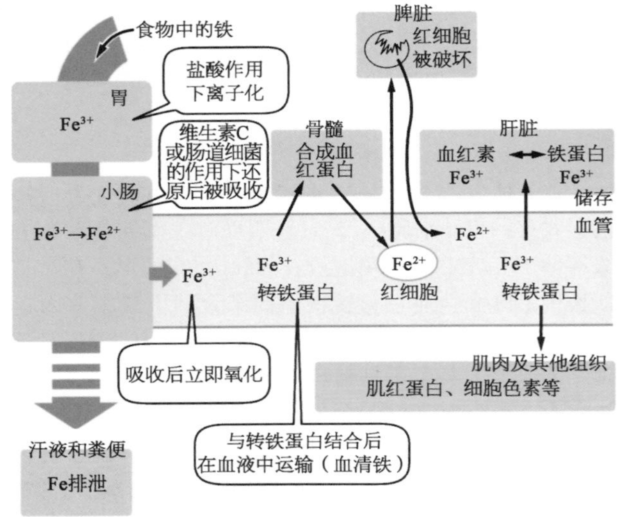

图 5－7－1　铁的吸收与代谢

血、失血或营养不足等状况发生时，铁需要量增加，储存铁被动员利用，当储存铁枯竭时，血清铁浓度降低，血红蛋白合成受阻引起缺铁性贫血。

铁缺乏除了引起贫血之外，也会使运动能力下降、体温调节不全、知觉发育障碍、免疫力低下。急性肝炎时，肝脏中的储存铁进入血液，引起血清铁浓度升高。

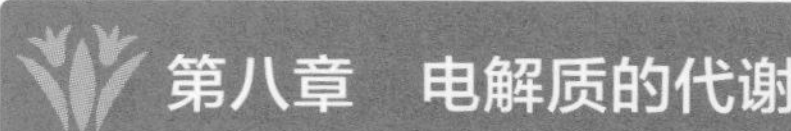

第八章 电解质的代谢

电解质的代谢

体液分为细胞内液（约占体重的 40%）和细胞外液（约占体重的 20%）。其中，细胞外液分为组织液（约占体重的 15%）和血浆（约占体重的 5%）。体液中的物质包括电解质和非电解质。

电解质是指能够在溶液中电离成阳离子和阴离子的导电物质。常见的电解质有钠离子、钾离子、钙离子、镁离子、氯离子、碳酸氢离子、磷酸离子等。体内的电解质有以下几个作用：① 调节体内水分的变动（调节体液量），维持正常分布；② 维持正常的体液渗透压，保证细胞内外渗透压的平衡；③ 维持酸碱平衡，保证体液维持在一定的 pH 范围内（7.4 左右）；④ 维持正常的神经活动和肌肉活动。

电解质的反应活动维持着生命的正常运转。

【钾离子（K^+）和钠离子（Na^+）】

钾离子是细胞内含量最多的阳离子。细胞内外的钠离子和钾离子的浓度不同，这种浓度差对维持神经、肌肉等兴奋性细胞的兴奋性具有重要作用。钾离子浓度差达到一定的比例时形成静态膜电位，当受到刺激时，产生活动电位，神经或肌肉出现活动。血清钾浓度上升时，心肌兴奋性增大；血清钾浓度下降时，骨骼肌兴奋性降低。

与钾离子相反，钠离子在细胞内浓度低，细胞外浓度高。钠离子在维持酸碱平衡和渗透压方面具有重要作用。在活动电位产生的初相时，钠离子流入细胞内，膜电位发生改变。最终，在钠泵的作用下，钠离子流向细胞外，钾离子流向细胞内，重新恢复静态膜电位的状态。体内钠含量决定消化道的吸收量和肾脏的重吸收量。原尿中约80%的钠离子在近曲小管被重吸收。远曲小管以下的部位负责调节钠离子的再吸收，受到肾上腺皮质分泌的糖皮质激素的影响。

代谢异常

【高钠血症】

常见于体内水分缺乏时。

【低钠血症】

血浆中钠浓度低下的状态。出现持续性呕吐或腹泻，以及长期低盐饮食和使用可以增加钠排泄的利尿剂时，可引起慢性肾功能不全、肾上腺皮质功能不全（Addison病）等。马拉松等高温环境下运动大量出汗时，即使摄入运动饮料也可能会引起低钠血症。当发生低钠血症时，可出现体虚、恶心，甚至意识减弱。

【低钾血症】

正常血钾浓度为4.0~5.0 mmol/L。低钾血症时，血钾浓度降到3.5 mmol/L以下。腹泻、呕吐，或长期使用利尿剂（特别是引起钾离子通过尿液流失的药物），与此同时无法通过进食摄入足够的钾时，可引起低钾血症。醛固酮分泌过剩、肾上腺皮质肿瘤也可引起低钾血症。可出现肌无力、意识障碍、心电图异常。低钾血症也会降低心功能，需加以注意。肠道运动减缓、胰岛素分泌减少等情况也会发生。

【高钾血症】

血钾浓度超过5.0 mmol/L。肾脏排钾障碍时易出现高钾血症。肾功能不全、代谢性酸中毒、肾上腺皮质功能不全（Addison病）等疾病可见高钾血症。持续的高钾血症可引起心脏兴奋障碍，导致心脏停止。

附录

- 附录一　富含营养素食物一览表
- 附录二　日本人膳食摄入标准(2020 年版)一览表
- 附录三　与营养相关的解剖
- 附录四　食物与药物的相互作用一览表
- 附录五　检查值一览表
- 附录六　肠内营养制剂一览表

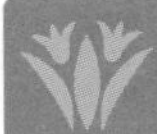

附录一　富含营养素食物一览表

附表 1－1　食盐(NaCl)

食品名	100 g 含量(g)	一次用量(g)		食品名	100 g 含量(g)	一次用量(g)	
		目标量	含量			目标量	含量
法式面包	1.6	60	1.0	梅干	22.1	1 个(16)	3.5
切片面包	1.3	1 片(60)	0.8	咸煮昆布	7.4	1 大个(15)	1.1
方便面	6.9	一餐分(75)	5.2	什锦八宝菜(腌渍)	5.1	20	1.0
去骨火腿	2.8	2 片(40)	1.1	腌萝卜	4.3	20	0.9
培根	2.2	1 片(20)	0.4	再制干酪	2.8	1 切(20)	0.6
鳕鱼子	4.6	1/2 整条(40)	1.8	有盐黄油	1.9	1 大块(13)	0.2
鲑鱼子	4.8	10	0.5	烤鱼竹轮	2.1	1 根(95)	2.0
小沙丁鱼干(半干货)	4.1	2 大条(10)	0.4	鱼肉肠	2.1	1 根(30)	0.6
腌鲑鱼	3.0	1 切(100)	3.0	蟹肉棒	2.2	1 根(20)	0.4
鲹鱼干(开片干货)	2.1	1 片(100)	2.1	咸味仙贝	2.0	1 片(20)	0.4

附表 1－2　1 g 食盐对应的调味料量

食盐(1 g)	1/5 小勺	番茄酱 28 g	5 小勺
减盐酱油(10 g)	2 小勺(浅)	番茄泥 250 g	1 罐+1/5 杯
浓酱油(7 g)	1 小勺(满)	特浓沙司(炸猪排用)17 g	1 大勺(满)
淡酱油(6 g)	1 小勺	浓沙司 17 g	1 大勺(满)

续 表

味噌(16 g)	1 大勺(浅)	英氏辣酱油 12 g	2 小勺(满)
减盐味噌(20 g)	1 大勺(满)	日式色拉调味汁 23 g	1 大勺(满)
淡色辣味噌(8 g)	1+1/3 小勺	法式色拉调味汁 33 g	2+1/2 大勺
红色辣味噌(8 g)	1+1/3 小勺	蛋黄酱(全蛋型) 56 g	4+2/3 大勺

附表 1-3　蛋白质

食品名	100 g 含量 (g)	一次用量(g)		相应能量 (kcal)	一次用量(g)	
		目标量	含量		单糖当量	脂质
仔鸡胸脯肉	23.0	80	18.4	84	0	0.6
猪里脊肉	22.2	80	17.8	104	0	3.0
猪腿肉(红肉)	22.1	80	17.7	102	0	2.9
牛里脊肉	20.8	80	16.6	156	0	9.0
牛腿肉(红肉)	21.9	80	17.5	112	0	3.9
仔鸡腿肉(无皮)	19.0	80	15.2	102	0	4.0
仔鸡胸肉(无皮)	23.3	80	18.6	93	0	1.5
鸡蛋	12.3	1 个(50)	6.2	76	1.5	5.2
金枪鱼红肉部分	26.4	100	26.4	125	0	1.4
腌鲑鱼	22.8	1 切(100)	22.8	154	0	6.1
马鲛鱼	20.1	1 切(100)	20.1	177	0	9.7
基围虾	21.7	1 个(15)	3.3	14	0	微
枪乌贼	17.9	1 个(200)	35.8	166	0	1.4
纳豆碎	16.6	1 盒(50)	8.3	97	0.1	5.0
木棉豆腐	6.6	1/3 盒(100)	6.6	72	0.8	4.2
绢豆腐	4.9	1/3 盒(100)	4.9	56	0.9	3.0

续 表

食品名	100 g 含量(g)	一次用量(g)		相应能量(kcal)	一次用量(g)	
		目标量	含量		单糖当量	脂质
牛奶	3.3	1 杯(210)	6.9	141	9.2	8.0
再制干酪	22.7	1 切(20)	4.5	68	微	5.2
酸奶(全脂无糖)	3.6	1/2 杯(100)	3.6	62	3.9	3.0

附表 1－4　脂质

食品名	100 g 含量(g)	一次用量(g)		相应能量(kcal)	一次用量(g)	
		目标量	含量		单糖当量	蛋白质
再制干酪	26.0	1 切(20)	5.2	68	微	4.5
牛油	99.8	1 大勺(13)	13.0	122	0	微
猪油	100.1	1 大勺(13)	13.0	122	0	0
鸡皮(腿部、生)	51.6	20	10.3	103	0	1.3
猪五花肉	35.4	80	28.3	316	0	11.5
培根	39.1	1 片(20)	7.8	81	0	2.6
高脂冰激凌	12.0	120	14.4	254	21.7	4.2
奶油奶酪	33.0	25	8.3	87	0.6	2.1
生奶油	45.0	1 大勺(15)	6.8	65	0.4	0.3
调和色拉油	100.0	1 大勺(13)	13	120	0	0
人造黄油	83	1 大勺(13)	10.6	99	0	0
有盐黄油	81.0	1 大勺(13)	10.5	97	微	微
蛋黄酱(全蛋型)	76	1 大勺(12)	9.1	85	0	0.2
法式色拉调味汁	41.9	1 大勺(14)	5.9	57	0	微

续 表

食品名	100 g含量(g)	一次用量(g)		相应能量(kcal)	一次用量(g)	
		目标量	含量		单糖当量	蛋白质
黄油花生	51.3	20	10.3	118	1.8	5.1
炸薯片	35.2	1/3 袋(30)	10.6	166	0	1.4
牛奶巧克力	34.1	20	6.8	111	11.9	1.4

附表 1-5　可利用碳水化合物(单糖当量)

食品名	100 g含量(g)	一次用量(g)		相应能量(kcal)	一次用量(g)	
		目标量	含量		蛋白质	脂质
玉米片	89.8	40	36.0	152	3.1	0.7
法式面包	63.9	60	38.3	167	5.6	0.8
年糕	50.0	50	25.0	118	2.0	0.3
羊角面包	49.7	1 个(30)	14.9	95	3.0	2.7
切片面包	48.5	1 片 6 枚切(60)	29.1	156	5.4	2.5
精白米(米饭)	38.1	1 碗(135)	51.4	227	3.8	0.5
胚芽米(米饭)	37.9	1 碗(135)	51.2	225	4.1	0.9
拉面(蒸)	35.9	200	71.8	396	10.6	3.4
意大利面(水煮)	31.3	200	62.6	334	10.8	1.8
荞麦面条(水煮)	27.0	200	54.0	264	9.6	2.0
乌冬面条(水煮)	21.4	200	42.8	210	5.2	0.8
玉米粒(罐头)	13.9	1/2 杯(70)	9.7	57	1.6	0.4
马铃薯(去皮)	17.0	1 个(100)	17.0	76	1.6	0.1
芋艿	11.2	2 个(100)	11.2	58	1.5	0.1

续 表

食品名	100 g 含量(g)	一次用量(g)		相应能量(kcal)	一次用量(g)	
		目标量	含量		蛋白质	脂质
红薯(去皮)	30.9	1/2 个(100)	30.9	134	0.9	0.5
绿豆粉丝(水煮)	19.8	70	13.9	59	微	微
香蕉	19.4	1 根(100)	19.4	86	1.1	0.2
苹果	12.9	1 个(160)	20.6	98	0.3	0.8
橙汁(浓缩还原)	7.9	1 杯(200)	15.8	84	1.4	0.2
砂糖(绵白糖)	104.2	1 大勺(9)	9.4	12	0	0
砂糖(白砂糖)	104.9	1 大勺(12)	12.6	46	0	0
黑砂糖	93.2	2 cm 见方(20)	18.6	71	0.3	0
蜂蜜	75.3	1 大勺(21)	15.8	64	微	微
草莓	6.1	4 颗(50)	3.1	17	0.5	微
猕猴桃	9.8	1 个(100)	9.8	53	1.0	微
挂面(水煮)	25.6	200	51.2	254	7.0	0.8
西洋南瓜	17.0	1/6 个(150)	25.5	137	2.9	0.5

附表 1-6 膳食纤维

食品名	100 g 含量(g)	一次用量(g)		食品名	100 g 含量(g)	一次用量(g)	
		目标量	含量			目标量	含量
燕麦片	9.4	50	4.7	抱子甘蓝	5.5	3 个(30)	1.7
黑麦面包	5.6	2 片(60)	3.4	毛豆	5.0	50	2.5
玉米粒(罐头)	3.3	1/2 杯(70)	2.3	秋葵	5.0	5 个(50)	2.5
法式面包	2.7	5 cm(60)	1.6	西蓝花	4.4	1/2 个(100)	4.4

续　表

食品名	100 g含量(g)	一次用量(g)		食品名	100 g含量(g)	一次用量(g)	
		目标量	含量			目标量	含量
玉米片	2.4	40	1.0	西洋南瓜	3.5	1/4 个(200)	7.0
葡萄干面包	2.2	1 片 2 枚切(60)	1.3	菠菜	2.8	1 束(200)	5.6
荞麦面(水煮)	2.0	200	4.0	红薯(去皮)	2.2	1/2 个(100)	2.2
糙米(饭)	1.4	1 碗(135)	1.9	柿子	1.6	1 个(200)	3.2
羊栖菜干	51.8	5	2.6	柿饼	14.0	1 个(40)	5.6
萝卜干	21.3	10	2.1	爆米花	9.3	1/3 袋(30)	2.8
炒芝麻	12.6	1 大勺(10)	1.3	栗子	8.5	60	5.1
拉丝纳豆	6.7	1 盒(50)	3.4	炸薯条	4.2	1/3 袋(30)	1.3
牛蒡	5.7	1/4 根(50)	2.9	猕猴桃	2.5	1 个(100)	2.5

附表 1－7　胆固醇

食品名	100 g含量(g)	一次用量		食品名	100 g含量(g)	一次用量	
		目标量(g)	含量(mg)			目标量(g)	含量(mg)
鸡肝	370	50	185	鳕鱼卵	350	1/2 条(40)	140
猪肝	250	50	125	鲑鱼卵(成熟卵)	480	1 大勺(17)	82
牛肝	240	50	120	蒲烧鳗鱼	230	100	230

续　表

食品名	100 g含量(g)	一次用量		食品名	100 g含量(g)	一次用量	
		目标量(g)	含量(mg)			目标量(g)	含量(mg)
有盐黄油	210	13	27	胡瓜鱼	230	2 条(50)	115
猪油	100	13	13	西太公鱼	210	2 条(50)	105
牛油	100	13	13	小沙丁鱼干(半干品)	240	1 大勺(5)	12
鸡腿肉(带皮)	89	71	78	枪乌贼	250	1 个(200)	500
鸡腿肉(不带皮)	87	70	74	章鱼	150	1/4 个(120)	180
鸡翅	110	35	39	甜虾	130	5 个(50)	65
鸡蛋	420	50	210	生牡蛎	38	4 个去壳肉(50)	19
鹌鹑蛋(全蛋 生)	470	22	103	基围虾	160	1 个(15)	24
加工奶酪	78	20	16	生立帆贝	33	1 个(70)	23
鮟鱇肝	560	50	280	生海胆	290	1 片(7)	20
盐渍鲑鱼卵(未成熟卵)	510	30	153	鸡蛋蛋糕	160	1 切(50)	80

附表 1-8　亚油酸

食品名	100 g含量(g)	一次用量		食品名	100 g含量(g)	一次用量	
		目标量(g)	含量(g)			目标量(g)	含量(g)
红花籽油	72.3	13	9.4	大豆油	49.9	13	6.5
红花油	72.2	13	9.4	玉米油	47.1	13	6.1

续　表

食品名	100 g 含量（g）	一次用量		食品名	100 g 含量（g）	一次用量	
		目标量（g）	含量（g）			目标量（g）	含量（g）
葵花籽油	65.8	13	8.6	芝麻油	42.0	13	5.5
核桃	41.2	20	8.2	调和油	41.1	13	5.3
棉籽油	53.5	13	7.0	黄油花生米	15.0	20	3.0

附表 1－9　α 亚麻酸

食品名	100 g 含量（g）	一次用量（g）		食品名	100 g 含量（g）	一次用量（g）	
		目标量	含量			目标量	含量
核桃	9.0	去壳 5 颗（20）	1.8	油炸豆腐团	1.2	1 个（80）	1.0
菜籽油	7.5	1 大勺（13）	1.0	紫苏籽油	58	1 大勺（13）	7.5
调和油	6.8	1 大勺（13）	7.0	软质人造黄油	1.2	1 大勺（13）	0.2
亚麻籽油	57	1 大勺（13）	7.4	纳豆	0.7	1 盒（50）	0.4
红花籽油	70	1 大勺（13）	9.1	核桃	41	去壳 5 颗（20）	8.2
葵花籽油	58	1 大勺（13）	7.5	调和油	34	1 大勺（13）	4.4
棉籽油	54	1 大勺（13）	7.0	油炸豆腐团	7.3	1 个（80）	5.8
玉米油	51	1 大勺（13）	6.3	软质人造黄油	1.2	1 大勺（13）	1.6
大豆油	50	1 大勺（13）	6.5	蛋黄酱（全蛋型）	23	1 大勺（12）	2.8
芝麻油	41	1 大勺（13）	5.3	黄油花生	15	20	2.0

附表 1－10　油酸

食品名	100 g 含量 (g)	一次用量(g)		食品名	100 g 含量 (g)	一次用量(g)	
		目标量	含量			目标量	含量
橄榄油	73	1 大勺 (13)	9.5	调和油	40	1 大勺 (13)	5.2
榛子	54	20	10.8	紫苏籽油	37	1 大勺 (13)	4.8
菜籽油	58	1 大勺 (13)	7.5	开心果	30	20	6.0
猪五花肉	14	100	14	黄油花生米	22	20	4.4
牛肉糜	9.5	100	9.5	花生酱	19	1 大勺 (12)	2.3

附表 1－11　EPA

食品名	100 g 含量 (g)	一次用量(g)		食品名	100 g 含量 (g)	一次用量(g)	
		目标量	含量			目标量	含量
大西洋鲭鱼	1.6	1 切 (100)	1.6	养殖小鰤鱼	0.5	1 切 (100)	0.5
黑金枪鱼脂身部	1.4	1 切 (100)	1.4	鰤鱼	0.9	1 切 (100)	0.9
沙丁鱼罐头(调味)	1.4	1 罐 (100)	1.4	秋刀鱼	0.9	1 切 (100)	0.9
沙丁鱼	0.8	1 切 (100)	0.8	蒲烧鳗鱼	0.8	1 切 (100)	0.8
味噌煮鲭鱼罐头	1.1	1 罐 (100)	1.1	养殖鲷鱼	0.5	1 切 (100)	0.5

附表 1－12 DHA

食品名	100 g含量(g)	一次用量(g)		食品名	100 g含量(g)	一次用量(g)	
		目标量	含量			目标量	含量
黑金枪鱼脂身部	3.2	1 切(100)	3.2	味噌煮鲭鱼罐头	1.5	1 罐(100)	1.5
大西洋鲭鱼	2.6	1 切(100)	2.6	蒲烧鳗鱼	1.3	1 切(100)	1.3
养殖小鰤鱼	0.9	1 切(100)	0.9	竹荚鱼干	1.0	1 条(100)	0.9
鰤鱼	1.7	1 切(100)	1.7	沙丁鱼罐头(调味)	1.1	1 罐(100)	1.1
秋刀鱼	1.6	1 切(100)	1.6	养殖鲷鱼	0.8	1 切(100)	0.8

附表 1－13 胡萝卜素

食品名	100 g含量(μg)	一次用量		食品名	100 g含量(μg)	一次用量	
		目标量(g)	含量(μg)			目标量(g)	含量(μg)
油菜	3 100	1 束(300)	9 300	西蓝花	1 400	1/2 棵(100)	1 400
蓬蒿	4 500	1 束(200)	9 000	西瓜	830	1 切(200)	1 660
菠菜	4 200	1 束(200)	8 400	温州橘子(瓤)	1 000	1 个(100)	1 000
西洋南瓜	4 000	1/4 个(200)	8 000	柿子	420	1 个(160)	672
胡萝卜	8 600	1/4 个(50)	4 300	枇杷	810	1 个(80)	648
韭菜	3 500	1 束(100)	3 500	海蕴(盐渍)	220	50	110
青梗菜	2 000	1 棵(100)	2 000	裙带菜(盐渍)	250	10	25

附表 1-14　维生素 A：视黄醇当量

食品名	100 g 含量（μgRE）	一次用量		食品名	100 g 含量（μgRE）	一次用量	
		目标量（g）	含量（μgRE）			目标量（g）	含量（μgRE）
鸡肝	14 000	50	7 000	鮟鱇鱼肝	8 300	30	2 490
猪肝	13 000	50	6 500	蒲烧鳗鱼	1 500	100	1 500
牛肝	1 100	50	550	银鳕鱼	1 500	1 切（100）	1 500
鹌鹑蛋（水煮）	480	3 个（22）	106	蒸海鳗	890	50	445
蛋黄	480	1 个（18）	86	萤火鱿（水煮）	1 900	10 个（50）	950
牛奶	38	1 茶杯（210）	80	有盐黄油	510	1 大勺（13）	66

附表 1-15　维生素 D

食品名	100 g 含量（μg）	一次用量		食品名	100 g 含量（μg）	一次用量	
		目标量（g）	含量（μg）			目标量（g）	含量（μg）
鮟鱇鱼肝	110.0	1 切（50）	55.0	带鱼	14.0	1 切（100）	14.0
丝背细鳞鲀	43.0	1 切（100）	43.0	黄旗鱼	12.0	1 切（100）	12.0
红鲑鱼	33.0	1 切（100）	33.0	鲣鱼(秋季)	9.0	1 切（100）	9.0
粉红鲑	22.0	1 切（150）	33.0	沙丁鱼	32.0	1 条（60）	19.2
腌制鲑鱼	21.0	1 切（100）	21.0	干黑木耳	128.5	5 朵（3）	3.9
鲽鱼	13.0	1 切（150）	19.5	干香菇	12.7	2 朵（10）	1.3

续　表

食品名	100 g含量(μg)	一次用量		食品名	100 g含量(μg)	一次用量	
		目标量(g)	含量(μg)			目标量(g)	含量(μg)
秋刀鱼	15.7	1条(100)	15.7	舞茸	4.9	1/2盒(50)	2.5
石鲈	15.0	1切(100)	15.0	杏鲍菇	1.2	1个(30)	0.4

附表1-16　维生素E

食品名	100 g含量(μg)	一次用量		食品名	100 g含量(μg)	一次用量	
		目标量(g)	含量(μg)			目标量(g)	含量(μg)
杏仁(干)	30.3	10粒(20)	6.1	鰤鱼	2.0	1切(100)	2.0
玉米油	17.1	1大勺(13)	2.2	青占鱼	1.3	1切(100)	1.3
人造黄油	15.3	1大勺(13)	2.0	鰤鱼(养殖)	5.5	1切(100)	5.5
调和油	12.8	1大勺(13)	1.7	西洋南瓜	4.9	1/4个(200)	9.8
花生米(炒)	10.6	10粒(20)	2.1	鳄梨	3.3	1/2个(100)	3.3
鳕鱼子	7.1	1/2条(40)	2.8	菠菜	2.1	1束(100)	4.2
蒲烧鳗鱼	4.9	100	4.9	西蓝花	2.4	1/2个(100)	2.4
油浸金枪鱼罐头(油炸)	8.3	1罐(100)	8.3	油炸豆腐团	1.5	1个(80)	1.2
枪乌贼	2.1	100	2.1	猕猴桃	1.3	1个(100)	1.3

附表 1－17　维生素 K

食品名	100 g 含量（μg）	一次用量		食品名	100 g 含量（μg）	一次用量	
		目标量（g）	含量（μg）			目标量（g）	含量（μg）
纳豆碎	930	1 盒（50）	435	调味海苔	650	1 张（3）	20
油炸豆腐团	43	1 个（80）	34	皮蛋	26	1/2 个（50）	13
黄豆芽	57	1 盒（50）	29	蛋黄	40	1 个（20）	8
油菜	210	1 束（300）	630	鹌鹑蛋（水煮）	21	3 个（22）	5
黄麻菜	640	1 袋（100）	640	羊栖菜干	580	5	29
菠菜	270	1 束（200）	540	豆苗	210	50	105
韭菜	180	1 束（100）	180	调和油	170	1 大勺（13）	22
西蓝花	160	1/2 个（100）	160	蛋黄酱（全蛋型）	120	1 大勺（12）	14
抱子甘蓝	150	1 个（30）	45	腰果	28	10 粒（15）	4
香芹	850	1 小勺（3）	26	开心果	29	10 粒（10）	3

附表 1－18　维生素 B_1

食品名	100 g 含量（mg）	一次用量		食品名	100 g 含量（mg）	一次用量	
		目标量（g）	含量（mg）			目标量（g）	含量（mg）
糙米(米饭)	0.16	1 碗（135）	0.22	蒲烧鳗鱼	0.75	100	0.75
胚芽米（米饭）	0.08	1 碗（135）	0.11	鳕鱼子	0.71	1/2 条（40）	0.28

续 表

食品名	100 g 含量 (mg)	一次用量		食品名	100 g 含量 (mg)	一次用量	
		目标量 (g)	含量 (mg)			目标量 (g)	含量 (mg)
猪里脊肉	1.32	80	1.06	鲣鱼(春季)	0.13	1 切 (100)	0.13
猪腿肉	0.96	80	0.77	日本国产大豆(干)	0.71	1/5 杯 (30)	0.21
鸡肝	0.38	50	0.19	蚕豆	0.30	10 粒 (50)	0.15
猪肝	0.34	50	0.17	内酯豆腐	0.10	1/3 盒 (100)	0.10
猪肩肉火腿	0.60	1 片(30)	0.18	开心果	0.43	10 粒 (10)	0.04
培根	0.58	1 片(30)	0.17	栗子	0.20	60	0.12

附表 1-19 维生素 B_2

食品名	100 g 含量 (mg)	一次用量		食品名	100 g 含量 (mg)	一次用量	
		目标量 (g)	含量 (mg)			目标量 (g)	含量 (mg)
猪肝	3.60	50	1.80	加工干酪	0.38	1 切(20)	0.08
牛肝	3.00	50	1.50	蒲烧鳗鱼	0.74	100	0.74
鸡肝	1.80	50	0.90	沙丁鱼	0.39	1 条(60)	0.23
猪里脊肉	0.25	80	0.20	鲽鱼	0.35	1 切 (150)	0.53
肩肉火腿	0.35	2 片(40)	0.14	青占鱼	0.31	1 切 (100)	0.31
去骨火腿	0.28	2 片(40)	0.11	秋刀鱼	0.28	1 条 (100)	0.28
卡芒贝尔奶酪	0.48	1 切(20)	0.10	拉丝纳豆	0.56	1 盒(50)	0.28

续 表

食品名	100 g含量(mg)	一次用量		食品名	100 g含量(mg)	一次用量	
		目标量(g)	含量(mg)			目标量(g)	含量(mg)
鸡蛋(生)	0.43	1个(50)	0.22	干香菇	1.40	2个(10)	0.14
牛奶	0.15	1杯(210)	0.32	平菇	0.40	1/3束(30)	0.12
酸奶(全脂无糖)	0.14	1/2杯(100)	0.14	调味扁桃仁	1.07	20	0.21

附表1-20 烟酸

食品名	100 g含量(mg)	一次用量		食品名	100 g含量(mg)	一次用量	
		目标量(g)	含量(mg)			目标量(g)	含量(mg)
糙米(米饭)	2.9	1碗(135)	3.9	蓝鳍金枪鱼(红肉部分)	14.2	100	14.2
通心粉(干)	2.3	70	1.6	青占鱼	10.4	1切(100)	10.4
黑麦面包	1.3	2片(60)	0.8	马鲛鱼	9.5	1切(100)	9.5
切片面包	1.2	1片(60)	0.7	樱鳟	8.8	1切(100)	8.8
胚芽米(米饭)	0.8	1碗(135)	1.1	花生米(炒)	17.0	20	3.4
仔鸡鸡脯肉	11.8	80	9.4	干香菇	16.8	2个(10)	1.7
仔鸡鸡胸肉(去皮)	11.6	80	9.3	舞茸	9.1	1/5盒(20)	1.8
猪腿肉	6.5	80	5.2	本占地菇	9.0	1/3盒(30)	2.7
鲣鱼节	35.0	1个(200)	70.0	金针菇	6.8	1/2盒(50)	3.4

附表 1－21　维生素 B_6

食品名	100 g 含量(mg)	一次用量		食品名	100 g 含量(mg)	一次用量	
		目标量(g)	含量(mg)			目标量(g)	含量(mg)
牛肝	0.89	50	0.45	秋刀鱼	0.54	1 条(100)	0.54
仔鸡鸡胸肉(去皮)	0.64	80	0.51	沙丁鱼	0.49	1 条(60)	0.29
猪腿肉	0.33	80	0.26	日本国产大豆(干)	0.51	1/5 杯(30)	0.15
肩肉火腿	0.27	2 片(40)	0.11	纳豆碎	0.29	1 盒(50)	0.15
灯笼椒(红色)	0.37	1 个(150)	0.56	花菜	0.23	1/2 棵(150)	0.35
金枪鱼(红肉部分)	0.85	100	0.85	鳄梨	0.32	1/2 个(100)	0.32
鲣鱼	0.76	1 切(100)	0.76	红薯(去皮)	0.26	1/2 个(100)	0.26
白鲑鱼	0.64	1 切(100)	0.64	抱子甘蓝	0.27	3 个(30)	0.08
青占鱼	0.59	1 切(100)	0.59	香蕉	0.38	1 根(100)	0.38

附表 1－22　叶酸

食品名	100 g 含量(mg)	一次用量		食品名	100 g 含量(mg)	一次用量	
		目标量(g)	含量(mg)			目标量(g)	含量(mg)
烤海苔	1 900	1 片(3)	57	韭菜	100	1 束(100)	100
鸡肝	1 300	50	650	豇豆红豆(干)	300	1/5 杯(30)	90
牛肝	1 000	50	500	绿芦笋	190	2 根(35)	67

续 表

食品名	100 g 含量(mg)	一次用量		食品名	100 g 含量(mg)	一次用量	
		目标量(g)	含量(mg)			目标量(g)	含量(mg)
猪肝	810	50	405	日本国产大豆(干)	260	1/5 杯(30)	78
芥菜	310	1/2 束(200)	620	拉丝纳豆	120	1 盒(50)	60
菠菜	210	1 束(200)	420	黄豆芽	85	1 杯(50)	43
蓬蒿	190	1 束(200)	380	芒果	84	1 个(200)	168
黄麻菜	250	1 袋(100)	250	草莓	90	4 个(50)	45
西蓝花	210	1/2 棵(100)	210	荔枝	100	1 个(15)	15
花菜	94	1/2 棵(150)	141	栗子	100	60	60

附表 1－23　维生素 B_{12}

食品名	100 g 含量(mg)	一次用量		食品名	100 g 含量(mg)	一次用量	
		目标量(g)	含量(mg)			目标量(g)	含量(mg)
牛肝	52.8	50	26.4	竹荚鱼	12.8	1 条(200)	25.6
鸡肝	44.4	50	22.2	青占鱼	12.9	1 切(100)	12.9
鹌鹑蛋(水煮)	3.3	3 个(22)	0.7	蚬贝	68.4	带壳 10 个(6)	4.1
加工干酪	3.2	1 切(20)	0.6	花蛤	52.4	带壳 5 个(20)	10.5

续 表

食品名	100 g含量(mg)	一次用量		食品名	100 g含量(mg)	一次用量	
		目标量(g)	含量(mg)			目标量(g)	含量(mg)
牛奶	0.3	1杯(210)	0.6	丽文蛤	28.4	带壳1个(10)	2.8
鮟鱇鱼肝	39.1	50	19.6	生牡蛎	23.1	去壳肉4个(50)	11.6
沙丁鱼干	24.7	1条(30)	7.4	萤鱿(水煮)	14.0	10个(50)	7.0
秋刀鱼	16.2	1条(100)	16.2	帝王蟹(水煮)	9.9	1只脚(180带壳)	8.9

附表1-24 生物素

食品名	100 g含量(mg)	一次用量		食品名	100 g含量(mg)	一次用量	
		目标量(g)	含量(mg)			目标量(g)	含量(mg)
猪肝	79.6	50	39.8	花菜	9.0	1/2棵(150)	13.5
牛肝	76.1	50	38.1	西蓝花	9.0	1/2棵(100)	9.0
柳叶鱼	17.1	2条(50)	8.6	鳄梨	5.0	1/2个(100)	5.0
褐牙鲆鱼	10.1	1切(80)	8.1	柿子	2.0	1个(200)	4.0
鲑鱼	9.0	1切(100)	9.0	黄麻菜	14.0	1袋(100)	14.0
日本国产大豆	27.5	1/5杯(30)	8.3	卡蒙贝尔芝士	6.3	1切(20)	1.3

附表 1－25　泛酸

食品名	100 g 含量（mg）	一次用量		食品名	100 g 含量（mg）	一次用量	
		目标量（g）	含量（mg）			目标量（g）	含量（mg）
牛角面包	0.61	1 个（30）	0.18	莲藕	0.89	1 节（150）	1.34
鸡蛋	1.45	1 个（50）	0.73	笋（水煮）	0.63	1/2 根（200）	1.26
猪肩肉	1.34	80	1.07	西洋南瓜	0.62	1/4 个（200）	1.24
和牛腿肉	1.19	80	0.95	山药	0.61	10 cm 长（250）	1.53
纳豆碎	4.28	1 盒（50）	2.14	蚕豆	0.46	10 粒（50）	0.23
日本国产大豆（干）	1.36	1/5 杯（30）	0.41	胡萝卜（带皮）	0.37	1/4 根（50）	0.19
花菜	1.30	1/2 棵（150）	1.95	本占地菇	1.59	1/3 盒（30）	0.48
黄麻菜	1.83	1 袋（100）	1.83	鲜香菇	1.05	2 个（30）	0.32
西蓝花	1.12	1/2 棵（100）	1.12	香蕉	0.44	1 根（100）	0.44
红薯(去皮)	0.90	1/2 个（100）	0.90	葡萄柚	0.39	1/2 个（120）	0.47

附表 1－26　维生素 C

食品名	100 g 含量（mg）	一次用量		食品名	100 g 含量（mg）	一次用量	
		目标量（g）	含量（mg）			目标量（g）	含量（mg）
牛肝	30	50	15	白菜	41	1 片（100）	41
猪肝	20	50	10	马铃薯（去皮）	28	1 个（100）	28

续 表

食品名	100 g含量(mg)	一次用量		食品名	100 g含量(mg)	一次用量	
		目标量(g)	含量(mg)			目标量(g)	含量(mg)
鸡肝	20	50	10	红薯(去皮)	29	1/2 个(100)	29
花菜	81	1/2 棵(150)	122	柿子	70	1 个(160)	112
西蓝花	120	1/2 棵(100)	120	脐橙	60	1 个(150)	90
黄麻菜	65	1 袋(100)	65	猕猴桃	69	1 个(100)	69
菠菜	35	1 束(200)	70	葡萄柚	36	1/2(120)	43
抱子甘蓝	160	3 个(30)	48	番木瓜	50	1/2 个(100)	50
红圆椒	170	1/4 个(40)	68	温州橘	35	1 个(100)	35
卷心菜	41	1 片叶(100)	41	草莓	62	4 个(50)	31

附表 1－27　钙(Ca)

食品名	100 g含量(mg)	一次用量		食品名	100 g含量(mg)	一次用量	
		目标量(g)	含量(mg)			目标量(g)	含量(mg)
牛奶	110	1 杯(210)	231	青梗菜	100	1 束(100)	100
人工干酪	630	1 切(20)	166	炸豆腐块	240	1/2 盒(100)	240
酸奶	120	1/2 杯(105)	126	油炸豆腐团	270	1 个(80)	216

续 表

食品名	100 g 含量(mg)	一次用量		食品名	100 g 含量(mg)	一次用量	
		目标量(g)	含量(mg)			目标量(g)	含量(mg)
卡芒贝尔奶酪	460	1 切(20)	92	高野豆腐	630	1 个(20)	126
帕尔马奶酪	1 300	1 大勺(6)	78	木棉豆腐	86	1/3 盒(100)	86
炼乳	270	1 大勺(16)	43	拉丝纳豆	90	1 盒(50)	45
西太公鱼	450	2 条(50)	225	绢豆腐	57	1/3 盒(100)	57
沙丁鱼干	570	1 条(30)	171	黄豆粉(全粒)	190	2 大勺(12)	23
柳叶鱼	350	2 条(50)	175	烤豆腐	150	1/3 盒(100)	150
蒲烧鳗鱼	150	100	150	羊栖菜干	1 000	5	50
沙丁鱼罐头	370	2 条(60)	222	烤芝麻	1 200	1 大勺(5)	60
油菜	170	1 束(300)	510	萝卜干	500	15	75
蓬蒿	120	1 束(200)	240	杏仁(干)	250	20	50

附表 1－28　铁(Fe)

食品名	100 g 含量(mg)	一次用量		食品名	100 g 含量(mg)	一次用量	
		目标量(g)	含量(mg)			目标量(g)	含量(mg)
荞麦(水煮)	0.8	200	1.6	鰤鱼	1.3	1 切(100)	1.3
猪肝	13.0	50	6.5	沙丁鱼	2.1	1 条(60)	1.3

续　表

食品名	100 g含量(mg)	一次用量		食品名	100 g含量(mg)	一次用量	
		目标量(g)	含量(mg)			目标量(g)	含量(mg)
鸡肝	9.0	50	4.5	西太公鱼	0.8	2条(50)	0.4
牛肝	4.0	50	2.0	蛤仔(水煮)罐头	27.7	25	7.4
牛肩瘦肉	2.4	80	1.9	生牡蛎	2.1	去壳肉4个(50)	1.1
进口牛里脊肉	2.8	80	2.2	海蕴	0.7	50	0.4
和牛腿肉	2.8	80	2.2	油炸豆腐团	3.6	1个(80)	2.9
鲣鱼	1.9	1切(100)	1.9	拉丝纳豆	3.3	1盒(50)	1.7
金枪鱼脂身部	1.6	1切(100)	1.6	菠菜	2.0	1束(200)	4.0

附表1-29　磷(P)

食品名	100 g含量(mg)	一次用量		食品名	100 g含量(mg)	一次用量	
		目标量(g)	含量(mg)			目标量(g)	含量(mg)
糙米(米饭)	130	1碗(135)	176	蒲烧鳗鱼	300	100	300
猪肝	340	50	170	鲣鱼(春季)	280	1切(100)	280
和牛腿肉	180	80	144	蓝色马鲛鱼	220	1切(100)	220
去骨火腿	340	2片(40)	136	沙丁鱼	230	1切(60)	138
鸡蛋(生)	180	1个(50)	90	鰤鱼	130	1切(100)	130

续 表

食品名	100 g 含量(mg)	一次用量		食品名	100 g 含量(mg)	一次用量	
		目标量(g)	含量(mg)			目标量(g)	含量(mg)
牛奶	93	1 杯(210)	195	木棉豆腐	110	1/3 盒(100)	110
人工干酪	730	1 切(20)	146	杏仁(干)	460	10 粒(20)	92
酸奶(全脂无糖)	100	1/2 杯(105)	105	黄油花生米	380	10 粒(20)	76

附表 1－30 锰(Mn)

食品名	100 g 含量(mg)	一次用量		食品名	100 g 含量(mg)	一次用量	
		目标量(g)	含量(mg)			目标量(g)	含量(mg)
糙米(米饭)	1.04	1 碗(135)	1.40	红薯(去皮)	0.41	1/2 根(100)	0.41
精白米(米饭)	0.35	1 碗(135)	0.47	豆苗	1.11	50	0.56
荞麦(水煮)	0.38	200	0.76	莲藕	0.78	1 节(150)	1.17
笋(水煮)	0.55	100	0.55	香蕉	0.26	1 根(100)	0.26
生牡蛎	0.39	去壳肉 4 个(50)	0.20	猕猴桃	0.11	1 个(100)	0.11
日本国产大豆(干)	1.90	1/5 杯(30)	0.57	黄油花生	2.81	20	0.56
纳豆碎	1.00	1 盒(50)	0.50	杏仁(干)	2.45	10 粒(20)	0.49
木棉豆腐	0.38	1/3 盒(100)	0.38	牛奶巧克力	0.41	1/2 片(20)	0.08

附表 1－31　碘(I)

食品名	100 g含量(μg)	一次用量		食品名	100 g含量(μg)	一次用量	
		目标量(g)	含量(μg)			目标量(g)	含量(μg)
海带(干)	200 000	10	20 000	大头鳕鱼	350	1 切(100)	350
羊栖菜干	450 000	5	22 500	黄线狭鳕鱼	170	1 切(100)	170
裙带菜(干)	8 500	2	170	生火腿	180	2 片(40)	72
烤海苔	2 100	1 张(3)	63	肩肉培根	130	2 片(40)	52
煮昆布	11 000	5	550	薯片	260	1/2 袋(50)	130
琼脂凉粉	240	1 碗(250)	600	鹌鹑蛋	140	1 个(10)	14

附表 1－32　镁(Mg)

食品名	100 g含量(mg)	一次用量		食品名	100 g含量(mg)	一次用量	
		目标量(g)	含量(mg)			目标量(g)	含量(mg)
糙米(米饭)	49	1 碗(135)	66	木棉豆腐	130	1/3 盒(100)	130
羊栖菜干	640	10	64	拉丝纳豆	100	1 盒(50)	50
生牡蛎	74	去壳肉 4 个(50)	37	红薯(去皮)	24	1/2 根(100)	24
立帆贝(生)	59	去壳肉 2 个(50)	30	香蕉	32	1 根(100)	32
鲣鱼(春季)	42	1 切(100)	42	炒芝麻	360	1 大勺(10)	36

续　表

食品名	100 g 含量(mg)	一次用量		食品名	100 g 含量(mg)	一次用量	
		目标量(g)	含量(mg)			目标量(g)	含量(mg)
金枪鱼(红肉)	45	1 切(100)	45	腰果(油炸)	240	10 粒(20)	48
鳄梨	33	1/2 个(100)	33	黄油花生米	190	10 粒(20)	38
菠菜	69	1 束(200)	138	杏仁(干)	290	10 粒(20)	58
日本国产大豆	180	30	54	爆米花	95	1/3 袋(30)	29

附表 1－33　钾(K)

食品名	100 g 含量(mg)	一次用量		食品名	100 g 含量(mg)	一次用量	
		目标量(g)	含量(mg)			目标量(g)	含量(mg)
昆布(干)	6 100	10	610	纳豆碎	700	1 盒(50)	350
羊栖菜干	6 400	10	640	毛豆(冷冻)	650	50	325
烤海苔	2 400	1 张(3)	72	山药	430	10 cm 长(200)	860
萝卜干	3 200	10	320	红薯(去皮)	480	1/2 个(100)	480
蓝色马鲛鱼	490	1 切(100)	490	马铃薯(去皮)	410	1 个(100)	410
金枪鱼(红肉)	380	1 切(100)	380	香蕉	360	1 根(100)	360
沙丁鱼	270	1 条(60)	162	苹果	120	1 个(160)	192

续　表

食品名	100 g 含量(mg)	一次用量		食品名	100 g 含量(mg)	一次用量	
		目标量(g)	含量(mg)			目标量(g)	含量(mg)
菠菜	690	1 束(200)	1380	猕猴桃	290	1 切(50)	145
蓬蒿	460	1 束(200)	920	番茄汁	260	1 罐(200)	520
鳄梨	720	1/2 个(100)	720	牛奶	150	1 杯(210)	315

附表 1－34　铜(Cu)

食品名	100 g 含量(mg)	一次用量		食品名	100 g 含量(mg)	一次用量	
		目标量(g)	含量(mg)			目标量(g)	含量(mg)
精白米(米饭)	0.10	1 碗(135)	0.14	萤鱿	2.97	10 只(50)	1.49
糙米(米饭)	0.12	1 碗(135)	0.16	生牡蛎	1.04	去壳肉 4 只(50)	0.42
荞麦(水煮)	0.10	1 坨(180)	0.18	基围虾	0.61	1 个(15)	0.92
牛肝	5.30	50	2.65	西太公鱼	0.19	2 条(50)	0.10
腰果(油炸)	1.89	10 粒(20)	0.38	秋刀鱼	0.12	1 切(100)	0.12
杏仁(干)	1.17	10 粒(20)	0.23	黄豆粉	1.12	1 大勺(6)	0.07
牛奶巧克力	1.11	1/2 片(20)	0.22	木棉豆腐	0.15	1/3 盒(100)	0.15

附表 1－35　硒(Se)

食品名	100 g 含量(μg)	一次用量		食品名	100 g 含量(μg)	一次用量	
		目标量(g)	含量(μg)			目标量(g)	含量(μg)
猪肝	67	50	34	蒲烧鳗鱼	42	100	42
鮟鱇鱼肝	200	1 切(50)	100	太平洋褶鱿鱼	40	1 条(200)	80
鳕鱼子	130	1 条(80)	104	花蛤	38	带壳 5 个(20)	8
金枪鱼(红肉)	110	1 切(100)	110	猪里脊肉	40	80	32
鲽鱼	110	1 切(100)	110	鸡肝	60	50	30
鲣鱼(秋季)	100	1 切(100)	100	鸡蛋	32	1 个(50)	16
咸鲭鱼	78	1 切(100)	78	皮蛋	29	1 个(50)	15

附表 1－36　锌(Zn)

食品名	100 g 含量(mg)	一次用量		食品名	100 g 含量(mg)	一次用量	
		目标量(g)	含量(mg)			目标量(g)	含量(mg)
精白米(米饭)	0.6	1 碗(135)	0.8	拉丝纳豆	1.9	1 盒(50)	1.0
糙米(米饭)	0.8	1 碗(135)	1.1	木棉豆腐	0.6	1/3 盒(100)	0.6
胚芽米(米饭)	0.7	1 碗(135)	0.9	冻豆腐	5.2	20	1.0
猪肝	6.9	50	3.5	帕尔马奶酪	7.3	1 大勺(6)	0.4
牛肝	3.8	50	1.9	杏仁(干)	3.6	10 粒(20)	0.7

续　表

食品名	100 g 含量(mg)	一次用量		食品名	100 g 含量(mg)	一次用量	
		目标量(g)	含量(mg)			目标量(g)	含量(mg)
牛肩颈肉(红肉)	3.2	80	2.6	腰果(油炸)	5.4	10粒(20)	1.1
牛腿肉	5.1	80	4.1	鳕鱼子	3.1	1/2条(40)	1.2
牛里脊肉	3.4	80	2.7	蒲烧鳗鱼	2.7	100	2.7
鸡肝	3.3	50	1.7	生牡蛎	14.5	去壳肉4个(40)	5.8

附表1－37　铬(Cr)

食品名	100 g 含量(μg)	一次用量		食品名	100 g 含量(μg)	一次用量	
		目标量(g)	含量(μg)			目标量(g)	含量(μg)
石莼(干)	160	1	2	黑砂糖	13	1大勺(12)	2
青海苔	39	1大勺(2.5)	1	黄豆粉(全粒大豆)	12	1大勺(6)	1
昆布丝	33	5	2	青汁(羽衣甘蓝)	12	1袋(5)	1
黑木耳(干)	27	5朵(3)	1	牛肉干	11	2片(10)	1
羊栖菜(干)	26	10	3	昆布(干)	11	10	1
牛奶巧克力	24	1/2片(20)	5	腰果(油炸)	6	20	1
精白米(糯米)	16	1杯(160)	26	油炸豆腐团	8	1个(80)	6
豆沙	14	1杯(180)	29	火腿肉肠	5	2片(40)	2

附表 1－38　钼(Mo)

食品名	100 g 含量（μg）	一次用量		食品名	100 g 含量（μg）	一次用量	
		目标量（g）	含量（μg）			目标量（g）	含量（μg）
精白米（米饭）	34	1 碗（135）	46	木棉豆腐	41	1/3 盒（100）	41
糙米(米饭)	30	1 碗（135）	41	豌豆	65	25	16
燕麦片	110	30	33	毛豆(冷冻)	190	40	76
猪肝	120	50	60	绿豆芽	55	1/2 袋（50）	28
牛肝	94	50	47	腰果(油炸)	32	10 粒（20）	6
烤海苔	220	1 张(3)	7	黄油花生米	68	10 粒（20）	14
日本国产大豆	350	30	105	米果	130	10 粒（20）	13
拉丝纳豆	290	1 盒(50)	145	甜辣仙贝	79	1 片(20)	16
油炸豆腐团	60	1 个(80)	48	炒芝麻	110	1 大勺（10）	11

胆碱

动物肝脏

啤酒酵母

蛋黄

大豆

豌豆

小麦胚芽

深色蔬菜(胡萝卜、油菜、西兰花等)

芝士

牛奶

火腿

肌醇

动物肝脏

甜瓜

西瓜

卷心菜

小麦胚芽

花生

柑橘类（柠檬、橘子、橙子等）

牛奶

番茄

苹果

维生素U

卷心菜

欧芹

西芹

生菜

芦笋

牛奶

青海苔

鸡蛋

维生素P（芦丁）

柑橘类果皮和包着果囊的外皮（橘子、葡萄柚等）

樱桃

杏

荞麦粉

维生素B_T（肉碱）

啤酒酵母

动物肝脏

牛肉

猪肉

鸡肉

牛奶

对氨基苯甲酸（PABA）

肝脏

啤酒酵母

小麦胚芽

糙米

牛奶

鸡蛋

乳清酸（维生素B_{13}）

牛奶

母乳

维生素Q（辅酶Q10）

动物肝脏

牛肉

猪肉

金枪鱼

鲣鱼

沙丁鱼

青占鱼

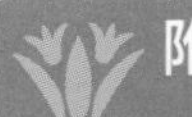

附录二 日本人膳食摄入标准(2020 年版)一览表

本书参照《日本人膳食摄入标准(2020 年版)制定讨论会》报告书(厚生劳动省 2019 年 12 月 24 日发表)制作而成。

《日本人膳食摄入标准(2020 年版)制定讨论会》报告书全文参见 https://www.mhlw.go.jp/stf/newpage_08517.html(参照 2019－12－24)。

关于膳食摄入标准[使用期限：2020 年至 2026 年，共 5 年]

膳食摄入标准是以维持和促进国民健康、预防生活习惯病为目标而制定的能量及特定营养素的摄入量的标准(日本厚生劳动省)。

附表 2－1 参考体格(参考身高，参考体重)[1]

性别	男性		女性[2]	
年龄等	参考身高(cm)	参考体重(kg)	参考身高(cm)	参考体重(kg)
0~5(月)	61.5	6.3	60.1	5.9
6~11(月)	71.6	8.8	70.2	8.1
6~8(月)	69.8	8.4	68.3	7.8
9~11(月)	73.2	9.1	71.9	8.4
1~2(岁)	85.8	11.5	84.6	11.0
3~5(岁)	103.6	16.5	103.2	16.1
6~7(岁)	119.5	22.2	118.3	21.9
8~9(岁)	130.4	28.0	130.4	27.4
10~11(岁)	142.0	35.6	144.0	36.3
12~14(岁)	160.5	49.0	155.1	47.5
15~17(岁)	170.1	59.7	157.7	51.9
18~29(岁)	171.0	64.5	158.0	50.3
30~49(岁)	171.0	68.1	158.0	53.0

续　表

性　别	男　性		女　性[2]	
年龄等	参考身高（cm）	参考体重（kg）	参考身高（cm）	参考体重（kg）
50~64（岁）	169.0	68.0	155.8	53.8
65~74（岁）	165.2	65.0	152.0	52.1
75 以上（岁）	160.8	59.6	148.0	48.8

注：[1] 0~17 岁，根据日本小儿内分泌学会和日本成长学会共同标准值委员会制定的小儿体格评价标准中的身高体重标准值，按照年龄组划分，选用该月龄或年龄组中位时间的中位数。若公布的数值与年龄组不匹配，则选用相同方法计算得出的数值。18 岁以上，选用 2016 年国民健康营养调查公布的相关性别及对应年龄组的身高体重的中位数。

[2] 不包括孕妇、乳母。

附表 2-2　设定标准的营养素及相关指标[1]（1 岁以上）

营养素		平均需要量（EAR）	推荐摄入量（RDA）	适宜摄入量（AI）	可耐受最高摄入量（UL）	目标摄入量（DG）
蛋白质[2]		○[9]	○[9]	—	—	○[3]
脂质	脂质	—	—	—	—	○[3]
	饱和脂肪酸[4]	—	—	—	—	○[3]
	n－6 脂肪酸	—	—	○	—	—
	n－3 脂肪酸	—	—	○	—	—
	胆固醇[5]	—	—	—	—	—
碳水化合物	碳水化合物	—	—	—	—	○[3]
	膳食纤维	—	—	—	—	○
	糖类	—	—	—	—	—
主要营养素的比例[2,3]		—	—	—	—	○[3]

续 表

营养素			平均需要量（EAR）	推荐摄入量（RDA）	适宜摄入量（AI）	可耐受最高摄入量（UL）	目标摄入量（DG）
维生素	脂溶性	维生素 A	○[8]	○[8]	—	○	—
		维生素 D[2]	—	—	○	○	—
		维生素 E	—	—	○	○	—
		维生素 K	—	—	○	—	—
	水溶性	维生素 B_1	○[10]	○[10]	—	—	—
		维生素 B_2	○[10]	○[10]	—	—	—
		烟酸	○[8]	○[8]	—	○	—
		维生素 B_6	○[9]	○[9]	—	○	—
		维生素 B_{12}	○[8]	○[8]	—	—	—
		叶酸	○[8]	○[8]	—	○[7]	—
		泛酸	—	—	○	—	—
		生物素	—	—	○	—	—
		维生素 C	○[11]	○[11]	—	—	—
矿物质	宏量	钠[6]	○[8]	—	—	—	○
		钾	—	—	○	—	○
		钙	○[9]	○[9]	—	○	—
		镁	○[9]	○[9]	—	○[7]	—
		磷	—	—	○	○	—
	微量	铁	○[11]	○[11]	—	○	—
		锌	○[9]	○[9]	—	○	—
		铜	○[9]	○[9]	—	○	—
		锰	—	—	○	○	—

续 表

营养素			平均需要量(EAR)	推荐摄入量(RDA)	适宜摄入量(AI)	可耐受最高摄入量(UL)	目标摄入量(DG)
矿物质	微量	碘	○[8]	○[8]	—	○	—
		硒	○[8]	○[8]	—	○	—
		铬	—	—	○	○	—
		钼	○[9]	○[9]	—	○	—

注:[1] 包含仅设置了部分年龄组的情况。

[2] 有关预防虚弱的注意事项在表中以脚注形式进行描述。

[3] 应占总能量摄入量的比例(%能量)。

[4] 以预防脂质代谢异常症重症化为目标的胆固醇摄入量,以及反式脂肪酸摄入量参考信息在表中以脚注形式进行描述。

[5] 以预防脂质代谢异常症重症化为目标的摄入量,在饱和脂肪酸的表中以脚注形式进行描述。

[6] 以预防高血压及慢性肾病(CKD)重症化为目标的摄入量,在表中以脚注的形式进行描述。

[7] 规定了从普通食物以外的食物中摄取。

[8] 以群体内50%的个体出现不足或缺乏症的摄入量作为平均需要量的营养素。

[9] 以群体内50%的个体可以维持体内含量的摄入量作为平均需要量的营养素。

[10] 以群体内50%的个体可以使体内含量达到饱和的摄入量作为平均需要量的营养素。

[11] 通过上述方法以外的方法确定平均需要量的营养素。

附表 2-3 能量需要量(kcal/d)

体力活动水平[1]	男性			女性		
	Ⅰ	Ⅱ	Ⅲ	Ⅰ	Ⅱ	Ⅲ
0~5(月)	—	550	—	—	500	—
6~8(月)	—	650	—	—	600	—
9~11(月)	—	700	—	—	650	—
1~2(岁)	—	950	—	—	900	—

续　表

体力活动水平[1]	男　性			女　性		
	Ⅰ	Ⅱ	Ⅲ	Ⅰ	Ⅱ	Ⅲ
3~5(岁)	—	1 300	—	—	1 250	—
6~7(岁)	1 350	1 550	1 750	1 250	1 450	1 650
8~9(岁)	1 600	1 850	2 100	1 500	1 700	1 900
10~11(岁)	1 950	2 250	2 500	1 850	2 100	2 350
12~14(岁)	2 300	2 600	2 900	2 150	2 400	2 700
15~17(岁)	2 500	2 800	3 150	2 050	2 300	2 550
18~29(岁)	2 300	2 650	3 050	1 700	2 000	2 300
30~49(岁)	2 300	2 700	3 050	1 750	2 050	2 350
50~64(岁)	2 200	2 600	2 950	1 650	1 950	2 250
65~74(岁)	2 050	2 400	2 750	1 550	1 850	2 100
75 以上(岁)[2]	1 800	2 100	—	1 400	1 650	—
妊娠(附加量)[3]初期				+50	+50	+50
中期				+250	+250	+250
后期				+450	+450	+450
哺乳期(附加量)				+350	+350	+350

注：[1] 体力活动水平分为低、中、高共三个等级，在此分别用Ⅰ、Ⅱ、Ⅲ表示。

[2] Ⅱ级相当于可以自理的人，Ⅰ级相当于居家几乎不外出的人。Ⅰ级也适用于在养老机构中几乎可以自理的老人。

[3] 妊娠期的能量需要量需要根据孕妇的体格或妊娠期的体重增加量以及胎儿的发育情况进行评价。

在使用本表时，需要评估饮食摄入情况和记录体重及 BMI，通过体重或 BMI 的变化评估能量摄入是否过量或不足。

在体力活动水平处于Ⅰ级时，从维持或促进健康的角度来看，需要增加体力活动量，以确保与低能量消耗相对应的低能量的摄入。

附表 2-4 BMI 的目标值范围(18 岁以上)[1,2]

年龄(岁)	BMI 目标范围(kg/m^2)
18~49	18.5~24.9
50~64	20.0~24.9
65~74[3]	21.5~24.9
75 以上[3]	21.5~24.9

注:[1] 男女通用。仅作参考。

[2] 基于观察性流行病学研究报告的总死亡率最低的 BMI,结合疾病的发病率与 BMI 的关系、死因与 BMI 的关系、吸烟或疾病并发症对 BMI 和死亡风险的影响以及日本人的实际情况,综合判断后设定该目标范围。

[3] 对于老年人来说,既要预防虚弱,也要预防生活习惯病出现病症,因而老年人使用的 BMI 目标值范围是 21.5~24.9 kg/m^2。

附表 2-5 不同体力活动水平对应的活动种类及时间举例

体力活动水平[1]	低(Ⅱ)	中(Ⅱ)	高(Ⅲ)
	1.50 (1.40~1.60)	1.75 (1.60~1.90)	2.00 (1.90~2.20)
日常生活的种类[2]	生活中大部分时间以坐姿从事安静的活动为主	工作以坐姿为主,也会在工作场所内走动或站立工作和接待客人等。步行通勤和购物,做家务,轻微运动等	工作以走动或站立为主,或闲暇时经常运动
中等强度(3.0~5.9)体力活动的时长(时间/日)[3]	1.65	2.06	2.53
工作时步行时长(时间/日)[3]	0.25	0.54	1.00

注:[1] 代表值,( )内为大致范围。

[2] 因职业对体力活动水平(PAL)的影响较大,参考了相关文献:Black, AE, et al[1), Ishikawa-Takata, K. et al[2)。

[3] 参考了相关文献[3)。

1) Black, AE. et al. Human energy expenditure in affluent societies: an analysis of 574 doubly-labelled water measurements. Eur J Clin Nutr. 50, 1996, 72 - 92.

2) lshikawa-Takata, K. et al. Physical activity level in healthy free-living. Japanese estimated by doubly labelled water method and International Physical Activity Questionnaire. Eur J Clin Nutr. 62, 2008, 885 - 891.

3) lshikawa-Takata, K. et al. Use of doubly labeled water to validate a physical activity questionnaire developed for the Japanese population. J Epidemiol. 21, 2011. 114 - 121.

附表 2-6　产热营养素的均衡比例(%能量)

性　别	男　　性				女　　性			
年龄等	目标量[1,2]				目标量[1,2]			
	蛋白质[3]	脂　质[4]		碳水化合物[5,6]	蛋白质[3]	脂　质[4]		碳水化合物[5,6]
		脂质	饱和脂肪酸			脂质	饱和脂肪酸	
0~11(月)	—	—	—	—	—	—	—	—
1~2(岁)	13~20	20~30	—	50~65	13~20	20~30	—	50~65
3~5(岁)	13~20	20~30	10 以下	50~65	13~20	20~30	10 以下	50~65
6~7(岁)	13~20	20~30	10 以下	50~65	13~20	20~30	10 以下	50~65
8~9(岁)	13~20	20~30	10 以下	50~65	13~20	20~30	10 以下	50~65
10~11(岁)	13~20	20~30	10 以下	50~65	13~20	20~30	10 以下	50~65
12~14(岁)	13~20	20~30	10 以下	50~65	13~20	20~30	10 以下	50~65
15~17(岁)	13~20	20~30	8 以下	50~65	13~20	20~30	8 以下	50~65
18~29(岁)	13~20	20~30	7 以下	50~65	13~20	20~30	7 以下	50~65
30~49(岁)	13~20	20~30	7 以下	50~65	13~20	20~30	7 以下	50~65
50~64(岁)	14~20	20~30	7 以下	50~65	14~20	20~30	7 以下	50~65
65~74(岁)	15~20	20~30	7 以下	50~65	15~20	20~30	7 以下	50~65
75以上(岁)	15~20	20~30	7 以下	50~65	15~20	20~30	7 以下	50~65

续 表

性别	男性				女性			
年龄等	目标量[1,2]				目标量[1,2]			
	蛋白质[3]	脂质[4]		碳水化合物[5,6]	蛋白质[3]	脂质[4]		碳水化合物[5,6]
		脂质	饱和脂肪酸			脂质	饱和脂肪酸	
妊娠 初期					13~20	20~30	7 以下	50~65
中期					13~20			
后期					15~20			
哺乳期					15~20			

注：[1] 在确保能够达到能量需要量时，寻求营养素的均衡比例。

[2] 表示范围的数值为近似值，应灵活使用。

[3] 对于 65 岁以上的老人，难以确定以预防虚弱为目的的目标量，但是对于身高体重低于参考值的老人，尤其 75 岁以上且体力活动随着年龄增长大幅下降的老人等，这些能量需要量较低的人群，其目标量的下限值可能低于推荐量。即使在这种情况下，也希望目标量的下限值高于推荐量。

[4] 关于脂质，需要充分考虑作为其组成成分的饱和脂肪酸等脂质的种类品质。

[5] 包括酒精。但并不意味着推荐饮酒。

[6] 密切关注膳食纤维的目标量。

附表 2－7 蛋白质摄入标准

年龄等	蛋白质【平均需要量、推荐量、适宜摄入量：g/d，目标量（中位数）：%能量】							
	男性				女性			
	平均需要量	推荐摄入量	适宜摄入量	目标量[1]	平均需要量	推荐摄入量	适宜摄入量	目标量[1]
0~5（月）	—	—	10	—	—	—	10	—
6~8（月）	—	—	15	—	—	—	15	—
9~11（月）	—	—	25	—	—	—	25	—
1~2（岁）	15	20	—	13~20	15	20	—	13~20

年龄等	蛋白质【平均需要量、推荐量、适宜摄入量：g/d，目标量（中位数）：%能量】							
	男　性				女　性			
	平均需要量	推荐摄入量	适宜摄入量	目标量[1]	平均需要量	推荐摄入量	适宜摄入量	目标量[1]
3～5（岁）	20	25	—	13～20	20	25	—	13～20
6～7（岁）	25	30	—	13～20	25	30	—	13～20
8～9（岁）	30	40	—	13～20	30	40	—	13～20
10～11（岁）	40	45	—	13～20	40	50	—	13～20
12～14（岁）	50	60	—	13～20	45	55	—	13～20
15～17（岁）	50	65	—	13～20	45	55	—	13～20
18～29（岁）	50	65	—	13～20	40	50	—	13～20
30～49（岁）	50	65	—	13～20	40	50	—	13～20
50～64（岁）	50	65	—	14～20	40	50	—	14～20
65～74（岁）[2]	50	60	—	15～20	40	50	—	15～20
75 以上（岁）[2]	50	60	—	15～20	40	50	—	15～20
妊娠（附加量）								
初期					+0	+0	—	—[3]
中期					+5	+5	—	—[3]
后期					+20	+25	—	—[4]
哺乳期（附加量）					+15	+20	—	—[4]

注：[1] 表示范围的数值为近似值，应灵活使用。

[2] 对于 65 岁以上的老人，难以确定以预防虚弱为目的的目标量，但是对于身高体重低于参考值的老人，尤其 75 岁以上且体力活动随着年龄增长大幅下降的老人等，这些能量需要量较低的人群，其目标量的下限值可能低于推荐量。即使在这种情况下，也希望目标量的下限值高于推荐量。

[3] 妊娠（初期、中期）的目标量为总能量的 13%～20%。

[4] 妊娠（后期）和哺乳期的目标量为总能量的 15%～20%。

附表 2-8　脂质摄入标准

年龄等	脂质(%能量)				饱和脂肪酸(%能量)[2,3]		n-6 脂肪酸(g/d)		n-3 脂肪酸(g/d)	
	男性		女性		男性	女性	男性	女性	男性	女性
	适宜摄入量	目标量[1]	适宜摄入量	目标量[1]	目标量	目标量	适宜摄入量	适宜摄入量	适宜摄入量	适宜摄入量
0~5(月)	50	—	50	—	—	—	4	4	0.9	0.9
6~11(月)	40	—	40	—	—	—	4	4	0.8	0.8
1~2(岁)	—	20~30	—	20~30	—	—	4	4	0.7	0.8
3~5(岁)	—	20~30	—	20~30	10 以下	10 以下	6	6	1.1	1.0
6~7(岁)	—	20~30	—	20~30	10 以下	10 以下	8	7	1.5	1.3
8~9(岁)	—	20~30	—	20~30	10 以下	10 以下	8	7	1.5	1.3
10~11(岁)	—	20~30	—	20~30	10 以下	10 以下	10	8	1.6	1.6
12~14(岁)	—	20~30	—	20~30	10 以下	10 以下	11	9	1.9	1.6
15~17(岁)	—	20~30	—	20~30	8 以下	8 以下	13	9	2.1	1.6
18~29(岁)	—	20~30	—	20~30	7 以下	7 以下	11	8	2.0	1.6
30~49(岁)	—	20~30	—	20~30	7 以下	7 以下	10	8	2.0	1.6
50~64(岁)	—	20~30	—	20~30	7 以下	7 以下	10	8	2.2	1.9
65~74(岁)	—	20~30	—	20~30	7 以下	7 以下	9	8	2.2	2.0
75 以上(岁)	—	20~30	—	20~30	7 以下	7 以下	8	7	2.1	1.8
孕妇			—	20~30		7 以下		9		1.6
乳母			—	20~30		7 以下		10		1.8

注：[1] 表示范围的数值为近似值。

[2] 胆固醇与饱和脂肪酸一样，都是与脂质异常症和心血管疾病相关的营养素。胆固醇虽未设定目标量，但并不意味着没有摄入量上限的限制。另外，为了预防脂质异常症的重症化，建议胆固醇摄入量低于 200 mg/d。

[3] 反式脂肪酸与饱和脂肪酸一样，都是与冠状动脉疾病有关的营养素。大多数日本人的反式脂肪酸摄入量低于世界卫生组织制定的目标（低于总能量摄入的 1%）。与饱和脂肪酸相比，摄入反式脂肪酸对健康的危害相对较小，但是，饮食中脂质偏多的人需注意避免反式脂肪酸的过多摄入。反式脂肪酸并不是人体不可或缺的营养素，不建议主动摄入以维持和促进健康，建议摄入量低于总能量的 1%，并且尽可能的低。

附表 2-9 碳水化合物摄入标准

年龄等	n-6 脂肪酸(g/d)		n-3 脂肪酸(g/d)		碳水化合物(%能量)		膳食纤维(g/d)	
	男性	女性	男性	女性	男性	女性	男性	女性
	适宜摄入量	适宜摄入量	适宜摄入量	适宜摄入量	目标量[1,2]	目标量[1,2]	目标量	目标量
0~5(月)	4	4	0.9	0.9	50~65	50~65	—	—
6~11(月)	4	4	0.8	0.8	50~65	50~65	—	—
1~2(岁)	4	4	0.7	0.8	50~65	50~65	—	—
3~5(岁)	6	6	1.1	1.0	50~65	50~65	8 以上	8 以上
6~7(岁)	8	7	1.5	1.3	50~65	50~65	10 以上	10 以上
8~9(岁)	8	7	1.5	1.3	50~65	50~65	11 以上	11 以上
10~11(岁)	10	8	1.6	1.6	50~65	50~65	13 以上	13 以上
12~14(岁)	11	9	1.9	1.6	50~65	50~65	17 以上	17 以上
15~17(岁)	13	9	2.1	1.6	50~65	50~65	19 以上	18 以上
18~29(岁)	11	8	2.0	1.6	50~65	50~65	21 以上	18 以上
30~49(岁)	10	8	2.0	1.6	50~65	50~65	21 以上	18 以上
50~64(岁)	10	8	2.2	1.9	50~65	50~65	21 以上	18 以上
65~74(岁)	9	8	2.2	2.0	50~65	50~65	20 以上	17 以上
75 以上(岁)	8	7	2.1	1.8	50~65	50~65	20 以上	17 以上
孕妇		9		1.6		50~65		18 以上
乳母		10		1.8		50~65		18 以上

注:[1] 与胆固醇一样,饱和脂肪酸也是与脂质异常症和循环系统疾病相关的营养素。胆固醇没有设置目标量,但不意味着没有上限。

[2] 包含酒精,但并不意味着推荐饮酒。

附表 2-10 脂溶性维生素(维生素 A)摄入标准

年龄等	维生素 A(μgRAE/d)[1]							
	男性				女性			
	平均需要量[2]	推荐摄入量[2]	适宜摄入量[3]	可耐受最高摄入量[3]	平均需要量[2]	推荐摄入量[2]	适宜摄入量[3]	可耐受最高摄入量[3]
0~5(月)	—	—	300	600	—	—	300	600
6~11(月)	—	—	400	600	—	—	400	600
1~2(岁)	300	400	—	600	250	350	—	600
3~5(岁)	350	450	—	700	350	500	—	850
6~7(岁)	300	400	—	950	300	400	—	1 200
8~9(岁)	350	500	—	1 200	350	500	—	1 500
10~11(岁)	450	600	—	1 500	400	600	—	1 900
12~14(岁)	550	800	—	2 100	500	700	—	2 500
15~17(岁)	650	900	—	2 500	500	650	—	2 800
18~29(岁)	600	850	—	2 700	450	650	—	2 700
30~49(岁)	650	900	—	2 700	500	700	—	2 700
50~64(岁)	650	900	—	2 700	500	700	—	2 700
65~74(岁)	600	850	—	2 700	500	700	—	2 700
75 以上(岁)	550	800	—	2 700	450	650	—	2 700
妊娠(附加量)								
初期					+0	+0	—	—
中期					+0	+0	—	—
后期					+60	+80	—	—
哺乳期(附加量)					+300	+450	—	—

注:[1] 视黄醇活性当量(μgRAE)= 视黄醇(μg)+β-胡萝卜素(μg)×1/12+α-胡萝卜素(μg)×1/24+β-隐黄素×1/24+其他的维生素 A 原类胡萝卜素(μg)×1/24。

[2] 包含维生素 A 原类胡萝卜素。

[3] 不包含维生素 A 原类胡萝卜素。

附表 2-11　脂溶性维生素(维生素 D、维生素 E、维生素 K)摄入标准

年龄等	维生素 D(μg/d)[1]				维生素 E(mg/d)[2]				维生素 K(μg/d)	
	男性		女性		男性		女性		男性	女性
	适宜摄入量	可耐受最高摄入量	适宜摄入量	可耐受最高摄入量	适宜摄入量	可耐受最高摄入量	适宜摄入量	可耐受最高摄入量	适宜摄入量	适宜摄入量
0~5(月)	5.0	25	5.0	25	3.0	—	3.0	—	4	4
6~11(月)	5.0	25	5.0	25	4.0	—	4.0	—	7	7
1~2(岁)	3.0	20	3.5	20	3.0	150	3.0	150	50	60
3~5(岁)	3.5	30	4.0	30	4.0	200	4.0	200	60	70
6~7(岁)	4.5	30	5.0	30	5.0	300	5.0	300	80	90
8~9(岁)	5.0	40	6.0	40	5.0	350	5.0	350	90	110
10~11(岁)	6.5	60	8.0	60	5.5	450	5.5	450	110	140
12~14(岁)	8.0	80	9.5	80	6.5	650	6.0	600	140	170
15~17(岁)	9.0	90	8.5	90	7.0	750	5.5	650	160	150
18~29(岁)	8.5	100	8.5	100	6.0	850	5.0	650	150	150
30~49(岁)	8.5	100	8.5	100	6.0	900	5.5	700	150	150
50~64(岁)	8.5	100	8.5	100	7.0	850	6.0	700	150	150
65~74(岁)	8.5	100	8.5	100	7.0	850	6.5	650	150	150
75 以上(岁)	8.5	100	8.5	100	6.5	750	6.5	650	150	150
孕妇			8.5	—			6.5	—		150
乳母			8.5	—			7.0	—		150

注:[1] 由于皮肤经过日照可以产生维生素 D,全年龄段人群均在日常生活中适度晒晒日光浴,而不限于希望预防虚弱症的人。关于维生素 D 的摄入,日照时间也需考虑在内。

[2] 根据 α 生育酚计算得出,不包含 α 生育酚以外的维生素 E。

附表 2－12　水溶性维生素（维生素 B_1）摄入标准

年龄等	维生素 B_1(mg/d)[1,2]					
	男　性			女　性		
	平均需要量	推荐摄入量	适宜摄入量	平均需要量	推荐摄入量	适宜摄入量
0~5（月）	—	—	0.1	—	—	0.1
6~11（月）	—	—	0.2	—	—	0.2
1~2（岁）	0.4	0.5	—	0.4	0.5	—
3~5（岁）	0.6	0.7	—	0.6	0.7	—
6~7（岁）	0.7	0.8	—	0.7	0.8	—
8~9（岁）	0.8	1.0	—	0.8	0.9	—
10~11（岁）	1.0	1.2	—	0.9	1.1	—
12~14（岁）	1.2	1.4	—	1.1	1.3	—
15~17（岁）	1.3	1.5	—	1.0	1.2	—
18~29（岁）	1.2	1.4	—	0.9	1.1	—
30~49（岁）	1.2	1.4	—	0.9	1.1	—
50~64（岁）	1.1	1.3	—	0.9	1.1	—
65~74（岁）	1.1	1.3	—	0.9	1.1	—
75 以上（岁）	1.0	1.2	—	0.8	0.9	—
孕妇（附加量）				+0.2	+0.2	—
乳母（附加量）				+0.2	+0.2	—

注：[1] 用烟酸硫胺素（分子量＝337.3）的重量表示。

[2] 通过体力活动水平Ⅱ级对应的能量需要量计算得出。

特别说明：平均需要量不是通过预防维生素 B_1 缺乏引起的脚气病所需最小量计算得来，而是通过尿液中维生素 B_1 排泄开始增加（体内饱和量）计算得出。

附表 2-13 水溶性维生素(维生素 B_2)摄入标准

年龄等	维生素 B_2(mg/d)[1]					
	男性			女性		
	平均需要量	推荐摄入量	适宜摄入量	平均需要量	推荐摄入量	适宜摄入量
0~5(月)	—	—	0.3	—	—	0.3
6~11(月)	—	—	0.4	—	—	0.4
1~2(岁)	0.5	0.6	—	0.5	0.5	—
3~5(岁)	0.7	0.8	—	0.6	0.8	—
6~7(岁)	0.8	0.9	—	0.7	0.9	—
8~9(岁)	0.9	1.1	—	0.9	1.0	—
10~11(岁)	1.1	1.4	—	1.0	1.3	—
12~14(岁)	1.3	1.6	—	1.2	1.4	—
15~17(岁)	1.4	1.7	—	1.2	1.4	—
18~29(岁)	1.3	1.6	—	1.0	1.2	—
30~49(岁)	1.3	1.6	—	1.0	1.2	—
50~64(岁)	1.2	1.5	—	1.0	1.2	—
65~74(岁)	1.2	1.5	—	1.0	1.2	—
75 以上(岁)	1.1	1.3	—	0.9	1.0	—
孕妇(附加量)				+0.2	+0.3	—
乳母(附加量)				+0.5	+0.6	—

注:[1] 通过体力活动水平对应的能量需要量计算得出。

特别说明:平均需要量不是通过预防维生素 B_2 缺乏引起的口唇炎、口角炎、舌炎所需最小量计算得来,而是通过尿液中维生素 B_2 排泄开始增加(体内饱和量)计算得出。

附表 2－14 水溶性维生素(烟酸)摄入标准

年龄等	烟酸(mgNE/d)[1,2]							
	男性				女性			
	平均需要量	推荐摄入量	适宜摄入量	可耐受最高摄入量[3]	平均需要量	推荐摄入量	适宜摄入量	可耐受最高摄入量[3]
0~5(月)[4]	—	—	2	—	—	—	2	—
6~11(月)	—	—	3	—	—	—	3	—
1~2(岁)	5	6	—	60(15)	4	5	—	60(15)
3~5(岁)	6	8	—	80(20)	6	7	—	80(20)
6~7(岁)	7	9	—	100(30)	7	8	—	100(30)
8~9(岁)	9	11	—	150(35)	8	10	—	150(35)
10~11(岁)	11	13	—	200(45)	10	10	—	150(45)
12~14(岁)	12	15	—	250(60)	12	14	—	250(60)
15~17(岁)	14	17	—	300(70)	11	13	—	250(65)
18~29(岁)	13	15	—	300(80)	9	11	—	250(65)
30~49(岁)	13	15	—	350(85)	10	12	—	250(65)
50~64(岁)	12	14	—	350(85)	9	11	—	250(65)
65~74(岁)	12	14	—	300(80)	9	11	—	250(65)
75 以上(岁)	11	13	—	300(75)	9	10	—	250(60)
孕妇(附加量)					+0	+0	—	—
乳母(附加量)					+3	+3	—	—

注：[1] 烟酸当量(NE)= 烟酸+1/60 色氨酸。
[2] 通过体力活动水平Ⅱ级对应的能量需要量计算得出。
[3] 烟酰胺的重量(mg/d),( )内为烟酸的重量(mg/d)。
[4] 单位为 mg/d。

附表 2－15 水溶性维生素(维生素 B_6)摄入标准

年龄等	维生素 B_6(mg/d)[1,2]							
	男性				女性			
	平均需要量	推荐摄入量	适宜摄入量	可耐受最高摄入量	平均需要量	推荐摄入量	适宜摄入量	可耐受最高摄入量
0~5(月)	—	—	0.2	—	—	—	0.2	—
6~11(月)	—	—	0.3	—	—	—	0.3	—
1~2(岁)	0.4	0.5	—	10	0.4	0.5	—	10
3~5(岁)	0.5	0.6	—	15	0.5	0.6	—	15
6~7(岁)	0.7	0.8	—	20	0.6	0.7	—	20
8~9(岁)	0.8	0.9	—	25	0.8	0.9	—	25
10~11(岁)	1.0	1.1	—	30	1.0	1.1	—	30
12~14(岁)	1.2	1.4	—	40	1.0	1.3	—	40
15~17(岁)	1.2	1.5	—	50	1.0	1.3	—	45
18~29(岁)	1.1	1.4	—	55	1.0	1.1	—	45
30~49(岁)	1.1	1.4	—	60	1.0	1.1	—	45
50~64(岁)	1.1	1.4	—	55	1.0	1.1	—	45
65~74(岁)	1.1	1.4	—	50	1.0	1.1	—	40
75 以上(岁)	1.1	1.4	—	50	1.0	1.1	—	40
孕妇(附加量)					+0.2	+0.2	—	—
乳母(附加量)					+0.3	+0.3	—	—

注：[1] 用吡哆醇(分子量＝169.2)的重量表示。
[2] 通过蛋白质的推荐摄入量计算得出(不包括孕妇、乳母的附加量)。

附表 2－16　水溶性维生素(维生素 B_{12})摄入标准

年龄等	维生素 B_{12}(μg/d)[1]					
	男　性			女　性		
	平均需要量	推荐摄入量	适宜摄入量	平均需要量	推荐摄入量	适宜摄入量
0~5(月)	—	—	0.4	—	—	0.4
6~11(月)	—	—	0.5	—	—	0.5
1~2(岁)	0.8	0.9	—	0.8	0.9	—
3~5(岁)	0.9	1.1	—	0.9	1.1	—
6~7(岁)	1.1	1.3	—	1.1	1.3	—
8~9(岁)	1.3	1.6	—	1.3	1.6	—
10~11(岁)	1.6	1.9	—	1.6	1.9	—
12~14(岁)	2.0	2.4	—	2.0	2.4	—
15~17(岁)	2.0	2.4	—	2.0	2.4	—
18~29(岁)	2.0	2.4	—	2.0	2.4	—
30~49(岁)	2.0	2.4	—	2.0	2.4	—
50~64(岁)	2.0	2.4	—	2.0	2.4	—
65~74(岁)	2.0	2.4	—	2.0	2.4	—
75 以上(岁)	2.0	2.4	—	2.0	2.4	—
孕妇(附加量)				+0.3	+0.4	—
乳母(附加量)				+0.7	+0.8	—

注：[1] 用钴氨素(分子量=1 355.37)的重量表示。

附表 2-17 水溶性维生素(叶酸)摄入标准

年龄等	叶酸(μg/d)[1]							
	男性				女性			
	平均需要量	推荐摄入量	适宜摄入量	可耐受最高摄入量[2]	平均需要量	推荐摄入量	适宜摄入量	可耐受最高摄入量[2]
0~5(月)	—	—	40	—	—	—	40	—
6~11(月)	—	—	60	—	—	—	60	—
1~2(岁)	80	90	—	200	90	90	—	200
3~5(岁)	90	110	—	300	90	110	—	300
6~7(岁)	110	140	—	400	110	140	—	400
8~9(岁)	130	160	—	500	130	160	—	500
10~11(岁)	160	190	—	700	160	190	—	700
12~14(岁)	200	240	—	900	200	240	—	900
15~17(岁)	220	240	—	900	200	240	—	900
18~29(岁)	200	240	—	900	200	240	—	900
30~49(岁)	200	240	—	1 000	200	240	—	1 000
50~64(岁)	200	240	—	1 000	200	240	—	1 000
65~74(岁)	200	240	—	900	200	240	—	900
75 以上(岁)	200	240	—	900	200	240	—	900
孕妇(附加量)[3,4]					+200	+240	—	—
乳母(附加量)					+80	+100	—	—

注:[1] 用叶酸(分子量=441.40)的重量表示。

[2] 适用于含有叶酸(狭义的叶酸)的非日常食物。

[3] 计划怀孕的女性、有生育能力的女性以及妊娠初期的女性,最好再通过日常食物以外的食物补充叶酸(狭义的叶酸)400 μg/d。

[4] 附加量适用于妊娠中期和后期。

附表 2-18 水溶性维生素(泛酸、生物素、维生素 C)摄入标准

年龄等	泛酸(mg/d)		生物素(μg/d)		维生素 C(mg/d)[1]					
	男性	女性	男性	女性	男性			女性		
	适宜摄入量	适宜摄入量	适宜摄入量	适宜摄入量	平均需要量	推荐摄入量	适宜摄入量	平均需要量	推荐摄入量	适宜摄入量
0~5(月)	4	4	4	4	—	—	40	—	—	40
6~11(月)	5	5	5	5	—	—	40	—	—	40
1~2(岁)	3	4	20	20	35	40	—	35	40	—
3~5(岁)	4	4	20	20	40	50	—	40	50	—
6~7(岁)	5	5	30	30	50	60	—	50	60	—
8~9(岁)	6	5	30	30	60	70	—	60	70	—
10~11(岁)	6	6	40	40	70	85	—	70	85	—
12~14(岁)	7	6	50	50	85	100	—	85	100	—
15~17(岁)	7	6	50	50	85	100	—	85	100	—
18~29(岁)	5	5	50	50	85	100	—	85	100	—
30~49(岁)	5	5	50	50	85	100	—	85	100	—
50~64(岁)	6	5	50	50	85	100	—	85	100	—
65~74(岁)	6	5	50	50	80	100	—	80	100	—
75 以上(岁)	6	5	50	50	80	100	—	80	100	—
								(附加量)	(附加量)	
孕妇		5		50				+10	+10	—
乳母		6		50				+40	+45	—

注:[1] 用 L-抗坏血酸(分子量=176.12)的重量表示。

维生素 C 的特别说明:平均需要量并不是预防维生素 C 缺乏引起的坏血病所需要的最小摄入量,而是根据预防心血管疾病及抗氧化作用的角度计算得出。

附表 2-19　常量元素(钠)摄入标准

年龄等	钠[mg/d,( )内为食盐当量(g/d)][1]					
	男　性			女　性		
	平均需要量	推荐摄入量	适宜摄入量	平均需要量	推荐摄入量	适宜摄入量
0~5(月)	—	100(0.3)	—	—	100(0.3)	—
6~11(月)	—	600(1.5)	—	—	600(1.5)	—
1~2(岁)	—	—	(<3.0)	—	—	(<3.0)
3~5(岁)	—	—	(<3.5)	—	—	(<3.5)
6~7(岁)	—	—	(<4.5)	—	—	(<4.5)
8~9(岁)	—	—	(<5.0)	—	—	(<5.0)
10~11(岁)	—	—	(<6.0)	—	—	(<6.0)
12~14(岁)	—	—	(<7.0)	—	—	(<6.5)
15~17(岁)	—	—	(<7.5)		—	(<6.5)
18~29(岁)	600(1.5)	—	(<7.5)	600(1.5)	—	(<6.5)
30~49(岁)	600(1.5)	—	(<7.5)	600(1.5)	—	(<6.5)
50~64(岁)	600(1.5)	—	(<7.5)	600(1.5)	—	(<6.5)
65~74(岁)	600(1.5)	—	(<7.5)	600(1.5)	—	(<6.5)
75 以上(岁)	600(1.5)	—	(<7.5)	600(1.5)	—	(<6.5)
孕妇				600(1.5)	—	(<6.5)
乳母				600(1.5)	—	(<6.5)

注:[1] 预防高血压及慢性肾病(CKD)重症化的食盐当量,男女均为低于 6.0 g/d。

附表 2-20 常量元素(钾)摄入标准

年龄等	钾(mg/d)			
	男性		女性	
	适宜摄入量	目标量	适宜摄入量	目标量
0~5(月)	400	—	400	—
6~11(月)	700	—	700	—
1~2(岁)	900	—	900	—
3~5(岁)	1 000	1 400 以上	1 000	1 400 以上
6~7(岁)	1 300	1 800 以上	1 200	1 800 以上
8~9(岁)	1 500	2 000 以上	1 500	2 000 以上
10~11(岁)	1 800	2 200 以上	1 800	2 000 以上
12~14(岁)	2 300	2 400 以上	1 900	2 400 以上
15~17(岁)	2 700	3 000 以上	2 000	2 600 以上
18~29(岁)	2 500	3 000 以上	2 000	2 600 以上
30~49(岁)	2 500	3 000 以上	2 000	2 600 以上
50~64(岁)	2 500	3 000 以上	2 000	2 600 以上
65~74(岁)	2 500	3 000 以上	2 000	2 600 以上
75 以上(岁)	2 500	3 000 以上	2 000	2 600 以上
孕妇			2 000	2 600 以上
乳母			2 200	2 600 以上

附表 2－21　常量元素(钙)摄入标准

年龄等	钙(mg/d)							
	男　性				女　性			
	平均需要量	推荐摄入量	适宜摄入量	可耐受最高摄入量	平均需要量	推荐摄入量	适宜摄入量	可耐受最高摄入量
0～5(月)	—	—	200	—	—	—	200	—
6～11(月)	—	—	250	—	—	—	250	—
1～2(岁)	350	450	—	—	350	400	—	—
3～5(岁)	500	600	—	—	450	550	—	—
6～7(岁)	500	600	—	—	450	550	—	—
8～9(岁)	550	650	—	—	600	750	—	—
10～11(岁)	600	700	—	—	600	750	—	—
12～14(岁)	850	1 000	—	—	700	800	—	—
15～17(岁)	650	800	—	—	550	650	—	—
18～29(岁)	650	800	—	2 500	550	650	—	2 500
30～49(岁)	600	750	—	2 500	550	650	—	2 500
50～64(岁)	600	750	—	2 500	550	650	—	2 500
65～74(岁)	600	750	—	2 500	550	650	—	2 500
75 以上(岁)	600	700	—	2 500	500	600	—	2 500
孕妇					+0	+0	—	—
乳母					+0	+0	—	—

附表 2－22　常量元素(镁)摄入标准

年龄等	镁(mg/d)							
	男性				女性			
	平均需要量	推荐摄入量	适宜摄入量	可耐受最高摄入量[1]	平均需要量	推荐摄入量	适宜摄入量	可耐受最高摄入量[1]
0～5(月)	—	—	20	—	—	—	20	—
6～11(月)	—	—	60	—	—	—	60	—
1～2(岁)	60	70	—	—	60	70	—	—
3～5(岁)	80	100	—	—	80	100	—	—
6～7(岁)	110	130	—	—	110	130	—	—
8～9(岁)	140	170	—	—	140	160	—	—
10～11(岁)	180	210	—	—	180	220	—	—
12～14(岁)	250	290	—	—	240	290	—	—
15～17(岁)	300	360	—	—	260	310	—	—
18～29(岁)	280	340	—	—	230	270	—	—
30～49(岁)	310	370	—	—	240	290	—	—
50～64(岁)	310	370	—	—	240	290	—	—
65～74(岁)	290	350	—	—	230	280	—	—
75 以上(岁)	270	320	—	—	220	260	—	—
孕妇					+30	+40	—	—
乳母					+0	+0	—	—

注：[1] 非日常食品摄入量的耐受上限：成人为 350 mg/d，小儿为 5 mg/(kg · d)。除此之外从日常食品的摄入量则不设耐受上限。

附表 2-23　常量元素(磷)摄入标准

年龄等	磷(mg/d)			
	男　　性		女　　性	
	适宜摄入量	可耐受最高摄入量	适宜摄入量	可耐受最高摄入量
0~5(月)	120	—	120	—
6~11(月)	260	—	260	—
1~2(岁)	500	—	500	—
3~5(岁)	700	—	700	—
6~7(岁)	900	—	800	—
8~9(岁)	1 000	—	1 000	—
10~11(岁)	1 100	—	1 000	—
12~14(岁)	1 200	—	1 000	—
15~17(岁)	1 200	—	900	—
18~29(岁)	1 000	3 000	800	3 000
30~49(岁)	1 000	3 000	800	3 000
50~64(岁)	1 000	3 000	800	3 000
65~74(岁)	1 000	3 000	800	3 000
75 以上(岁)	1 000	3 000	800	3 000
孕妇			800	—
乳母			800	—

附表 2-24 微量元素(铁)摄入标准

年龄等	铁(mg/d)									
	男性				女性					
					无月经		有月经			
	平均需要量	推荐摄入量	适宜摄入量	可耐受最高摄入量	平均需要量	推荐摄入量	平均需要量	推荐摄入量	适宜摄入量	可耐受最高摄入量
0~5(月)	—	—	0.5	—	—	—	—	—	0.5	—
6~11(月)	3.5	5.0	—	—	3.5	4.5	—	—	—	—
1~2(岁)	3.0	4.5	—	25	3.0	4.5	—	—	—	20
3~5(岁)	4.0	5.5	—	25	4.0	5.5	—	—	—	25
6~7(岁)	5.0	5.5	—	30	4.5	5.5	—	—	—	30
8~9(岁)	6.0	7.0	—	35	6.0	7.5	—	—	—	35
10~11(岁)	7.0	8.5	—	35	7.0	8.5	10.0	12.0	—	35
12~14(岁)	8.0	10.0	—	40	7.0	8.5	10.0	12.0	—	40
15~17(岁)	8.0	10.0	—	50	5.5	7.0	8.5	10.5	—	40
18~29(岁)	6.5	7.5	—	50	5.5	6.5	8.5	10.5	—	40
30~49(岁)	6.5	7.5	—	50	5.5	6.5	9.0	10.5	—	40
50~64(岁)	6.5	7.5	—	50	5.5	6.5	9.0	11.0	—	40
65~74(岁)	6.0	7.5	—	50	5.0	6.0	—	—	—	40
75 以上(岁)	6.0	7.0	—	50	5.0	6.0	—	—	—	40
妊娠(附加量)										
初期					+2.0	+2.5	—	—	—	—
中期、后期					+8.0	+9.5	—	—	—	—
哺乳期(附加量)					+2.0	+2.5	—	—	—	—

附表 2-25　微量元素(锌)摄入标准

年龄等	锌(mg/d)							
	男　性				女　性			
	平均需要量	推荐摄入量	适宜摄入量	可耐受最高摄入量	平均需要量	推荐摄入量	适宜摄入量	可耐受最高摄入量
0~5(月)	—	—	2	—	—	—	2	—
6~11(月)	—	—	3	—	—	—	3	—
1~2(岁)	3	3	—	—	2	3	—	—
3~5(岁)	3	4	—	—	3	3	—	—
6~7(岁)	4	5	—	—	3	4	—	—
8~9(岁)	5	6	—	—	4	5	—	—
10~11(岁)	6	7	—	—	5	6	—	—
12~14(岁)	9	10	—	—	7	8	—	—
15~17(岁)	10	12	—	—	7	8	—	—
18~29(岁)	9	11	—	40	7	8	—	35
30~49(岁)	9	11	—	45	7	8	—	35
50~64(岁)	9	11	—	45	7	8	—	35
65~74(岁)	9	11	—	40	7	8	—	35
75 以上(岁)	9	10	—	40	6	8	—	30
孕妇(附加量)					+1	+2	—	—
乳母(附加量)					+3	+4	—	—

附表 2－26 微量元素(铜)摄入标准

年龄等	铜(mg/d)							
	男性				女性			
	平均需要量	推荐摄入量	适宜摄入量	可耐受最高摄入量	平均需要量	推荐摄入量	适宜摄入量	可耐受最高摄入量
0~5(月)	—	—	0.3	—	—	—	0.3	—
6~11(月)	—	—	0.3	—	—	—	0.3	—
1~2(岁)	0.3	0.3	—	—	0.2	0.3	—	—
3~5(岁)	0.3	0.4	—	—	0.3	0.3	—	—
6~7(岁)	0.4	0.4	—	—	0.4	0.4	—	—
8~9(岁)	0.4	0.5	—	—	0.4	0.5	—	—
10~11(岁)	0.5	0.6	—	—	0.5	0.6	—	—
12~14(岁)	0.7	0.8	—	—	0.6	0.8	—	—
15~17(岁)	0.8	0.9	—	—	0.6	0.7	—	—
18~29(岁)	0.7	0.9	—	7	0.6	0.7	—	7
30~49(岁)	0.7	0.9	—	7	0.6	0.7	—	7
50~64(岁)	0.7	0.9	—	7	0.6	0.7	—	7
65~74(岁)	0.7	0.9	—	7	0.6	0.7	—	7
75 以上(岁)	0.7	0.8	—	7	0.6	0.7	—	7
孕妇(附加量)					+0.1	+0.1	—	—
乳母(附加量)					+0.5	+0.6	—	—

附表 2-27 微量元素(锰)摄入标准

年龄等	锰(mg/d)			
	男 性		女 性	
	适宜摄入量	可耐受最高摄入量	适宜摄入量	可耐受最高摄入量
0~5(月)	0.01	—	0.01	—
6~11(月)	0.5	—	0.5	—
1~2(岁)	1.5	—	1.5	—
3~5(岁)	1.5	—	1.5	—
6~7(岁)	2.0	—	2.0	—
8~9(岁)	2.5	—	2.5	—
10~11(岁)	3.0	—	3.0	—
12~14(岁)	4.0	—	4.0	—
15~17(岁)	4.5	—	3.5	—
18~29(岁)	4.0	11	3.5	11
30~49(岁)	4.0	11	3.5	11
50~64(岁)	4.0	11	3.5	11
65~74(岁)	4.0	11	3.5	11
75 以上(岁)	4.0	11	3.5	11
孕妇			3.5	—
乳母			3.5	—

附表 2-28　微量元素(碘)摄入标准

年龄等	碘(μg/d)							
	男　　性				女　　性			
	平均需要量	推荐摄入量	适宜摄入量	可耐受最高摄入量	平均需要量	推荐摄入量	适宜摄入量	可耐受最高摄入量
0~5(月)	—	—	100	250	—	—	100	250
6~11(月)	—	—	130	250	—	—	130	250
1~2(岁)	35	50	—	300	35	50	—	300
3~5(岁)	45	60	—	400	45	60	—	400
6~7(岁)	55	75	—	550	55	75	—	550
8~9(岁)	65	90	—	700	65	90	—	700
10~11(岁)	80	110	—	900	80	110	—	900
12~14(岁)	95	140	—	2 000	95	140	—	2 000
15~17(岁)	100	140	—	3 000	100	140	—	3 000
18~29(岁)	95	130	—	3 000	95	130	—	3 000
30~49(岁)	95	130	—	3 000	95	130	—	3 000
50~64(岁)	95	130	—	3 000	95	130	—	3 000
65~74(岁)	95	130	—	3 000	95	130	—	3 000
75 以上(岁)	95	130	—	3 000	95	130	—	3 000
孕妇(附加量)					+75	+110	—	—[1]
乳母(附加量)					+100	+140	—	—[1]

注：[1] 孕妇和乳母的可耐受最高摄入量为 2 000 μg/d。

附表 2－29 微量元素(硒)摄入标准

年龄等	硒(μg/d)							
	男性				女性			
	平均需要量	推荐摄入量	适宜摄入量	可耐受最高摄入量	平均需要量	推荐摄入量	适宜摄入量	可耐受最高摄入量
0～5(月)	—	—	15	—	—	—	15	—
6～11(月)	—	—	15	—	—	—	15	—
1～2(岁)	10	10	—	100	10	10	—	100
3～5(岁)	10	15	—	100	10	10	—	100
6～7(岁)	15	15	—	150	15	15	—	150
8～9(岁)	15	20	—	200	15	20	—	200
10～11(岁)	20	25	—	250	20	25	—	250
12～14(岁)	25	30	—	350	25	30	—	300
15～17(岁)	30	35	—	400	20	25	—	350
18～29(岁)	25	30	—	450	20	25	—	350
30～49(岁)	25	30	—	450	20	25	—	350
50～64(岁)	25	30	—	450	20	25	—	350
65～74(岁)	25	30	—	450	20	25	—	350
75 以上(岁)	25	30	—	400	20	25	—	350
孕妇(附加量)					+5	+5	—	—
乳母(附加量)					+15	+20	—	—

附表 2－30 微量元素（铬）摄入标准

年龄等	铬(mg/d)			
	男性		女性	
	适宜摄入量	可耐受最高摄入量	适宜摄入量	可耐受最高摄入量
0~5(月)	0.8	—	0.8	—
6~11(月)	1.0	—	1.0	—
1~2(岁)	—	—	—	—
3~5(岁)	—	—	—	—
6~7(岁)	—	—	—	—
8~9(岁)	—	—	—	—
10~11(岁)	—	—	—	—
12~14(岁)	—	—	—	—
15~17(岁)	—	—	—	—
18~29(岁)	10	500	10	500
30~49(岁)	10	500	10	500
50~64(岁)	10	500	10	500
65~74(岁)	10	500	10	500
75 以上(岁)	10	500	10	500
孕妇			10	—
乳母			10	—

附表 2-31　微量元素(钼)摄入标准

年龄等	钼(μg/d)							
	男　性				女　性			
	平均需要量	推荐摄入量	适宜摄入量	可耐受最高摄入量	平均需要量	推荐摄入量	适宜摄入量	可耐受最高摄入量
0~5(月)	—	—	2	—	—	—	2	—
6~11(月)	—	—	5	—	—	—	5	—
1~2(岁)	10	10	—	—	10	10	—	—
3~5(岁)	10	10	—	—	10	10	—	—
6~7(岁)	10	15	—	—	10	15	—	—
8~9(岁)	15	20	—	—	15	15	—	—
10~11(岁)	15	20	—	—	15	20	—	—
12~14(岁)	20	25	—	—	20	25	—	—
15~17(岁)	25	30	—	—	20	25	—	—
18~29(岁)	20	30	—	600	20	25	—	500
30~49(岁)	25	30	—	600	20	25	—	500
50~64(岁)	25	30	—	600	20	25	—	500
65~74(岁)	20	30	—	600	20	25	—	500
75 以上(岁)	20	25	—	600	20	25	—	500
孕妇(附加量)					+0	+0	—	—
乳母(附加量)					+3	+3	—	—

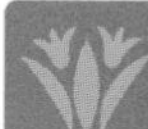

附录三　与营养相关的解剖

与消化吸收及代谢相关的器官

人体将摄入的食物消化、分解后，吸收其中的营养素，用于提供能量、构成和修复机体组织。本章主要讲解消化吸收相关器官的构造和功能，包括参与消化吸收的胃、小肠、大肠、胆囊、胰腺，吸收后参与营养代谢的肝脏，参与水分代谢的肾脏，以及维持动态平衡相关的各类激素。

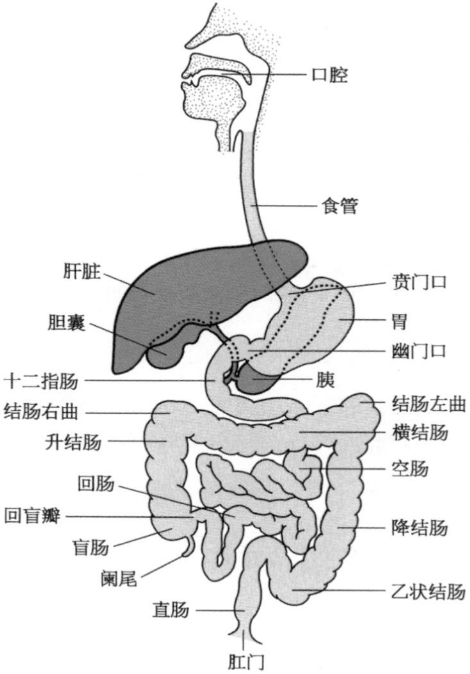

口腔
食管
肝脏
贲门口
胆囊
胃
幽门口
十二指肠
胰
结肠右曲
结肠左曲
横结肠
升结肠
空肠
回肠
回盲瓣
降结肠
盲肠
阑尾
乙状结肠
直肠
肛门

附图 3－1

胃

胃是消化管各部中位于横膈膜下方由食管逐渐膨大的部分。

【构造】

成人胃容量约为 1 400 mL。胃的形状因人而异,同一人在不同生理状态下也会有各种变化。

胃的不同部位对应的名称分别是:与食管相连的部位为贲门部,中间部位为胃体部,胃体部上方圆顶状的部位为胃底部,连接十二指肠的部位为幽门部。

【功能】

通过食管的食物在胃内短暂停留,并与胃液混合,混合物被送至十二指肠。

胃黏膜含有可以分泌以下物质的腺细胞。主细胞分泌可以分解蛋白质的胃蛋白酶原;壁细胞分泌盐酸(胃酸)和内因子(肠道吸收维生素 B_{12}必需的一种蛋白质);颈黏液细胞分泌黏液,用于保护胃黏膜;G 细胞主要分布于幽门部,分泌胃泌素。受食物中氨基酸的刺激,G 细胞分泌胃泌素进入血液,从而刺激胃底腺分泌胃液。

肠道

肠道始于胃的下部,由小肠和大肠组成的管状器官。弯曲分布在腹腔大部分空间中,是营养消化吸收的重要部分。

【分类】

肠道分为小肠(十二指肠、空肠、回肠)和大肠(盲肠、结肠、直肠)。

【小肠的结构】

小肠占肠道长度的 80%。由于人死后小肠会变松弛,因此活体与尸体的小肠长度是不同的。活体中,小肠长度约为 2.8 m；解剖时，小肠长度约为 7.0 m。除了十二指肠，小肠其他部分被肠系膜覆盖，肠系膜与后腹壁连接，防止小肠随意移动。

肉眼可见小肠黏膜上分布瓣状环形褶皱，显微镜下可见小肠黏膜表面都是绒毛，且绒毛表面存在微绒毛，从而增加了小肠的表面积。

相邻绒毛间存在的凹陷称为肠隐窝（肠腺），隐窝内的细胞依次向绒毛移动，不久便脱落到肠管内。绒毛内部的中央部位为淋巴管（乳糜管），周围分布网状的毛细血管。

与大肠相同，小肠的平滑肌向外是肌肉层，肌肉层的蠕动可以将食物块向后方输送。

【大肠的结构】

大肠是消化道的终末部分，全长约 1.5 m。

与小肠不同的是，大肠的直径比小肠的直径大。结肠内腔可见半月形的褶皱，外表面可见结肠袋和结肠带。

小肠与大肠的连接部位为回盲部，含有防止粪便返流的回盲瓣。

【小肠的功能】

在消化道对食物消化、吸收的作用中，小肠承担着最重要的部分，特别是十二指肠在消化过程中发挥着重要作用，通过十二指肠大乳头分泌胰液和胆汁。

胰液中含有淀粉酶、蛋白酶、脂肪酶等三大营养素的消化酶。胆汁中含有乳化脂肪的胆汁酸和胆汁色素（胆红素）。

在吸收方面，小肠绒毛的作用最为重要。小肠绒毛内的毛细血管吸收糖类、氨基酸，淋巴管吸收乳糜微粒，并经过胸管进入血液。

小肠黏膜分泌促胰液素，促胰液素促进胰腺分泌胰液。

【大肠的功能】

大肠从被小肠消化吸收过的食物残渣中吸收水分，形成粪便。

胆囊

肝脏产生的胆汁暂时储存在胆囊中，消化食物时，胆囊释放胆汁进入十二指肠。

【结构】

胆囊是位于肝脏右叶底部类似西洋梨的袋状器官。肝脏产生的胆汁经由肝总管排出，通过胆囊管进入胆囊。消化食物时，胆囊分泌浓缩胆汁通过胆管进入胆总管。

成人胆囊的平均容积30~45 mL。从胆囊管开始，胆囊分成胆囊颈、胆囊体和胆囊底三个部分。

胆道是运输胆汁的相关管道的总称。肝脏生成的胆汁分泌到十二指肠大乳头。十二指肠大乳头也是胰管的开口处。

【功能】

胆囊内侧的黏膜褶皱较发达，可吸收来自肝脏的胆汁中的水分，浓缩胆汁，同时分泌黏液调节胆汁的组成。

胆汁主要由胆汁酸盐、胆汁色素（胆红素）溶解的弱碱性电解质溶液组成。胆汁的分泌量约为500 mL/d。黄疸时，血液中胆汁色素（胆红素）含量增加。

胆汁酸盐是在肝脏中分解胆固醇的物质，包括胆汁酸钠盐或胆汁酸钾盐。在肝脏内合成的胆汁酸主要是胆酸和鹅去氧胆酸。

胆汁酸盐的作用是在消化的时候，与脂质结合形成水溶性胶束，使脂质容易吸收（亲水性效果），使脂肪酶在小肠内活化。

食物经过十二指肠时，十二指肠黏膜分泌肠促胰酶肽（缩胆囊素）进入血液，促进胆囊分泌胆汁。在肠促胰酶肽的作用下，胆囊强烈收缩，胆汁通过胆总管运送至十二指肠。

肝脏

肝脏位于腹腔内、横膈膜下方，是人体最大的内脏器官。成人肝脏的重量 1 200～1 400 g，颜色为深褐色。

【结构】

前面观，肝脏可分左叶和右叶，且右叶比左叶大。后面观，可见两叶之间有方叶和尾状叶。肝脏下方（脏侧面）可见凹陷，凹陷中央有肝门。通过肝门，门静脉和肝固有动脉血液流入，肝总管胆汁排出。

显微镜下，肝细胞的柱状集合组成肝细胞索，以中央静脉为轴心呈放射状排列。格利森（Glisson）纤维鞘将肝索隔开，形成肝小叶。肝小叶为肝脏的功能单位。

在肝索的间隙，既有血窦（来自门静脉和肝动脉的血液流经的狭小空间），又有肝巨噬细胞（具有较强的吞噬作用）。

【功能】

消化道吸收的营养成分通过门静脉进入肝脏代谢。

分解体内多余的类固醇激素（雌激素等）。

分解体内氨基酸代谢产生的氨（尿素循环）。

合成糖原和调节血糖。

合成与白蛋白、胆固醇、血液凝固相关的纤维蛋白原、凝血酶原。

储存铁、铜、维生素 A、B 族维生素、维生素 D。

分泌胆汁。

胰腺

胰腺位于胃后方，是腹膜后长约 15 cm 的细长器官，具有合成各类腺细胞、分泌激素（内分泌）以及分泌消化酶(外分泌)的作用。

【结构】

胰腺从右向左分为头、体、尾三个部分,尾部与脾脏连接。

胰管是分泌消化液的外分泌腺管道,连通胰腺内部,最后与胆总管汇合,开口于十二指肠大乳头。胰液通过胰管分泌约 1 500 mL/d。

作为内分泌腺,胰岛分泌激素至血液中。胰岛由 A 细胞(约占胰岛细胞的 20%)、B 细胞(约占胰岛细胞的 60%)、D 细胞组成(约占胰岛细胞的 20%)。

【功能】

胰液呈碱性,可以中和胃酸,使十二指肠内的 pH 值维持在最适宜消化酶存在的 6.0~7.0。胰液的碱性归因于其含有丰富的碳酸氢根离子(HCO_3^-)。

酸性的胃内容物进入小肠后,通过小肠黏膜分泌一种叫作促胰液素的激素,在促胰液素的作用下,胰腺大量分泌呈碱性的胰液,可以中和酸性的胃内容物,此时的胰液不含有消化酶。

在此之后,胰腺分泌的胰液含有丰富消化酶。此时的胰液中含有大量可以水解蛋白质的胰酶、胰凝乳蛋白酶、羧肽酶 A 和羧肽酶 B,以及作为脂肪分解酶的脂肪酶,可以分解糖分的淀粉酶,这些消化酶都是通过胰腺的外分泌腺分泌的。

在胰岛细胞中,A 细胞分泌胰高血糖素,B 细胞分泌胰岛素,D 细胞分泌生长激素抑制素(参见⇒P523)。

肾脏

肾脏是生成尿液的器官,位于腰的高度,左右各一,形似蚕豆。因右肾上方有肝脏,因而其位置比左肾稍低。

【结构】

肾脏有肾动脉、肾静脉和输尿管三个管道出入。

血液通过肾动脉进入肾脏，经肾脏净化后再由肾静脉排出，在肾脏产生的尿液，并经输尿管进入膀胱。

肾动脉进入肾脏后分成分支，毛细血管网形成球状的肾小球，血液在肾小球滤过，形成原尿。除了蛋白质，血细胞以外的物质均能透过肾小球。原尿每日的生成量约为 150 L。除了不含有蛋白质和血细胞之外，原尿中的其余成分与血液相同。肾小球周围是肾小囊，肾小囊连接肾小管，原尿中的必要成分在肾小管被重吸收，最终的尿液量约为 1.5 L/d。

肾组织可以分成皮质和髓质，皮质中肾小体较多，髓质中肾小管较丰富。

肾的功能单位称为肾单位。肾单位包括肾小体和肾小管。肾小体由肾球及其周围形成的肾小囊组成，多分布在肾皮质；肾小管分为近端小管、髓袢细段和远端小管，多分布在髓质。

【功能】

过滤血液中的水分和代谢废物，生成尿液，调节身体中水分含量和电解质等成分的浓度。

调节血液 pH，维持相对稳定(7.4)。

分泌被称为肾素的酶，调节血压。

分泌可以促进红细胞增殖的促红细胞生成素。

活化维生素 D，促进肠道对钙的吸收。

激素

为了维持内部环境的“恒常性(homeostasis)”，内分泌腺产生的微量有机化合物称为激素。分泌到血液中的激素，虽然微量，但有特异性调节其他组织的功能。与外分泌不同的是，激素并不从器官附属的导管中分泌，而是直接分泌进入血液。

不同激素都有其特有的生理作用，并且作用于特定的器官、细胞,即靶器官、靶细胞(附表 3-1)。激素作用于靶细胞并产生特定作用,原因在于靶细胞上含有与之相对应的特异性受体(recepter)。激素的分泌调节称为反馈调节,包括正反馈调节和负反馈调节。

【分类】

根据化学性状的不同,激素主要分为类固醇化合物、氨基酸及其衍生物、多肽及蛋白质三大类。

【身体构造(身体内主要的内分泌器官)】

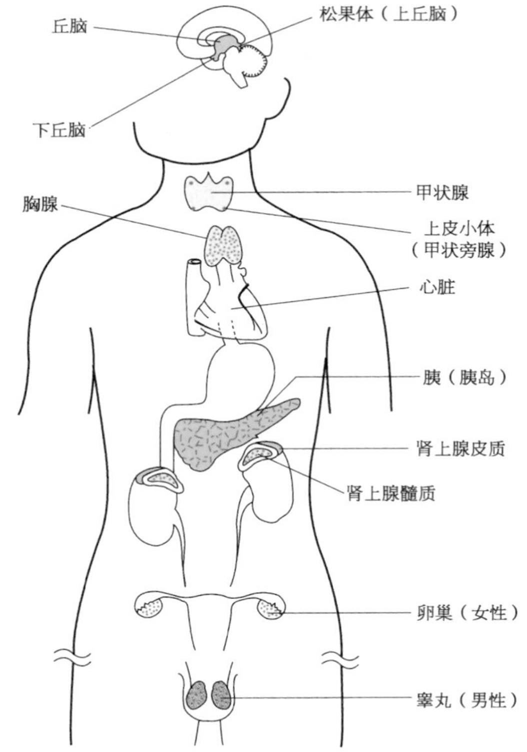

附图 3-2

附表 3－1　体内主要激素名称及其功能

内分泌腺	激　　素	作　　用
下丘脑	下丘脑激素	调节垂体前叶各种激素的合成和分泌
垂体前叶	生长激素(GH)	促进骨骼生长,伸长身高
	促甲状腺激素(TSH)	刺激甲状腺,促进甲状腺激素的分泌
	促肾上腺皮质激素(ACTH)	刺激肾上腺皮质,促进皮质醇的分泌
	卵泡刺激素(FSH)	女性：刺激卵泡激素的分泌 男性：促进精子的形成
	促黄体生成素(LH)	女性：引起排卵,促进黄体形成 男性：促进睾丸分泌雄性激素
	催乳素(PRL)	刺激乳腺,促进乳汁分泌
垂体中叶	促黑激素(MSH)	促进黑色素的形成
垂体后叶	后叶加压素(抗利尿激素,ADH)	促进肾脏内水的重吸收,浓缩尿液
	催产素	收缩子宫
松果体	褪黑素	调节睡眠生物钟
甲状腺	甲状腺素(T_4)	T_3与T_4的差别在于碘含量不同(T_4的碘浓度较高),但作用相同(促进基础代谢和蛋白质的合成)
	三碘甲状腺氨酸(T_3)	
	降钙素	降低血液钙浓度
甲状旁腺	甲状旁腺激素(PTH)	升高血钙浓度,减少磷酸盐经尿液排泄
心脏	心房利钠肽(ANP)	促进尿液排泄,降低血压
胸腺	胸腺肽	促进T淋巴细胞分化成免疫细胞
肾上腺髓质	肾上腺素	升高血糖
	去甲肾上腺素	升高血压

续　表

内分泌腺	激　　素	作　　用
肾上腺皮质	皮质醇(糖皮质激素)	升高血糖
	醛固酮(盐皮质激素)	与电解质代谢有关,促进钾的排泄和钠的重新收
胰腺	胰岛素	降低血糖
	胰高血糖素	升高血糖
肾脏	红细胞生成素	促进增加红细胞
卵巢	雌激素(卵泡激素)	促进女性性功能的发育和维持。维持性周期的前半期
	孕激素(黄体激素)	维持性周期的后半期
睾丸	雄性激素(男性激素)	促进男性性功能的发育和维持
消化道	胃泌素	促进胃酸的分泌
	肠促胰液肽	促进胰腺水和碳酸氢离子的分泌,中和胃酸
	缩胆囊素(CCK)	促进富含消化酶的胰液的分泌,促进胆囊收缩

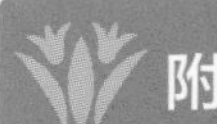

附录四 食物与药物的相互作用一览表

日常食物与药物的相互作用

饮食与药物之间被认为是可以相互影响的。在这一部分，简单总结了日常食物与药物之间的相互作用。

附表 4－1 酒精、能量饮料与药物的相互作用

药效(一般名称)	相互作用
催眠、镇静剂(巴比妥、硝西泮)	提高血液浓度，增强药效
安定剂(苯甲二氮)	提高血液浓度，增强药效
抗癫痫药(苯巴比妥)	增强药效
抗抑郁药(盐酸阿米替林、曲唑酮)	增强药效
抗冠心病药(硝酸甘油)	增强降血压作用
口服降糖药(格列本脲、醋磺己脲)	增强药效，引起低血糖
利尿剂(吲达帕胺)	出现起立性低血压
抗血栓药(法华林)	增强药效
消化溃疡治疗药(西咪替丁)	提高血液中酒精浓度
抗组胺药(盐酸苯海拉明)	增强中枢神经抑制作用(易困、易醉)
抗过敏药(富马酸酮替芬)	增强中枢神经抑制作用(易困、易醉)
头孢类、青霉素类抗菌药	抑制酒精分解
高尿酸血症治疗药(别嘌呤醇)	减弱药效，抑制尿酸的生物合成
解热、镇痛、抗炎药物(对乙酰氨基酚)	出现肝功能障碍

附表 4-2　咖啡因(咖啡、红茶、绿茶)与药物相互作用

药效(一般名称)	相 互 作 用
催眠镇静药(三唑仑、硝基安定)	睡前摄入咖啡因,会减弱药效
安定剂(地西泮)	
支气管扩张药(茶碱)	中枢神经过度兴奋
解热、镇痛、抗炎药物[阿司匹林(乙酸水杨酸)]	提高血液中药物浓度,增强镇痛效果或出血倾向
抗菌药(盐酸米诺环素)	抑制咖啡因在肝脏的代谢,兴奋中枢神经

附表 4-3　小球藻、绿色蔬菜(维生素 K 含量较多)与药物相互作用

药效(一般名称)	相 互 作 用
抗血栓药(法华林)	减弱药效

附表 4-4　葡萄柚饮料与药物的相互作用

药效(一般名称)	相 互 作 用
催眠镇静药(三唑仑、硝基安定)	副作用(意识障碍)
安定剂(地西泮)	副作用(意识障碍)
抗癫痫药(卡马西平)	升高血中药物浓度
高脂血症用药(辛伐他汀)	升高血中药物浓度
钙拮抗剂(尼卡地平、硝苯地平、氢氧化钙、硝苯吡啶、非洛地平)	升高血中药物浓度

附表 4-5　牛奶、酸奶与药物的相互作用

药效（一般名称）	相 互 作 用
电解质制剂（沉淀碳酸钙）	高钙血症
缓泻剂（氧化镁）	
活性维生素 D_3 制剂（阿法骨化醇、骨化三醇）	
抗菌药（盐酸四环素、盐酸米诺环素、头孢菌素）	减弱抗菌作用

附表 4-6　酪胺含量较多的食物（芝士、红酒、啤酒、鳕鱼子）与药物的相互作用

药效（一般名称）	相 互 作 用
抗菌药（异烟肼）	酪胺中毒引起血压升高
帕金森病治疗药（盐酸司来吉兰）	
消化性溃疡治疗药（西咪替丁）	
抗抑郁药（盐酸阿米替林）	

附表 4-7　高蛋白质饮食与药物的相互作用

药效（一般名称）	相 互 作 用
帕金森病治疗药（左旋多巴）	阻碍药物吸收，延缓药效； 增强相互作用； 减弱效果
β 阻滞剂（盐酸普萘洛尔）	
支气管扩张药（茶碱）	

附表 4－8　可乐(碳酸饮料)与药物的相互作用

<table>
<tr><th>药效(一般名称)</th><th>相 互 作 用</th></tr>
<tr><td>解热、镇痛、抗炎药(阿司匹林)</td><td rowspan="2">延缓药效(阿司匹林易溶于碱性溶液,不易溶于酸性溶液,而可乐为酸性液体);
提高药物在血液中的浓度,出现胃肠道受损</td></tr>
<tr><td>抗真菌药物(伊曲康唑)</td></tr>
</table>

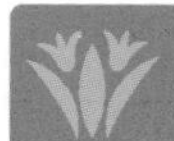

附录五　检查值一览表

标准值与异常值

在临床诊疗过程中，通过检查获得的信息是疾病诊断和治疗的基础。根据各类不同的检查方法，有对应的标准值或标准范围，但标准值和正常值是两个不同的概念。不能因偏离标准值就直接判定为异常，而是应当考虑个人的常规数值和检测时的诸多影响因素。以下总结了常规检查项目及其标准值，以及异常值对应的疾病（数据来自前川芳明编写的《临床检查词典》）。

附表 5－1　脂质检查项目标准值及异常值对应疾病

检查项目	标 准 值	异常值对应疾病
总胆固醇（TC）	3.88～5.66 mmol/L	高值：特异性高胆固醇血症、高脂蛋白血症、胆道闭塞、甲状腺功能减退、肾病综合征、胰腺疾病、妊娠等。 低值：重症肝细胞受损、甲状腺功能亢进、营养不良、低 β 脂蛋白血症等
三酰甘油（TG）	0.55～1.64 mmol/L	高值：家族性高脂蛋白血症、糖尿病、动脉硬化、甲状腺功能减退等。 低值：β 脂蛋白缺乏症、甲状腺功能亢进、重症肝实质受损、吸收不全等
HDL	男性： 1.04～2.24 mmol/L 女性： 1.04～2.50 mmol/L	高值：原发于家族性高 α 脂蛋白血症、继发于糖尿病（胰岛素治疗）等。 低值：原发于家族性低 HDL 血症、继发于脑梗死、冠状动脉硬化、慢性肾功能不全、肝硬化、糖尿病、肥胖等
LDL	1.82～3.61 mmol/L	高值：肾病综合征、家族性高胆固醇血症（Ⅱa 型）、家族性混合型高脂血症（Ⅱb 型）、糖尿病、肥胖、闭塞性黄疸等。 低值：家族性低胆固醇血症、肝硬化、甲状腺功能亢进、先天性无 β 脂蛋白血症、慢性肝炎等

附表 5－2　血清酶检查项目标准值及异常值对应疾病

检查项目	标 准 值	异常值对应疾病
谷草转氨酶（AST）	10～40 U/L（JSCC 推荐法）	轻度上升：脂肪肝、慢性肝炎、肝硬化、肝癌等。 中度上升：溶血性疾病、肌肉萎缩、心肌梗死、闭塞性黄疸等。 高度升高：病毒性肝炎、药物性肝炎等。 低值：维生素 B_6 缺乏等
谷丙转氨酶（ALT）	5～40 U/L（JSCC 推荐法）	高值：急性病毒性肝炎、酒精性肝炎、肝硬化、脂肪肝等
碱性磷酸酶（ALP）	（JSCC 推荐法） 小儿： 456～1 230 U/L 第二性特征期： 406～1 654 U/L 成人： 115～359 U/L	高值：肝硬化（病毒性肝炎、药物性肝功能受损、酒精性肝功能受损、肝硬化、肝癌、闭塞性黄疸）、骨骼功能障碍［骨生成亢进（成长期的小儿）、甲状旁腺功能亢进、甲状腺功能亢进、骨质疏松、佝偻病、骨折后、恶性肿瘤骨转移、妊娠］等。 低值：先天性低磷酸酶症等
乳酸脱氢酶（LDH）	115～245 U/L	心肌梗死（LD_1 显著升高）、急性肝炎或肝硬化（LD_5 显著升高）、多发性肌炎或肌肉萎缩（LD_5 升高）、恶性贫血（LD1 显著升高）、慢性骨髓性白血病（LD_2、LD_3 升高）、恶性肿瘤（$LD_{1\sim5}$ 升高）等
γ谷氨酰转移酶（GGT）	男性：70 U/L 以下 女性：30 U/L 以下	高值：胆管闭塞、药物性肝炎、肝癌、慢性肝炎、酒精性肝功能受损、肝硬化等
胆碱酯酶（ChE）	男性： 242～495 U/L 女性： 200～459 U/L	高值：脂肪肝、糖尿病、肥胖、甲状腺功能亢进等。 低值：肝硬化、慢性肝炎、有机磷中毒等
亮氨酸氨基转肽酶（LAP）	35～73 U/L	高值：急性或慢性肝炎、肝硬化、肝癌、闭塞性黄疸等
肌酸激酶（CK）	男性：62～287 U/L 女性：45～163 U/L	高值：急性心肌梗死、心肌炎、肌肉萎缩、多发性肌炎、皮肌炎、甲状腺功能减退、甲状旁腺功能减退等

检查项目	标 准 值	异常值对应疾病
淀粉酶（AMY）	血清：37～125 U/L（胰淀粉酶 15%～65%） 尿：65～700 U/L（胰淀粉酶 45%～90%）	高值：胰腺疾病、唾液腺疾病、术后、产生淀粉酶的肿瘤、巨淀粉酶血症等。 低值：慢性胰腺炎终末期、胰腺肿瘤终末期、重度糖尿病、肝硬化等

附表 5－3　血清电解质检查项目标准值及异常值对应疾病

检查项目	标 准 值	异常值对应疾病
钠（Na）	136～147 mmol/L	高值：水摄入不足、中枢性或肾性尿崩症、腹泻、呕吐、肾上腺皮质功能亢进等。 低值：钠摄入不足、钠流失增加（使用利尿剂、消化道内流失）、抗利尿激素分泌异常综合征（SIADH）、水肿相关疾病（肝硬化、缺血性心功能不全、肾病综合征）、肾功能不全等
钾（K）	3.6～5.0 mmol/L	高值：假性高钾血症（溶血、血小板增加）、钾摄入过量、尿液排钾减少（肾功能不全）等。 低值：呕吐、腹泻、肾脏排泄（使用利尿药、肾小管性酸中毒）、从细胞外向细胞内转移（碱中毒）、使用药物（胰岛素、碳酸氢钠）等
氯（Cl）	98～109 mmol/L	高值：高渗性脱水、肾小管性酸中毒、腹泻、呼吸性碱中毒等。 低值：低钠引起低氯（低渗性脱水、SIADH）、呕吐、代谢性碱中毒、呼吸性酸中毒等
钙（Ca）	2.1～2.5 mmol/L	高值：甲状旁腺功能亢进、恶性肿瘤、结节病、甲状腺功能亢进、嗜铬细胞瘤、恶性肿瘤骨转移、多发性骨髓瘤等。 低值：甲状旁腺功能减退、消化器官疾病等

续　表

检查项目	标 准 值	异常值对应疾病
无机磷（IP）	0.77～1.39 mmol/L	高值：甲状旁腺功能低下、甲状腺功能亢进、肾功能不全、磷摄入过剩、维生素 D 中毒等。 低值：原发性甲状旁腺功能亢进、维生素 D 缺乏等
镁（Mg）	0.74～1.07 μmol/L	高值：甲状腺功能减退、肾功能不全少尿期、使用镁剂、肾病综合征等。 低值：甲状腺功能亢进、甲状旁腺功能亢进、肾功能不全的多尿期、糖尿病性酮症酸中毒、胰腺炎等
锌（Zn）	12.24～19.89 μmol/L	高值：锌摄入过剩引起的急性中毒等。 低值：皮炎、脱毛症、味觉减退等

附表 5－4　血液生化检查项目标准值及异常值对应疾病

检查项目	标 准 值	异常值对应疾病
总胆红素（TB）	3.42～20.52 μmol/L	高值：间接胆红素（溶血性贫血、恶性贫血、新生儿黄疸），直接胆红素［肝细胞性黄疸（急性肝炎、肝硬化）、肝内胆汁瘀滞（药物性肝炎、病毒性肝炎）、胆管闭塞（胆总管结石、胆总管肿瘤）等］
血清总蛋白（TP）	67～83 g/L	高蛋白血症：脱水，多克隆性免疫球蛋白增加（8.5 g/dL 以上：慢性感染、自身免疫等），单克隆性免疫球蛋白增加（骨髓瘤、巨球蛋白血症等）。 低蛋白血症：低白蛋白为主的营养障碍，肝脏疾病，6.0 g/dL 以下：蛋白质漏出型疾病（失血、肾病综合征、蛋白质漏出型胃肠病等）
人血清白蛋白（Alb）	38～52 g/L	低值：肝硬化、重型肝炎、肾病综合征、蛋白质漏出型胃肠病、营养不良等

续　表

检查项目	标 准 值	异常值对应疾病
尿微量白蛋白(U－Alb)	2～20 mg/d	高值：糖尿病性肾病、非糖尿病型肾病、尿路感染、高血压、缺血性心功能不全等
甲状腺素转运蛋白(TTR)，前白蛋白(PA)	220～400 g/L	高值：甲状腺功能减退、肾病综合征、妊娠等。 低值：营养障碍、肝功能受损、感染等
转铁蛋白(TRF)	男性：1.9～3.0 g/L 女性：2.0～3.4 g/L	高值：缺铁性贫血、妊娠等。 低值：营养障碍、肝功能受损、恶性肿瘤、感染等
视黄醇结合蛋白(RBP)	男性：27～60 mg/L 女性：19～46 mg/L	高值：肾功能不全、脂肪肝、高脂血症等。 低值：营养障碍、肝功能受损、维生素A缺乏症、甲状腺功能亢进、感染等
尿素氮(BUN)	2.86～7.85 mmol/L	高值：肾前性(脱水、重症心功能不全、消化道出血)、肾性(肾炎、尿毒症、肾病综合征、肾结石)、肾后性(尿路闭塞、膀胱肿瘤)等。 低值：中毒性肝炎、重型肝炎、使用利尿剂等
肌酐(Cr)	男性： 53.93～91.94 μmol/L 女性： 41.55～69.84 μmol/L	高值：肾小球滤过率(GFR)低下(肾小球肾炎、肾功能不全、缺血性心功能不全等)、血液浓缩(脱水、烧伤)等。 低值：尿液排泄增加(尿崩症、妊娠)、肌萎缩(肌肉营养不良症)等
肌酐清除率(Ccr)	82～183 mL/min	高值：糖尿病初期、肢端肥大症等。 低值：肾硬化症、糖尿病性肾病、肾小球肾炎、胶原病等引起的肾功能障碍、心功能不全等
尿酸(UA)	男性： 220～416 μmol/L 女性： 149～416 μmol/L	高值：痛风、肾功能不全、恶性肿瘤等。 低值：黄嘌呤尿症、肝豆状核变性等

附表 5-5　血液一般检查项目标准值及异常值对应疾病

检查项目	标 准 值	异常值对应疾病
红细胞计数(RBC)	男性：$(4.3\sim5.7)\times10^{12}$/L 女性：$(3.8\sim5.0)\times10^{12}$/L	高值：真性红细胞增多症、继发性红细胞增多症、脱水等。 低值：各类贫血等
红细胞压积(Hct)	男性：0.40~0.52 女性：0.33~0.45	
血红蛋白(Hb)	男性：135~176 g/L 女性：113~152 g/L	
平均红细胞体积(MCV)	84~99 fL	高值：巨幼细胞性贫血(恶性贫血)等。 低值：缺铁性贫血等
平均红细胞血红蛋白浓度(MCHC)	310~350 g/L(%)	低值：缺铁性贫血等
白细胞计数(WBC)	$(3.5\sim8.5)\times10^{9}$/L	高值：急性感染、外伤、溶血、急性心肌梗死、恶性淋巴瘤等。 低值：病毒感染、肝硬化、白血病、再生障碍性贫血等
淋巴细胞(LYM)	25%~48%	高值：感染等。 低值：肺炎、胆囊炎、大面积外伤或术后、白血病等
血小板数(PLT)	$(150\sim350)\times10^{9}$/L	高值：再生障碍性贫血、白血病、恶性贫血、特发性血小板减少性紫癜等。 低值：肝硬化等
网织红细胞	0.7%~2.4% 网织红细胞产生指数 1.0	增加：溶血性贫血、缺铁性贫血、骨髓内红细胞产生亢进性贫血等。 减少：再生障碍性贫血、骨髓纤维化、急性白血病等
血清铁(SI)	男性：9.67~35.8 μmol/L 女性：8.64~27.72 μmol/L	高值：再生障碍性贫血、铁粒幼细胞性贫血、铁过剩、急性肝功能受损等。 低值：缺铁性贫血、感染或慢性疾病、真性红细胞增多症、恶性肿瘤等

检查项目	标 准 值	异常值对应疾病
不饱和铁结合力(UIBC)	男性： 18.62～46.36 μmol/L 女性： 19.22～58.18 μmol/L	高值：缺铁性贫血、真性红细胞增多症(血清铁减少)等。 低值：再生障碍性贫血、溶血性贫血、急性肝炎(血清铁增加)、恶性贫血、肾病综合征、急性感染[铁、总铁结合力(TIBC)降低]等
总铁结合力(TIBC)	男性：45～65 μmol/L 女性：44～73 μmol/L	高值：缺铁性贫血、真性红细胞增多症(血清铁减少)等。 低值：恶性肿瘤、肾病综合征、感染(血清铁、UIBC 降低)等
红细胞沉降率(ESR)	成年男性： 1～10 mm/h 成年女性： 2～16 mm/h	亢进：感染、心肌梗死、恶性肿瘤、贫血、多发性骨髓瘤等。 延迟：红细胞增多症、弥漫性血管内凝固综合征(DIC)、低纤维蛋白原血症等

附表 5－6 止血凝固检查项目标准值及异常值对应疾病

检查项目	标 准 值	异常值对应疾病
凝血酶原时间(PT)	PT－INR(international normalized ratio)0.80～1.20	重症肝病、弥漫性血管内凝固综合征(DIC)、外源性凝固因子(Ⅰ、Ⅱ、Ⅶ、Ⅹ、Ⅴ)缺乏及异常等
活化部分凝血活酶时间(APTT)	24～38 s	延长：重症肝病、弥漫性血管内凝固综合征(DIC)、内源性凝固因子(Ⅻ、Ⅺ、Ⅸ、Ⅷ)缺乏或异常等
纤维蛋白降解产物(FDP)	5 mg/L 以下	高值：弥漫性血管内凝固综合征(DIC)、血栓、溶栓治疗中等
纤维蛋白原(Fib)	1.7～3.7 mg/L	高值：生理性增加(老年人、妊娠末期等)、感染、恶性肿瘤、胶原病、术后等。 低值：生成不良(慢性肝炎、肝硬化)、消耗亢进(DIC、血栓、大量出血等)、纤溶亢进等

附表 5-7　糖尿病相关检查项目标准值及异常值对应疾病

检查项目	标准值	异常值对应疾病
血糖(Glu)	空腹时： 3.6~6.1 mmol/L 餐后 2 h： 7.8 mmol/L	高值：糖尿病、糖耐量受损、肢端肥大症、甲状腺功能亢进、胃切除术后等。 低值：胰岛素分泌过剩、肝硬化、肾上腺皮质功能低下、脑垂体功能低下、胰岛素注射过量或使用口服降糖药等
果糖胺 (fructosamine)	205~285 μmol/L	高值：糖尿病、甲状腺功能减退等。 低值：甲状腺功能亢进、低蛋白血症(肝硬化、肾病综合征、饮食摄入不足等)等
糖化血红蛋白 (HbA1c)	4.6%~6.2%	高值：糖尿病、肾功能不全、酒精依赖等。 低值：低血糖、红细胞寿命缩短(溶血性贫血等)等
胰岛素(IRI)	空腹时： 11.04~73.2 pmol/L	高值：肥胖、肝病、肢端肥大症、胰岛瘤等。 低值：胰岛素依赖型糖尿病(IDDM)、肾上腺功能不全、脑垂体功能低下、低血糖等

附表 5-8　血清检查项目标准值及异常值对应疾病

检查项目	标准值	异常值对应疾病
抗链球菌溶血素 O 抗体(ASO)	239 IU/mL 以下	风湿热、急性肾小球肾炎、急性扁桃体炎、其他溶链菌感染等
类风湿因子(RF)	15 IU/mL 以下	类风湿关节炎、其他自身免疫疾病等
C 反应蛋白(CRP)	3 mg/L 以下	高值：各类炎症、细菌感染、肿瘤、外伤、自身免疫疾病等

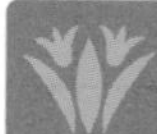

附录六　肠内营养制剂一览表

附表 6－1　肠内营养制剂一览表 Ⅰ

分　类	半消化态营养制剂				
商品名（®省略）	ENSURE－liquid	ENSURE－H	ENEVO配方肠内营养液	Rocal－NF配方肠内营养液	ENORAS配方肠内营养液
厂商	雅培			EN 大塚制药	
标准	1 罐	1 罐	1 罐	1 袋	1 袋
容量（mL）	250	250	250	200	187.5
能量（kcal）	250	375	300	200	300
蛋白质（g）	8.8	13.2	13.5	8.8	12.0
脂质（g）	8.8	13.2	9.6	4.5	9.66
糖类（g）	34.3	51.5	39.6	31.2	39.79
水分（g）	213.0	194.3	203.0	170.0	约 75%
钠[mg（mEq）]	200（8.7）	300（13.0）	230（10.0）	148（6.4）	270（11.7）
食盐当量（g）	0.51	0.76	0.58	0.38	0.69
铁（mg）	2.25	3.38	4.4	1.25	3.67
渗透压（mOsm/L）	约 330	约 540	约 350	330～360	约 670
特征	不含硒、铬、碘； 有 3 种口味	高热量（1.5 kcal/mL）；低价格；不含硒、铬、碘； 有 7 种口味	1.2 kcal/mL；强化BCAA；添加左旋肉碱、果糖、铬、钼、中链三酰甘油、牛磺酸	n－3 脂肪酸含量高； 添加中链三酰甘油；含硒	1.6 kcal/mL；添加左旋肉碱、硒、铬、菊糖；有 2 种口味

附表 6－2 肠内营养制剂一览表Ⅱ

分 类	半消化态营养制剂		消化态营养制剂	成分营养制剂
	肝功能不全用	半固体		
商品名（®省略）	Aminoleban－EN 配方混合粉	RACOL－NF 配方肠内半固体营养制剂	Twinline－NF 配方肠内营养液	ELENTAL 配方口服营养制剂
厂商	大塚制药	EN 大塚制药		EA Pharma
标准	1 包 50 g	1 袋	等量混合液	1 包 80 g
容量（mL）	200	300（g）	400	300
能量（kcal）	200	300	400	300
蛋白质（g）	13.5	13.4	16.2	13.1（氨基酸）
脂质（g）	3.7	6.7	11.2	0.5
糖类（g）	31.1	46.9	58.72	63.4
水分（g）	180.0	76%	约 80%	250.0
钠［mg（mmol）］	39.98（1.7）	221.4（9.6）	276.0（12.0）	260（11.3）
食盐当量（g）	0.10	0.57	0.70	0.66
铁（mg）	1.3	1.87	2.52	1.8
渗透压（mOsm/L）	641	330～360	470～510	906
特征	BCAA6.1 g/包，BCAA/AAA 约为 40；1 包 50 g 用 180 mL 温水溶解（约 200 kcal/200 mL），有香味	半固体；含硒	A 液与 B 液混合使用；含硒	1 包 80 g 用 250 mL 的微温水溶解，成啫喱状，有香味